進化しすぎた脳

中高生と語る［大脳生理学］の最前線

池谷裕二　著

ブルーバックス

『進化しすぎた脳』の初刊本は朝日出版社より
2004年10月25日に刊行されました。

●カバー装幀／芦澤泰偉・児崎雅淑
●カバーイラスト、本文イラスト／長崎訓子
●章扉写真／池谷　香
●目次、本文デザイン／WORKS　若菜　啓
●図版製作／さくら工芸社

はじめに

脳の研究をさらに究《きわ》めようと意を決してアメリカに渡ったのは2002年12月。私を迎えてくれたニューヨークの街はクリスマスイルミネーションで美しく飾り立てられていました。1年余り前に起こった同時多発テロの衝撃もようやく和《やわ》らぎ、道行く人々に活気が戻り始めた、そんな時期でした。

「ニューヨークの高校生を相手に脳の講義をしてみてはどうですか」という打診を受けたのは、ちょうどその頃だったと思います。高校生にわかりやすく脳について解説する——「高校生」という対象年齢がとても絶妙な選択だとその時直感しました。好奇心が旺盛で、さまざまな問題意識が芽生える時期。これからの人生の進路を真剣に考え始める時期。そんな多感期の高校生と、私の専門である〈脳〉についてディスカッションすることは、彼らにとっても、また私自身にとっても刺激になるだろうと思い、前向きに返事をしました。

講義では単なる教科書的な脳の解説にとどまらず、最新の知見をふんだんに取り入れ、できるかぎり新鮮な情報を伝えるように心がけました。どんな情報でもそうですが、最新情報というものは、まだ真偽が確定していない内容を含んでいるものです。こうした危険性を知りつつも、ここでは自分の個性を活《い》かし、私にしかできない独創的な講義をすることに努めました。

本書の一部では、私の専門分野である大脳生理学のフィールドから大幅に踏み出して、心理学や哲学の世界にまで到達しています。「心とは何か、心はどこから生まれるか」といった人類普遍の難題のみならず、「そもそも心が存在する意味は何なのか」といった疑問にまで踏み込んでみました。また、薬学部に所属している私の責務として、アルツハイマー病の話題を中心に「薬」の啓蒙にも時間を割きました。

とりわけ「意識」の解釈や定義については、脳科学者の間でさえも共通のコンセンサスはなく、形式的に語るのが難しい対象となっています。しかし、ここでも敢《あ》えて私は誤解を恐れずに、自分なりの意見を述べました。

そもそも脳科学がまだ脳を十分に理解できていないのは仕方のないことだと私は思っています。脳はそんなに単純なものではありません。しかし、ここには次元の異なる問題もあるようです。〈池谷裕二〉という人間が果たして脳科学という学問をきちんと理解しているか——という疑問です。「高校生レベルの知識層に説明して伝えることができなければ、その人は科学を理解しているとは言えない」とは物理学者ファインマンの言葉です。この意味で、今回の一連の脳科学講義は私にとって試金石でした。脳科学者の端《はし》くれである私が本当に脳科学を理解しているかどうか、その判断は読者に委《ゆだ》ねたいと思います。

進化しすぎた脳　中高生と語る「大脳生理学」の最前線

目次

第二章

人間は脳の解釈から逃れられない――95

第三章

人間はあいまいな記憶しかもてない

第四章

人間は進化のプロセスを進化させる——263

第五章

僕たちはなぜ脳科学を研究するのか―――329

第一章

人間は脳の力を使いこなせていない

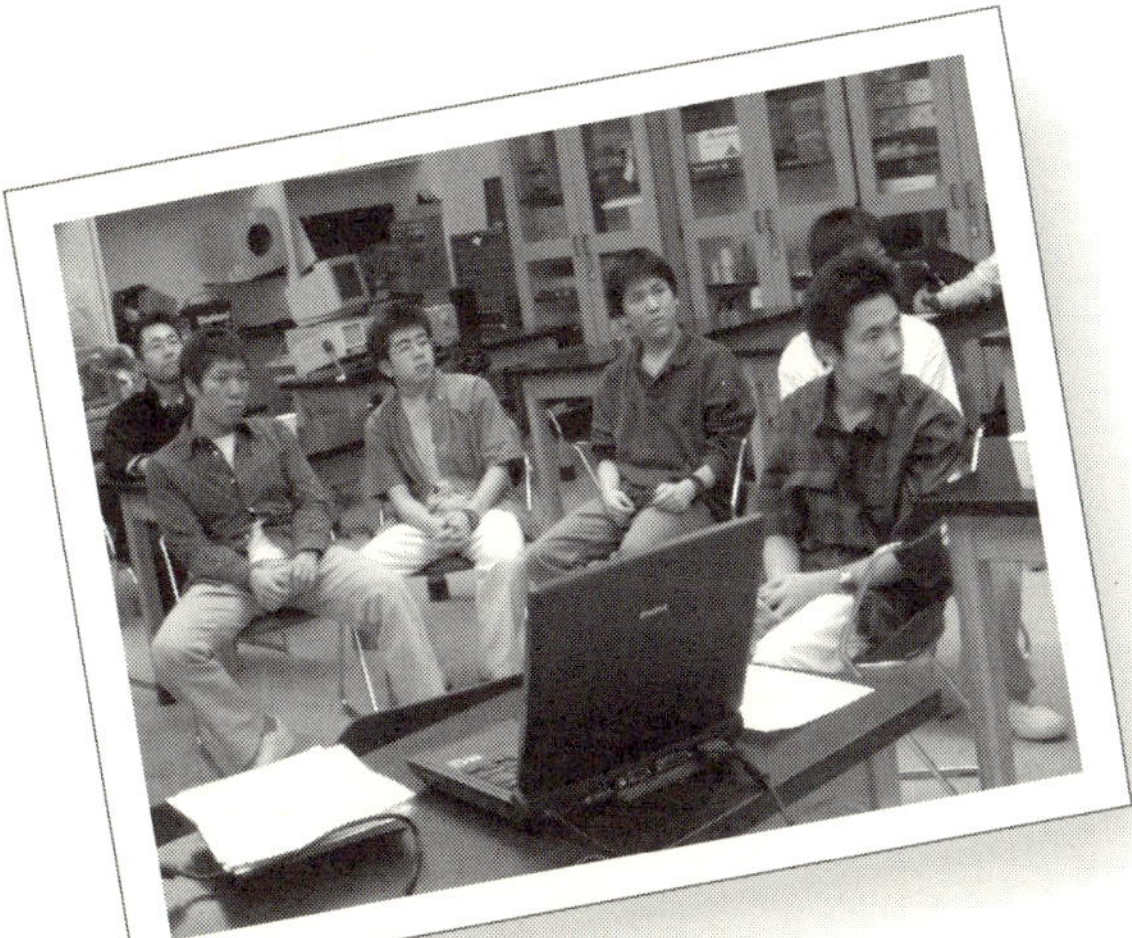

1—1　講義をはじめる前に

はじめまして。こんにちは。今日から4回にわたって脳についての講義を担当する池谷《いけがや》です。まず、簡単に自己紹介すると、僕の専門分野は神経科学。ひとくちに脳と言っても、いろんなことを研究してる人がいるんだけど、そのなかでも僕は「大脳生理学」っていう学問を専門にしている。

もちろん脳科学者といえども脳のことなら何でも知ってるってわけじゃないし、逆に言うと、分野によってはみんなの方がよく知ってることもあるかもしれない。

これからの講義を聞いてもらえばわかると思うけど、そもそも脳はまだよくわかっていない、と言っていい。人間の体のなかで、もっとも解明が遅れているのが脳だと思うんだ。実際、これからの基礎科学がもっとも時間と労力を費やさなきゃいけない分野はおそらく「脳」と「宇宙」だろうね。

そんな脳について、何をみんなに伝えようか、とここ数日考えてみたんだけど、じつはたいして伝えることがないんじゃないか、とさえ僕は感じたんだ。

だったらいっそ、みんなからのフィードバックを期待したいかなと。僕の方からいろいろ問いかけをしたい。その時にみんなが思うことをしゃべってもらえれば、そこから新しいことが生まれるかもしれない。僕が思ってもみなかったような方向に話が進んでいったら、それこそエキサイティングでいいな！　というわけ。だから、何を話そうか、どんな展開にしようかはじつはまだあまり決めていないんだ。

そういう意味で、普通の授業じゃないって思ってほしいな。

さて、じゃあ何から始めようか。……うーん、とりあえず、どんなイメージを脳に対して持っているのか、ちょっとみんなに訊いてみよう。

僕はいつも実験室にこもって研究している。職業として脳の研究をしてるから、いつも脳について会話をする相手は専門家ばっかりで、一般の方を相手に脳の話をすることがほとんどない。一般の人たちの脳のイメージと専門家の脳のイメージには絶対にギャップがあるはずなのに、そのギャップがじつは僕自身わかってない。

だからちょっと訊きたいんだ。脳っていうとどんなことを連想するか、ひとりずつ、ひと言ずつでいいから教えてもらえるかな。何でもいいから。

1-2　みんなの脳に対するイメージを知りたい

まず僕の例を挙げようか。高校生のころ、脳っていうと、なんとなく神秘的で「ああ、なんかすごいな〜」みたいな漠然としたイメージだったかな。同時に、あのころの僕はコンピュータに興味を持ちはじめていたから、コンピュータもしくはロボット、アンドロイドでもいいんだけど、そういった人間がつくった知能、つまり人工知能（ＡＩ）と、脳が生み出す生身《なまみ》の知能との違いって何だろう？　そういうことを漠然とだけど考えていた。

こんな感じでいいから、みんなの脳のイメージをちょっと教えてもらっていい？

——↓どうやって脳が記憶して、どうやってその記憶をもとにして行動するのかが、不思議です。

そうか、なるほど。非常にいいポイントだね。一連の講義のなかでメインテーマのひとつになってくると思う。

——↓なんで、脳の能力の全部じゃなくて、数％しか人間は使えないのか。

うん、オッケー。それもよく言われていることだよね。今日の講義のポイントになるかもしれない。

——↓場合分けっていうか、情報を分類して、どうやってそれを出すのか、というか。

うんうん。つまり記憶や意志の問題だね。あるケースや場面に応じて、出力をどのようにしていくか。ある時はこうする、また別のある時はああする、もしくはそうしない、とか。入力に応じていかに出力を選択するかってことね。

——↓どうやって脳の中の情報が、自分の行動に伝わっていくか。

うーんと、外から入ってきた情報が脳の中でどうやって処理されるか、プロセッシングの問題になってくるわけだね。

――覚えたことが、脳の中でどうなってるのかなって。

はい。それもいまの脳科学の最前線のテーマのひとつで、専門的には「内部表象《ひょうしょう》」って言うんだ。もちろん記憶したものだけじゃなくて、いま見えてるものが脳の中でどうやって表されてるかっていうのも、すごく不思議なこと。

記憶についても、覚えたはずなのにどうしても思い出せなくて苦労することがあるよね。たとえば、試験になったら頭の中が真っ白、前日徹夜でがんばったのに、みたいな。こういうのもぜんぶ不思議な過程だよね。脳の中でどうやって情報が表され、そして蓄えられていくのか。

――いままでの科学者で、アインシュタインとかそういう人がいますよね。

うん。

――で、普通の人とそういう天才って呼ばれてきた人で、脳に違いってあるんでしょうか。

うん。それはねぇー。いいね……。アインシュタインの脳だけじゃなくて、たとえばモーツァルトはどうなってるのか、はたまたヒトラーはどうなってるか、日本だったら夏目漱石の脳はどうなってるのか、というのはやっぱり知りたいよね。

もっと言っちゃうと、こういう比較はあくまでも人間同士の、できるヤツとできないヤツとの比較でしょ？　だけどそうじゃなくて、サルと人間では何が違うか、っていう比較もできるよね。今日話すことになると思うけど、サルも人間も基本的にはたいして変わらない脳を持ってる。じゃあ、なんでサルと人間ではこんなにも能力が違うのか。つまり個体差だけじゃなくて種差（ヒトとサルのような異なる種のあいだにある差異）も同じレベルの問題として含まれてくる。それもいい視点だ。

⟶脳って聞いたら、なんか人間の意志をコントロールしてるところかなあ。ＴＶで見たことがあるんですけど、脳の一番前のあたりのナントカ前頭野《ぜんとうや》ってところが、筋肉をコントロールしてるって聞きました。その場所がおかしくなると、女性でも力士を持ち上げられるくらいの力が出るとか、そんな話もあったような気がします。やっぱりそういう部分があるのはおもしろいなって。

1－3　心と脳の関係を人間はどう考えてきたんだろう

そうだね。何点か重要なポイントが含まれていたね。

まず意志。心の問題。心って不思議だよね。あまりに不思議すぎて、正直言っていまの脳科学では心は全然解明できていないんだ。

歴史的経緯をずっとたどっていくと、心って、心臓の「心」でしょ。漢字を見ればわかるように昔の人はたぶん心の在処《ありか》をむしろ脳じゃなくて、心臓に求めていたんじゃないかな。

なんとなく普段の生活でもそんなイメージあるでしょ？　「心から感謝します」ってジェスチ

ャーで表現するとき、人は皆、胸に手を当てるよね。心は脳から生まれることを知っている現代人でも、手をおでこに当てながら感謝する人はいない。

そういえば、英語でもハート＝心臓だ。こんな言葉の成り立ちから考えても、昔は、心と脳を結びつけていなかった印象を受けるよね。

じゃあ、昔の人にとって、脳の役目はどう解釈されていたかというと、大昔にも頭蓋骨を開けてみた人はやっぱりいて、開いてみると脳にはシワがあるでしょ。それを見た人の想像だと思うんだけど、いまでいうとラジエーターみたいな役割をしていて、体温を下げる役割をしている、なんて書いてある文献もある。

そんな感じで、心がいったいどこにあるか、って考えたとき、多くの人が心を心臓に求めていた時代はたしかにある。

でも、ここでみんなに見せたいものがあるんだ。古代人の記録なんだけど、これを見るとわかることがある。

これは、7000年前の人間の頭蓋骨（図1）。7000年前っていうと、想像もできないくらい遠い昔の話だよね。古代文明、たとえばメソポタミア文明、エジプト文明はいまから4000年から5000年前のことでしょ。それよりももっと昔の人の頭蓋骨。

この頭蓋骨の上の方の2ヵ所がへこんでいるのがわかる？　これ、手術した跡なんだよ。なんで手術した跡とわかるかっていうと、いちど頭蓋骨を開けると、その穴を開けた部分の骨はもちろんなくなるよね。でも、この写真では、まわりの骨細胞が増殖して穴が埋められているんだ。もし事故や武器なんかで、頭を打って死んじゃった人の頭蓋骨だったら、ただここに穴が開いてるだけだよね？　だって、死んじゃったら増殖できないから。そうじゃなくて、これは手術して、しかもそれがちゃんと成功している跡なんだ。手術の後ちゃんと生きた。少なくとも頭蓋骨が再生するまではこの人は生きていた。

当時、あたりまえだけど、まだ麻酔なんかなかったから、どうやって手術したのかな。強引に体を押さえつけて、頭をグリグリやったんだと思うけどね。

この時代の人たちも「脳は大切だ」ってなんとなく思ってたんだろうね。そうじゃなかったら、脳が多少おかしくなったところで手術なんかしない。なんとかして治そうとしてるわけだから、非常に原始的な時代、まだ文明が発達していない時代から、「脳は大切だ」と感づいてた証拠だよね。

さて、今日話したいことの最初のひとつなんだけど、脳科学に限らず、科学ってどうやって進展していくか知ってる？　世界中のあちこちの研究室で実験する。場合によっては個人の趣味で研究している人もいるかもしれない。で、そこで新たな発見があったらどうすると思う？

――↓公表する。

公表する……どこに？

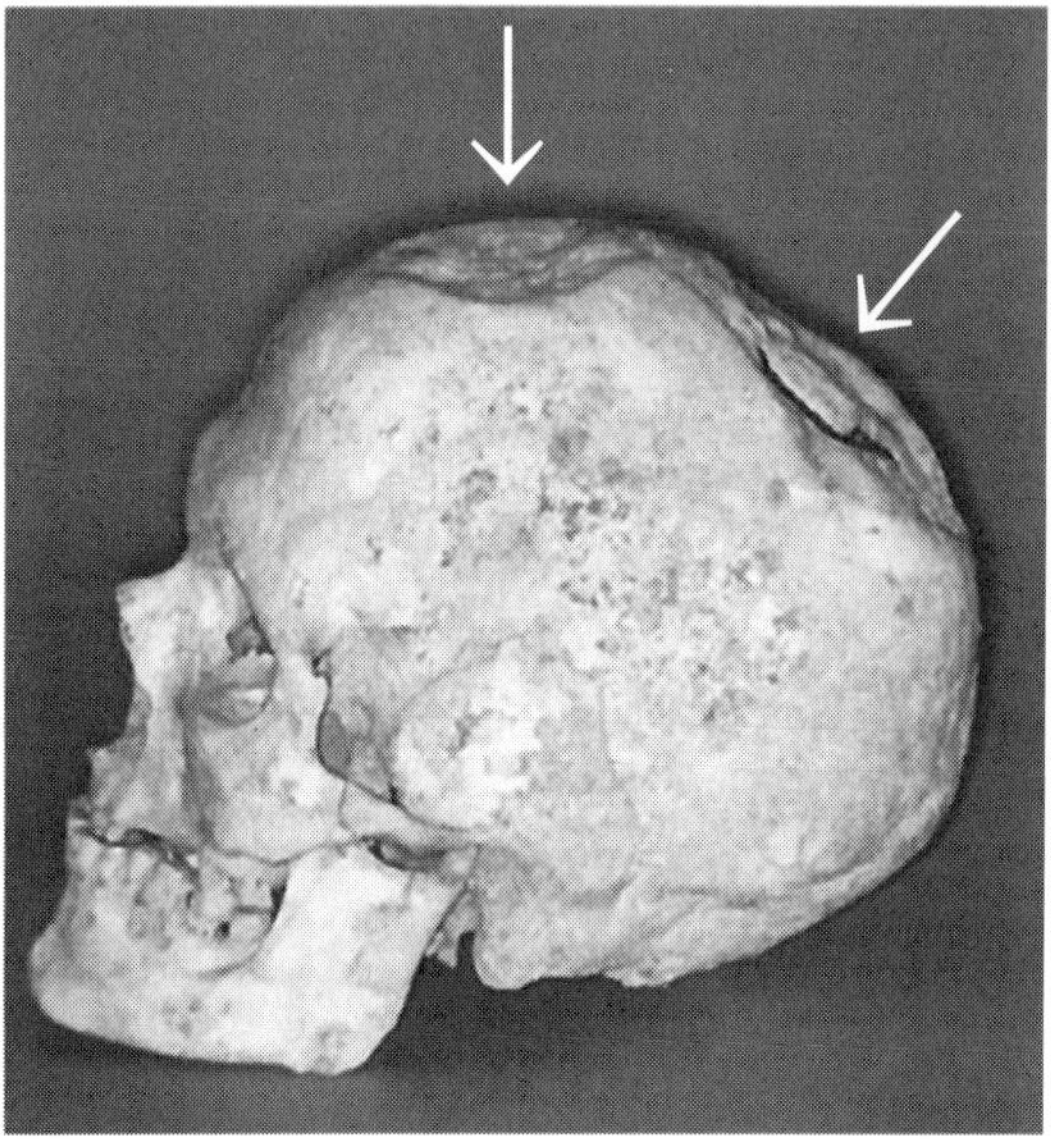

図1　7000年前の頭蓋骨
矢印の部分に手術の跡がみえる。
Reproduced by permission from Kurt W. Alt, et al., "Evidence for stone age cranial surgery", p.360, fig. 1(a), in *Nature*, Vol. 387 (May 1997). © 1997 by Kurt W. Alt, et al.

――→学会。

学会？　学会だけ？

――→一般。

一般。一般の人たちにもＴＶなどのマスコミを通じて公表する。それだけ？

――→同僚？

うん。じつは「雑誌」に載せるんだ。

専門の雑誌があって、その雑誌に掲載・公表することによって科学の成果が成果として認められる。学会でも口頭発表だけだとなかなか証拠が残らない。学会での発表も一応は正式な報告にはなるんだけども、そこに居合わせた人にしか伝わらないよね。でも、書いた論文が国際的な雑誌に載れば、世界中の人が読める。文書として証拠も残る。だから、ふつうは雑誌に載ってはじめて正式に公表されたことになるのね。

ここにいくつか論文を持ってきたんだけど、いま脳科学の最先端がどうなってるか、見せたいなと思ってね。

1―4　ネズミをラジコンにしてしまった？

これは『ネイチャー』という科学界の大御所みたいな雑誌（図2）。いまみんなに見せている

brief communications

Rat navigation guided by remote control

Free animals can be 'virtually' trained by microstimulating key areas of their brains.

Procedures used to train laboratory animals often incorporate operant learning[1] paradigms in which the animals are taught to produce particular responses to external cues (such as aural tones) in order to obtain rewards (such as food). Here we show that by removing the physical contraints associated with the delivery of cues and rewards, learning paradigms based on brain microstimulation enable conditioning approaches to be used that help to transcend traditional boundaries in animal learning. We have used this paradigm to develop a behavioural model in which an experimenter can guide distant animals in a way similar to that used to control 'intelligent' robots.

Depending on the site of brain stimulation, an electrical stimulus can act as a cue or a reward[2-4]. Studies of these phenomena have generally been concerned with functional mechanisms of the nervous sytem[5], and little thought has been given to the potential of behavioural paradigms constructed wholly around such focal brain stimulations. We used stimulation of the somatosensory cortical (SI) and medial forebrain bundle (MFB)[3] as 'virtual' cues and rewards, respectively, delivered to freely roaming rats. We imposed behavioural contingencies so that an operator could accurately steer the animal, in real time, over any arbitrarily specified three-dimensional route and over a range of real-world terrains.

We implanted stimulating electrodes into the MFB of five rats; the same animals also received electrodes in the right and left

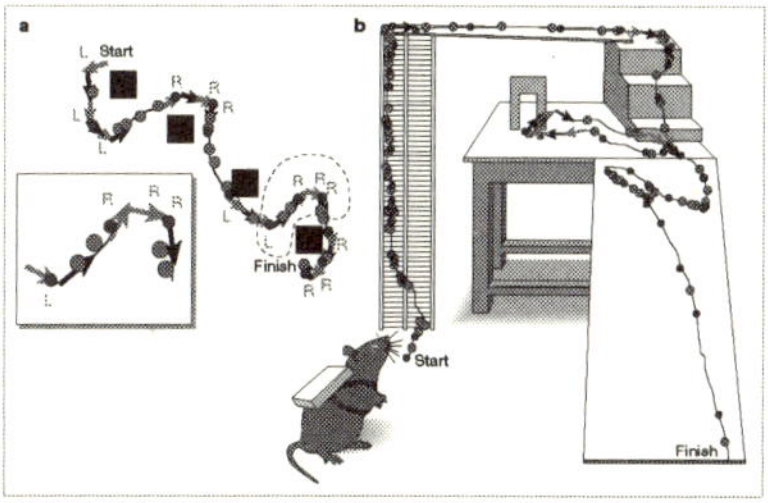

Figure 1 Examples of guided rat navigation using brain microstimulation. Sketches are constructed from digitized video recordings. Red dots indicate rat head positions at 1-s intervals; green dots indicate positions at which reward stimulations were administered to the medial forebrain bundle (MFB); blue arrows indicate positions at which right (R) and left (L) directional cues were issued; black arrows indicate positions 0.5 s after directional commands. **a,** Route followed by a rat guided through a slalom course. Inset, detail of the events that took place inside the dashed enclosure. **b,** Route taken by a rat guided over a three-dimensional obstacle course. The animal was instructed to climb a vertical ladder, cross a narrow ledge, descend a flight of steps, pass through a hoop and descend a steep (70°) ramp. Two rounds of high-density MFB stimulation were required to guide the rat successfully down the ramp, demonstrating the motivational qualities of MFB stimulation.

surroundings, running forwards and turning instantaneously on cue (Fig. 1a). They moved at speeds averaging 0.3 m s^{-1} and worked continuously for periods of up to a 1-hour test limit.

Navigation over three-dimensional structures was achieved by incorporating a and to direct them through environments that they would normally avoid, such as brightly lit, open arenas.

Our results show that 'virtual' learning, involving direct stimulation of the central substrates of cues and rewards, can effectively expand the scope of the operant

図2 「ネズミをラジコンにしてしまった」
生きているネズミの脳に刺激用の電極を刺し、リモートコントローラーで自在に操縦できるようにした実験。2002年、『ネイチャー』という権威ある科学雑誌に掲載された論文。

のは、『ネイチャー』の2002年5月2日号に載った、たった2ページからなる論文のコピー(1)。

これがすごく衝撃的な論文だった。この実験で何をやったのかは、タイトルを見ればわかるかな。ネズミ/ナビゲーション/リモートコントロールって書いてあるでしょ。

そう、「ネズミをラジコンにしてしまった」という論文なんだ。もちろん本物のネズミを使ってだよ。ロボットのネズミがあって、それをラジコンにつくりかえたようなものなら、おもちゃ屋さんに行けば買える。いや、売ってないかな、そんな物は(笑)。

でも、これは「ほんとに生きているネズミを人間が自在に操縦できる」という論文なんだ。驚きでしょ。

実際にこれはふたつの意味で衝撃的だった。

ひとつは動物愛護団体から反発があった。ネズミは命ある生き物としてこの世の中に生まれているわけで、それを人間が操縦しちゃってる。しかも、この論文にはかわいい絵が描いてあるけど(背中にはリモートコントロールの電波を飛ばす器具を背負ってはいるけど)、ほんとは頭蓋骨に穴を開けて、脳に電極を刺してる。あまりにひどくて写真を見せられないから、論文ではキュートなカラー漫画で描いてるんだね。

そういう状態にして、人間に操られるネズミ・ロボットをつくった。それじゃ、動物がかわいそうじゃないか、という反応はもちろんあるね。

もうひとつは、「脳を刺激するということで行動をコントロールできる」ということ。これは純粋に科学的な意味。

今回の講義では前者の方、つまり、動物愛護団体の主張には触れない。それだけで本が一冊は書けるくらい非常に深刻な問題。けれども今回はそれは省きたい。この実験に限らず、これからの僕の講義には動物の身になるとかわいそうな実験がいっぱい出てくるけど、それには目をつぶってもらって、純粋に科学的な観点から脳の仕組みを考えてみようか。

この実験、どうやってやったと思う？　そもそもネズミの脳を刺激して、人間がネズミの行動をコントロールするには、どうしたらいいと思う？

わからないかもしれないけど、カンでいいよ。どうかな。答えられない？　うーん、仕組みはわりと簡単なんだけどね。じゃあ、これは後回しにしよう。今日の授業の途中で話そうかな。

1－5　脳にはできてコンピュータにはできないこと

ちょっと視点を変えてみよう。この実験では、動物をロボットのように扱ってるよね。でも、そもそもロボットと動物を分かつのはいったい何なのかな。どう思う？

この質問じゃあ漠然としすぎるから、もう少し狭くしぼって、コンピュータと人間の脳はいったい何が違うのかを、考えてみたい。

じつはいまの脳科学界には正確な答えはないんだ。でも、考えてみることはできる。一種の哲学みたいだけどね。コンピュータと脳は、何が違うと思う?

→コンピュータは0と1しか使ってない。

でも脳は?

→電気信号。

コンピュータも電気信号だよね……。むずかしいね。脳にできてコンピュータにできないことって何だろう。

→コンピュータは自分で考えて物事を起こさない。人間が命令しなきゃコンピュータの脳は動かない。

自発性を持っているかってことか。なるほどね。じゃあね、もしコンピュータの性能が上がって、自発性を持ったコンピュータができたらどうかな。その場合、コンピュータと人間の脳は違う?

→クリエイティビティ。

クリエイティビティ。新しいものをつくりだす能力。じゃあコンピュータの性能が上がって、クリエイティビティを発揮するような、たとえばそうだな、作曲ができるとかね。詩がつくれるとかね。下手な日本人が書くよりもすばらしい日本語の文章が書けるようなコンピュータができるとか。そうなったら何がコンピュータと人間の脳を分かつ境界線になるんだろう?

↓強く生きているか。生命をもっているか。機械は電気で動くけど、人間はいつか死んでしまう。機械だったら死なない。

僕のコンピュータはよく壊れるよ。たぶんコンピュータにも寿命はあると思うんだけどね。

↓それは機械的な寿命であって、壊れた部分を取り替えればいいのだから、コンピュータを修理するコンピュータがあればもちろん直せるんじゃないかな。

なるほどね。オッケー。すごくいい視点。

いまのコンピュータは部品から成り立っていて、パーツが故障することがあるが、故障してもその部分を直せば、また全体として元通り機能できる。そういうことだね。でも、ちょっと考えてみると、人間でも交通事故で手をなくしてしまった人は義手をつくることができる。足だったら義足。

↓いまは心臓もつくれる。

心臓もね。人工弁とかね。

↓それはあくまで代わりの物であって、機能は似せているけども、元々ある物ではない。

なるほど。じゃあ、もっと視点を変えて、「自分が自分である」という確信――アイデンティティというね――を生み出しているのは脳だよね？　心臓が「私は私だ」と言ってるとは考えにくいよね。おそらく脳が「自分が自分であること」を生み出してる。

僕もコンピュータになったことないからわからないけど、コンピュータにアイデンティティがちょっと人間のケースで考えてみようか。交通事故で手を失ってしまった人が、義手をつける。その人の体の一部は生身《なまみ》じゃない。その場合、その人はその人のままであり続けるか。もちろん「私は私」だよね。さらに足までが義足になったとしても、「私は私」。心臓が人工心臓に替わっても「私は私」だよね。

そうやって、少しずつ体の部分を取り替えていったら、どこまで替えたら「私は私」じゃなくなると思う？　たとえば顔を整形して見かけが別人になったら私じゃない？　心はもう自分ではなくなっちゃう？

――→表面的な部分は替わるけど、内面的な心とかその人の意志とかその人の考えるところは、まわりが替わっても替わんないんじゃないですか？

っていうふうに思う？　その考えをもっと突き詰めると、意識とか自分のアイデンティティさえ保っていれば、脳みそを全部入れ替えてしまっても、体全体が機械になってしまっても（いわゆるアンドロイドってやつだね）、「自分は自分」かな？　どう思う？

――→なれそう。

なれそうな気分？　オッケー。たしかにそんな気がしてくるよね。じゃあ、きみの隣にまったく同じ性能をもったアンドロイドを用意して、自分の意志や心をそのアンドロイドにコピーしたら、自分はふたりになるかな？

――→それは違うかな。

そうすると、どこまでがロボットであって、どこからが生身の人間なのか、なんとなく境界線がわからなくなってくるよね。少しずつ話を進めていこう。

1―6　脳は表面積を増やすためにシワをつくった

脳の写真や絵はみんなきっと見たことがあるよね。改めて説明すると、図3―Aでは、左が前で右が後ろ、上と下はこのままの通りね。

脳を輪切りにするとその断面は図3―Bのようになるんだ。一番表面の灰色の部分が大脳皮質《ひしつ》と呼ばれるところで、神経細胞（ニューロン）のかたまりがあるところ。内側の白いところはもう少し原始的な脳の働きをする部分。

そして、図4が神経細胞。これは大脳皮質の中に埋まっている神経細胞の写真。ちょっと特殊な方法で神経細胞を染めたもの。

大脳皮質のなかにはものすごくたくさんの神経細胞がぎっしりと詰まっているから、神経細胞全部を染めてしまうと真っ黒になって何も見えなくなる。でも特殊な方法（ゴルジ染色）では、ランダムに神経細胞を選び出して、1000個に1個、1000個に1個くらい染めていく。そうすると、この写真のように浮かび上がってくるんだ。

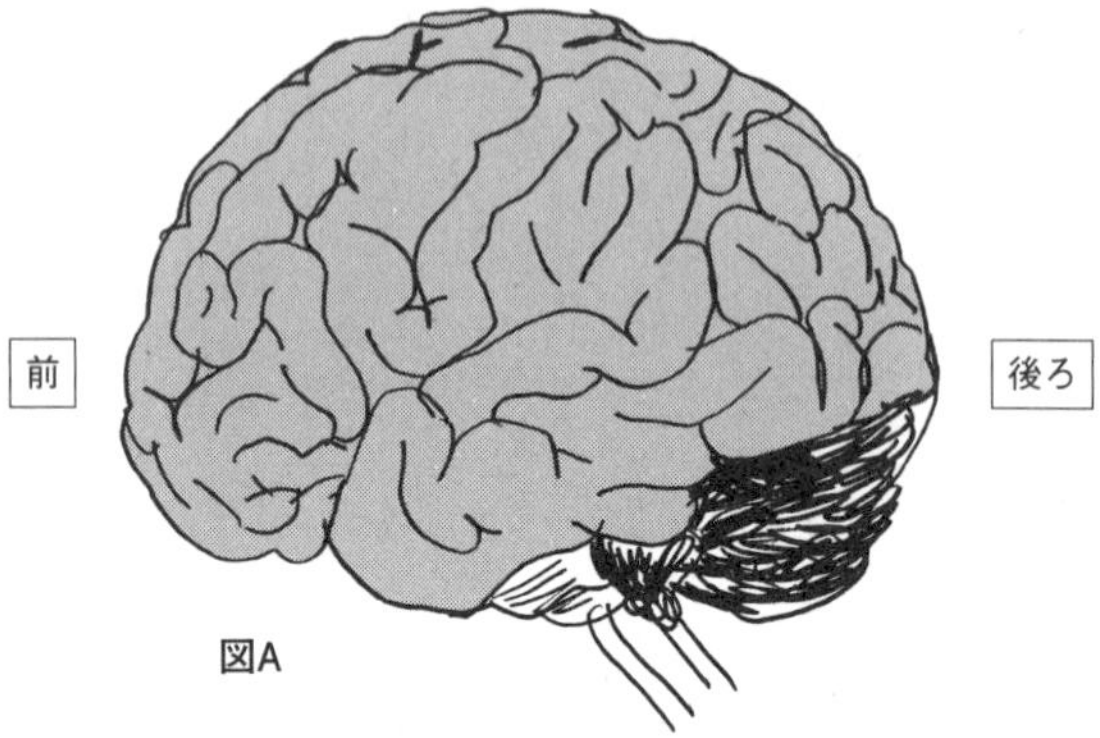

図A

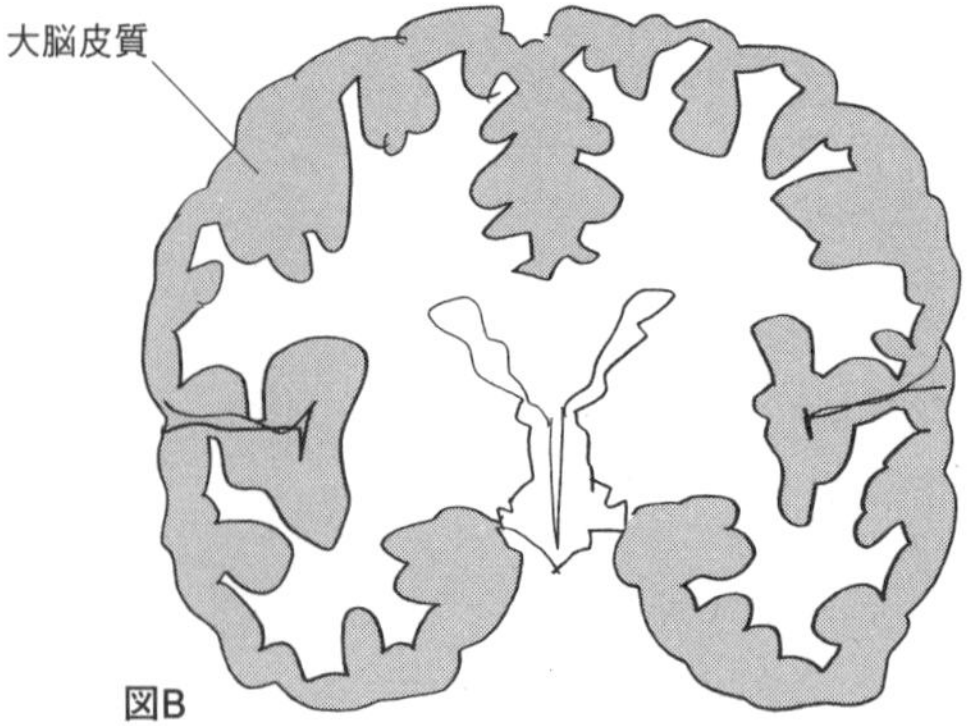

図B

図3　脳の全体図と断面図

図A：全体図。左側が前方。

図B：断面図。大脳皮質は脳の表面部分。灰色をしており、神経細胞がぎっしり詰まっている。

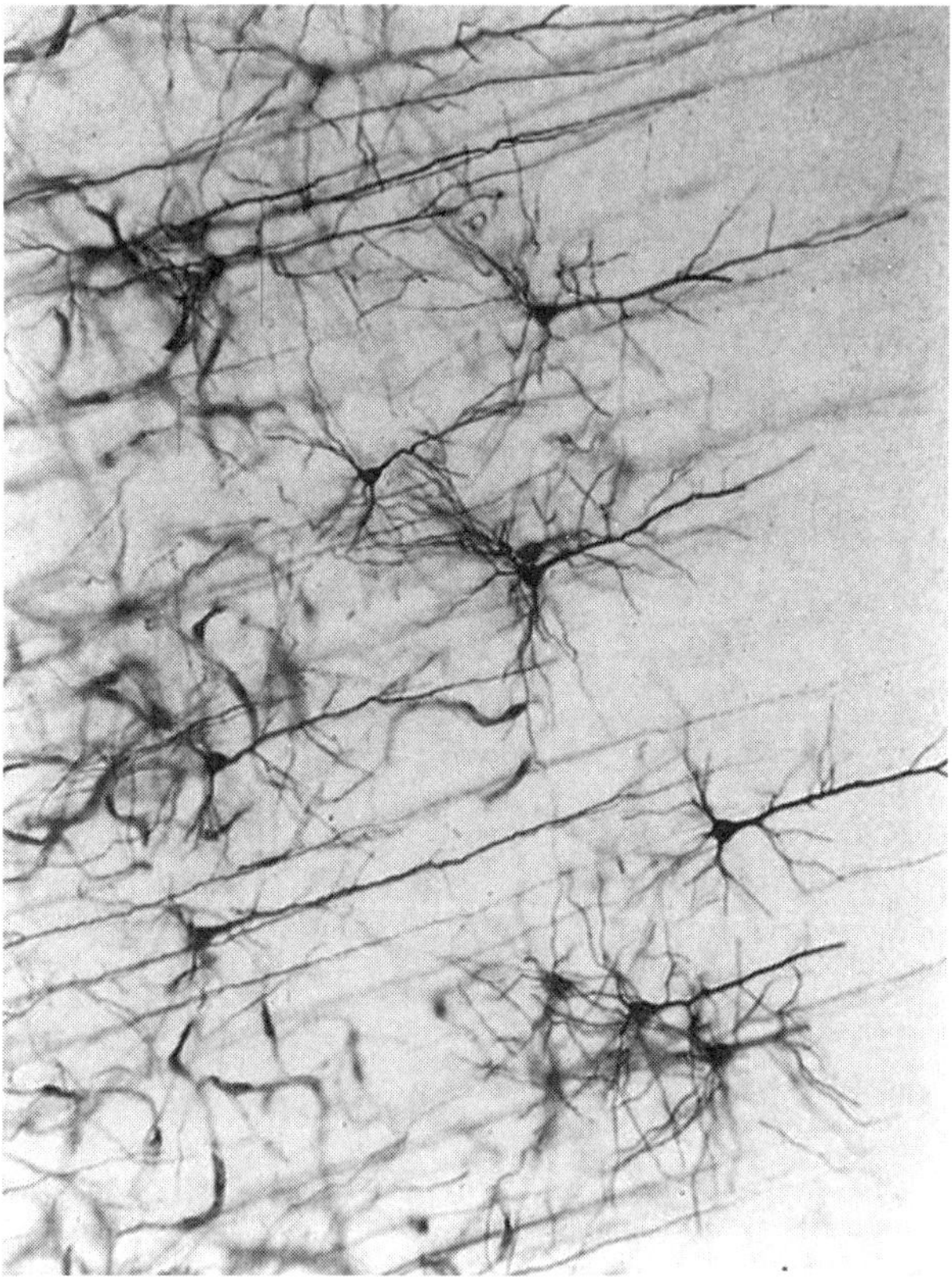

図4　神経細胞
ゴルジ染色法で染められた大脳皮質の神経細胞（ニューロン）。大きさは直径25～30マイクロメートル程度。
From：Fundamental Neuroscience Figure2.3 Golgi-stained neurons.(Source: Hubel, 1988, p.126. ©2001 Lippincott Williams & Wilkins

こいつが神経細胞。ここにもいるよね。ここにも。三角形をした神経細胞がいっぱい並んでるのがわかると思う。大脳皮質のなかにはいろんな神経細胞があるけど、この写真では三角形をした細胞がこんな具合に並んでる。

繰り返すけど、脳にはものすごくたくさんの神経細胞がある。神経細胞の大きさ自体は、普通の細胞とたいして変わらない。つまり小さいんだ。この三角形の細胞は比較的大きい方に属しているけれど、それでも直径が25〜30マイクロメートルくらいしかない。大脳皮質には一辺1ミリメートルの立方体の体積あたり、だいたい2万〜10万個くらい細胞が入っているんだ。

次に、動物と人間の脳を比較してみよう。図5では脳の大きさを比べている。これがネズミ。ネズミのなかでもドブネズミ、つまりラットという種だ。これがウサギの脳。そして、ヒツジ、チンパンジー、ヒト……。

みんなが思っているイメージとして、人間は進化の過程において最終的な産物というか、進化系統の頂点にいると思うでしょ？　それはたぶん正しいと仮定して、その考えを拡張すると、人間こそもっともすぐれた脳を持っていると考えがちじゃないかな。

でも、実際にはそんなことはなくて、図を見てもわかるように、大きさだけで言ったらイルカがヒトよりも大きな脳を持っている。ほかにも、ゾウとかクジラとか、ああいう連中の方が人間より脳が大きい。

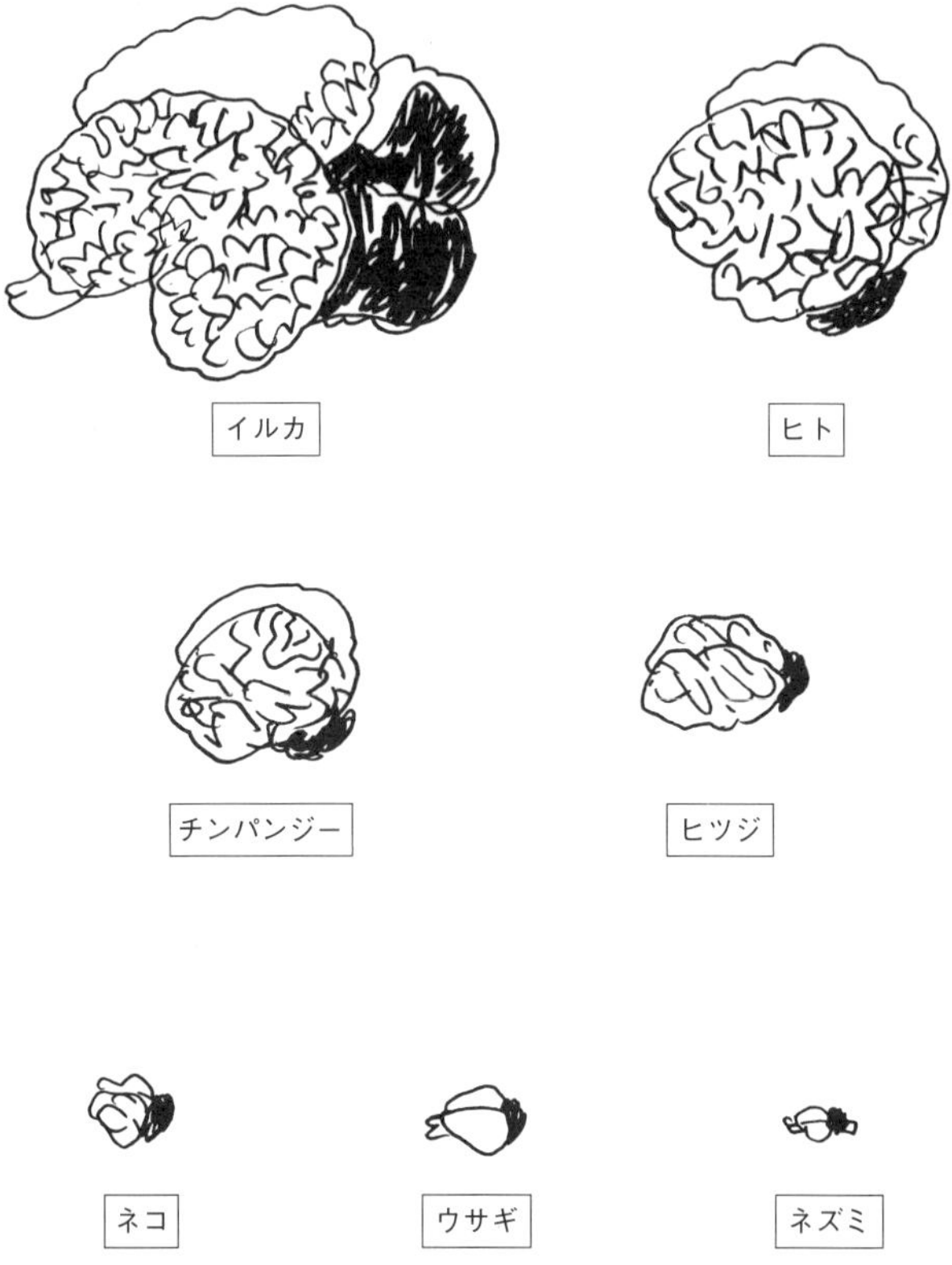

図5　動物と人間の脳の比較Ⅰ
イルカのほうがヒトよりも大きな脳を持っている。

さて、図6では、脳の大きさをあえてほぼ同じにそろえて、比較しているんだけど、ネズミ、ウサギ、ネコ……これを見て何か気づくことないかな？

→シワの数が違う。

違うね。うん。ネズミはシワがまったくない。なんでシワの数が違うの？

→表面積。

なんで表面積？

→皮質の広さ？

なんで皮質の広さを大きくしたいの？　そう、単純な話だけど、一辺が1センチメートルの立方体と2センチメートルの立方体の体積に対する表面積の割合って、ボリュームが大きくなるほど小さくなるよね（図7）。1センチメートルの立方体の体積は1立方センチメートル、表面積は6平方センチメートル。2センチメートルの立方体の体積は8立方センチメートル、表面積は24平方センチメートル。だから1：6と8：24だね。

大脳皮質は、運動とか知覚とか意識とかといった脳のもっとも高次な機能をつかさどる大切な部分。場所としては立方体で言う表面積に相当する。この表面積が大きくなればなるほど、知能は高くなるだろう、と考えられるんだけど、ただ脳を大きくするだけだとやたらボリュームが大きくなっちゃって、表面積はそれにともなって大きくはならない。

それで表面積を増やすためにシワをつくったわけだ。図6を見てもらえばわかるんだけども、

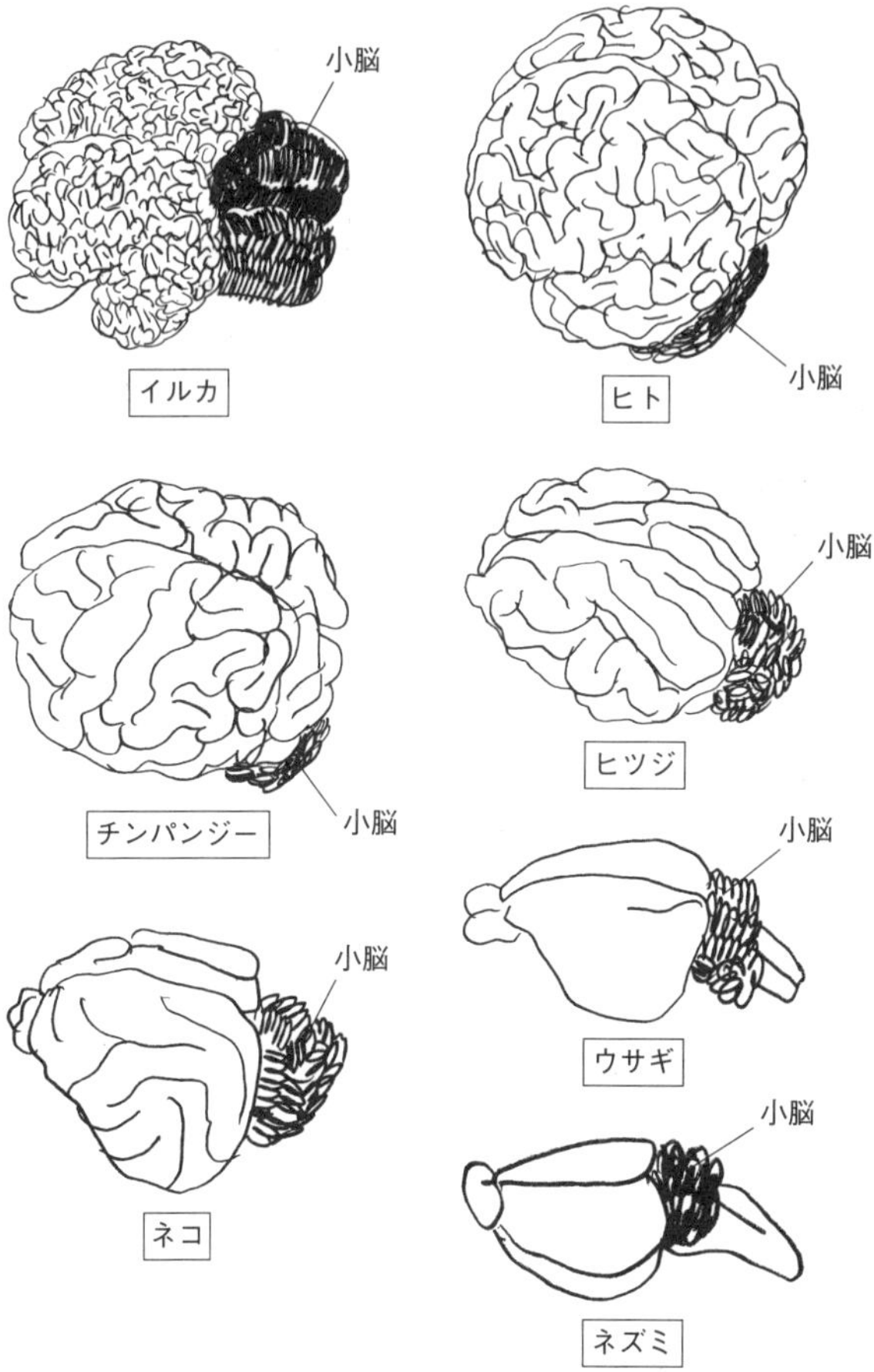

図6　動物と人間の脳の比較Ⅱ
脳の大きさをそろえて比較。シワが増えるほど大脳皮質の表面積が大きくなる。大脳と小脳の大きさの比率が異なることにも注目。運動に長けている動物ほど小脳の比率が高い。

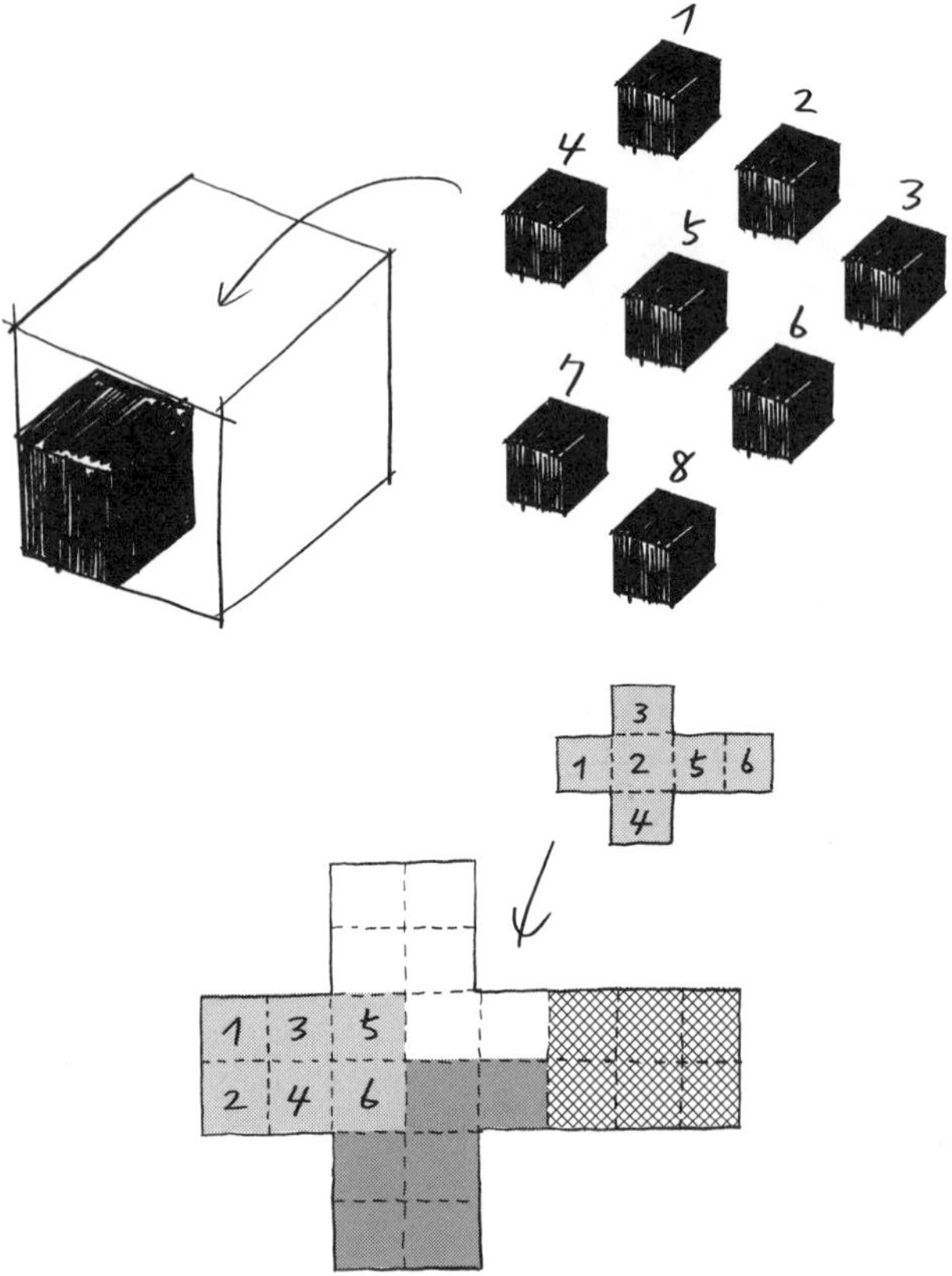

図7　体積の増加と表面積の増加の関係

一辺が 1 cm の立方体と 2 cm の立方体の「体積の比率」は 1：8 。それに対して「表面積の比率」は 6：24 ＝ 1：4 。体積が増えても、それに比例して表面積が増えないことに注意。限られた体積（頭蓋骨）のなかで大脳皮質の表面積を増やすために、脳のシワが必要になる。

もっともシワが細かく刻まれて、見るからに「賢《かしこ》そうな頭だな」っていうのはイルカなんだよね。でも、ほんとうにイルカって頭いいんだろうか。どう、頭いいと思う？

1―7　イルカは本当に頭がいい？

↓頭いいっていうのは聞いたことあるけど。

イルカって、どういうふうに頭がいいの？

↓イルカは会話するときに人間が聞き取れない周波数を使っていて、それを受け取るのにイルカの脳は大事な役割をしている……。

うんうん。ほかに何か聞いたことある人いるかな？

↓地磁気を感じて、今の自分の居場所がわかる。

いずれの発言も、イルカのほうが人間より頭がいいというよりも、イルカは人間にはない能力を持っているって指摘だね。頭の良し悪しとは別の次元の話だ。最初にあげてもらったポイントはたぶん超音波のことでしょ。

イルカは視界の利《き》かない真っ暗な海を泳ぐときにも、ちゃんと超音波の反射を感じとって岩場をよけて泳ぐことができる、そういう能力を持ってる。

でも、そのためだけにこんなに脳が大きくなったのかな。そもそも真っ暗闇でも超音波を使って行動できる動物ってほかにもいるでしょ。そう、コウモリ。でもコウモリがイルカみたいにすごい脳を持ってるかっていうと、じつはあまりたいしたことないんだ。大きさもちっぽけだしね。超音波を使うためだったらコウモリ程度の脳で十分ってわけ。

しかも、コウモリとイルカの超音波感知力で、どっちの性能がすごいかっていうと、コウモリの方なんだ。超音波なんて、あの程度の小さな脳で扱えるんだよ。それじゃあ、このすごいイルカの脳はいったい何に使ってんだろう?

──→ほかのイルカたちとのコミュニケーションのため。

なんでコミュニケーションする?

──→鳴き声。

鳴き声でやり取りするんだったら鳥や虫もそうだね。クジラやイルカも鳴き声を交わしているけど、現在の研究によればイルカの鳴き声の種類ってそんなに多くないらしい。

しかも、調べれば調べるほどほんとにそれが〈言葉〉かどうかわからないんだって。文法があるわけでもないし。じゃあ彼らは何をやってるのかな?

じつは、ここに重要なトリックがあって、脳が大きければ大きいほど、それから脳のシワの数が多ければ多いほど賢い、という通説は正しくないんだ。

イルカの知能は人間の3歳児くらいと言われてる。たしかに、イルカは賢いかもしれない、他の動物に比べればね。でも人間にははるかにかなわない。こんなに立派な脳を持っているにもかかわらずだ。

1－8　哺乳類の大脳皮質は6層構造

この問題を違う視点から考えてみようか。

図8は、大脳皮質のほんの一部を切り取って、横から眺めたところ。よく見てみると地層のようになってるよね？　ケーキのミルフィーユみたいだ。

これが大脳皮質の基本構造で、この図には番号がついているからわかるよね。層は全部で6つ重なっているんだ。この写真は頭の後ろのほうから取ってきたものだけど、脳のどの場所から取ってきても、大脳皮質はみんな6層の構造になっている。

この6層の厚さは全部で1ミリメートルくらい。この層状の組織が大脳全体に共通した構造だ。

いまどこから取ってきても同じといったけど、じつはそれだけじゃなくて、イルカの脳でも表面、つまり大脳皮質は同じ6層構造なんだ。ネズミの脳も同じ。すべての哺乳類に6層構造が共通してる。

これっておもしろいよね。なんかDNAに似てるような気がするんだけど、どうかな？　動植物を含むほぼすべての生物でDNAという遺伝情報の担い手は共通している。DNAはあまりに

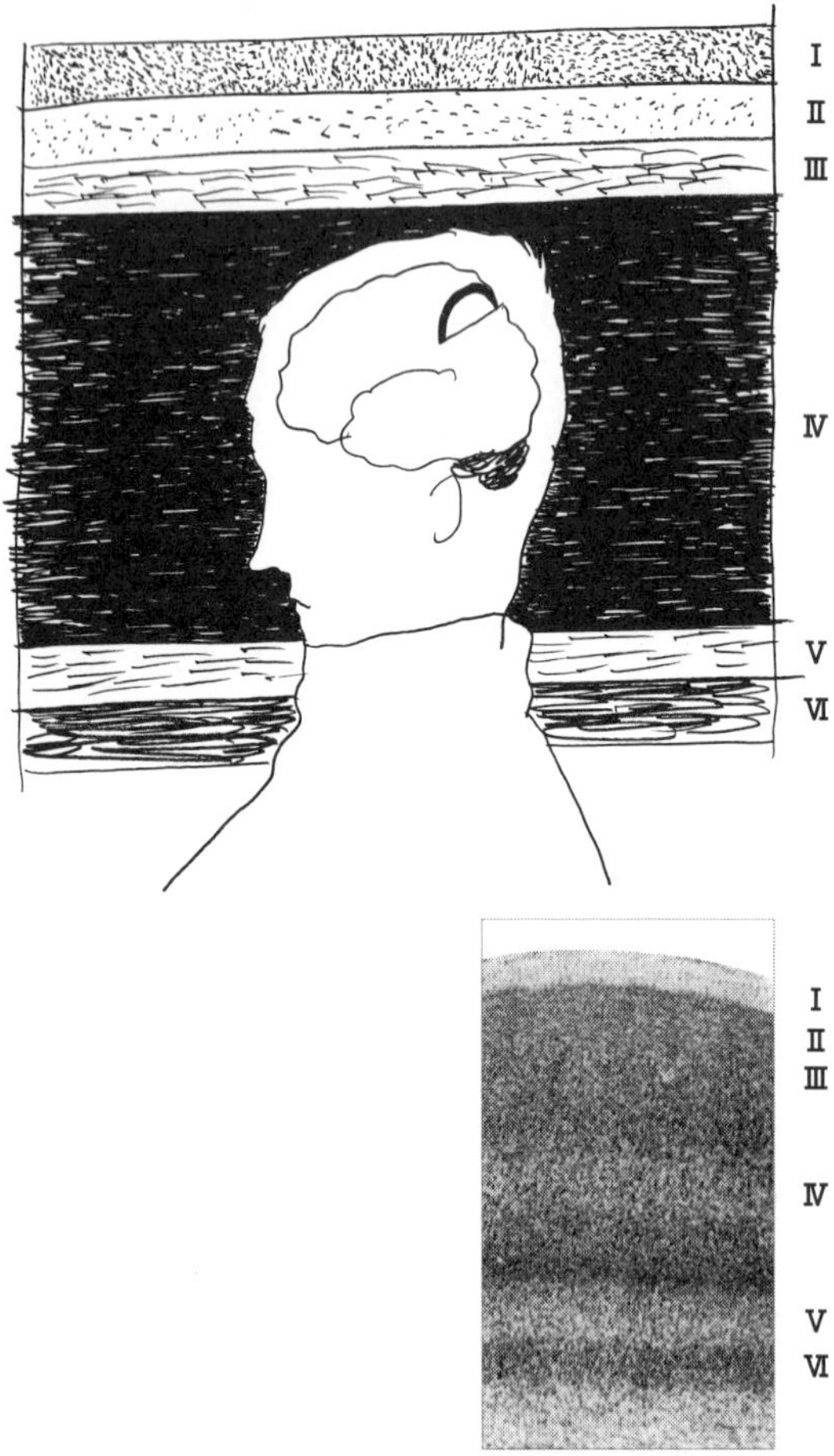

図8　大脳皮質の6層構造

大脳皮質を一部切り取った断面図。この6層構造はすべての哺乳類の大脳に共通している。

From：Fundamental Neuroscience

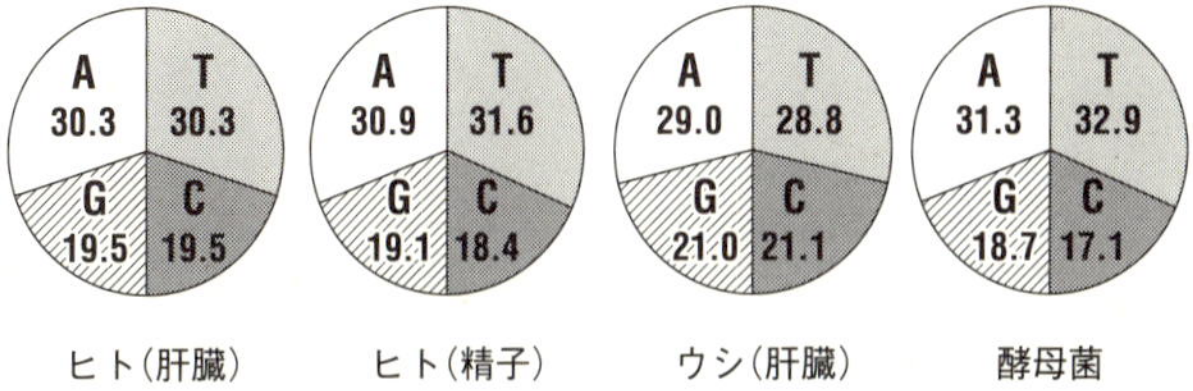

図9　DNA の構造とその共通点
動植物を含むほぼすべての生物において、DNA の基本構造は共通している。DNA の塩基組成。数値は分子数の割合（%）を示す。
出典：『高等学校 改訂 生物Ⅱ』（第一学習社、1998 年）p.46

も便利だったから、生命は進化してもずっとそれを使い続けているんだ。

　原始的な菌みたいな生物でも人間でも、DNAの構造はほぼ共通（図9）。DNAは、たまたま生命進化の初期過程で見つかった。それ以降、そこにコード化されている情報はどんどんと複雑になり、巧妙にはなってきたけど、基本単位のDNAは古代の生物と一緒。

　それと似てるような気がする。哺乳類が、進化のどこかの過程で、6層というきわめて便利な構造を持った脳を備えるようになった。その性能があまりにもよかったので、その後は6層構造の表面積を増やすだけで進化できたんだろうね。

　じつは僕がアメリカに渡った理由は、大脳皮質の6層がいったい何をやっているのか調べたかったから。

　ネズミでも人間でも6層の同じ構造を持っているのがすごく不思議に思えるんだよね。だって、大脳皮質と言えば、その動物の能力を決定づける重要な役割を果たしているわけよ。ネズミならネズミ、ヒトならヒトという、動物の行動や思考に固有なパターンを決めているのは、まさに、大脳皮質。その大脳皮質を分解してみると、どの哺乳類でもだいたい同じ構造をしているんだから。

脳の表面積を増やすことが進化の神髄《しんずい》だった。次のような例を考えるとわかりやすいかな。ある時人間は「レンガ」という家を造る素材を発見した。そして大きな家を造るためにはレンガをたくさん使えばいいんだ。それと同じような、単純でわかりやすいことを進化の過程で積み重ねてきたことになるね。

だから、脳のレンガである大脳皮質の6層構造の微細形態や機能を調べれば、脳全体を理解するための糸口になりそうだよね。でも、DNAの構造や役割はいまではもう科学的に解明されているのに対して、大脳皮質6層の機能や役割は、正直言ってまだわかっていないんだ。6層構造そのものはとっても単純なのに、現代の脳科学はそこにまだメスを入れることができていない。これを解明するのはやりがいのある仕事でしょ。

僕の実験ではほとんどの場合、ネズミを使っている。「ネズミの脳を研究したって、人間の脳の何がわかるんだ?」って言う人もいるかもしれないけど、ネズミの大脳皮質も人間の大脳皮質も6層で基本的に一緒。だからネズミを使った研究じゃ何もわからないなんてことはない。むしろネズミの方が行動や判断力が単純だから、研究の材料としてまさにもってこいなんだ。

1―9　脳は場所によって役割が違う

図10を見てもらえるかな。ヒト、ネコ、ネズミの脳。これが今日の話のポイントになると思うけど、脳のこの部分は「視覚野《しかくや》」と言って、たとえば「これは赤い色をしたボールだ」とかいった情報を受け取る部分。つまり見るという行為をつかさどる場所。言い換えると、目に入った情報はまずここで処理されるわけだ。

視覚野はネズミの場合はここにあって、ネコならここ、ヒトの場合はここにある。つまり頭の後ろ側にあるね。すべての哺乳類に共通なんだけど、後頭部に見たものの情報を処理する場所が集まっているんだ。

これはじつはものすごく不思議なことだよね。別に後頭部だから不思議って言ってるんじゃなくて、よく考えてみてほしいんだけど、なんでここの場所だけが見たものを処理するように専門化しているのかってこと。

せっかくだから他の例も見てみよう。脳のこの部分は音を聞く場所。音の情報を処理する場所だから「聴覚野《ちょうかくや》」と言う。この部分は「体性感覚野《たいせいかんかくや》」と言って、痛いとか熱いとか、触っているとか、そういったことを分担している場所。

何が言いたいかというと、目の情報や耳の情報など、さまざまな情報を処理する場所が局在化

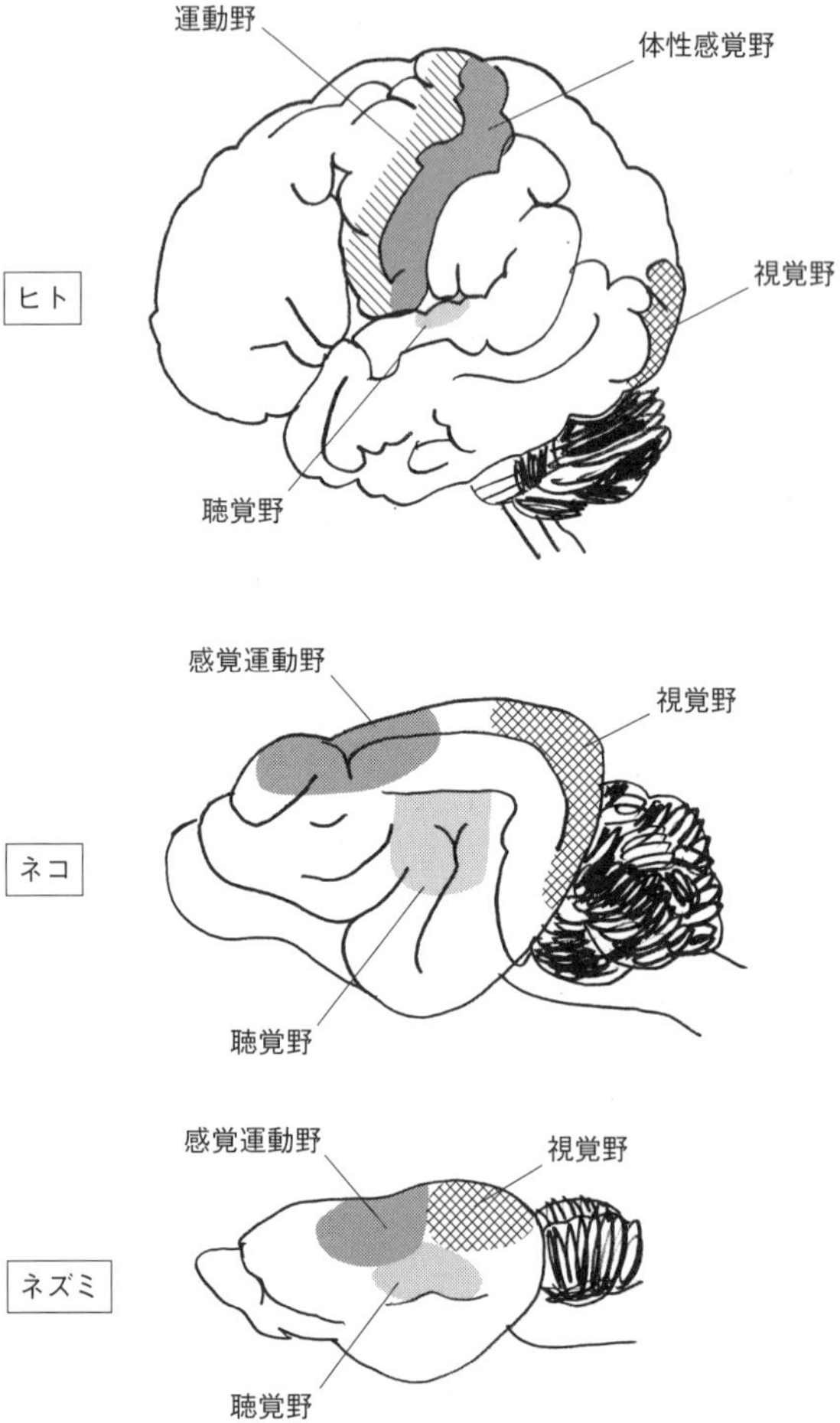

図10　脳の領域
目から入った情報を処理する。すべての哺乳類において視覚野は脳の後頭部にある。

していることと。これってむちゃくちゃ不思議なんだよね。

え、あんまり不思議そうな顔してないなあ……。

だってね、たとえば、肺とか肝臓とか考えてもらえばわかると思う。肝臓はおなかを開くと一番大きな臓器で目立つ。肝臓は体の中の不要な物とか毒などを分解したり、代謝したりする器官だ。

それで、「かくかくしかじかの物質を代謝する場所は肝臓のどこにあるんですか？」という質問はナンセンスなんだね。大きな肝臓のどの部分もほぼ同じように機能しているから。

たとえば肝臓はものすごく増殖能力が高くて、肝臓を80％取り除いてしまっても、数ヵ月のうちにすっかりもとに戻る再生能力がある。これなんて、肝臓のどの部分もだいたい同じような役割をしているからこそできる荒技《あらわざ》だ。

でも、脳は違う。場所によって役割が違うんだ。これだけ働きがそれぞれの場所に分かれて専門化しているのは、脳以外にないんだ。しかも、視覚／聴覚／触覚と分かれているだけじゃない。ちょっと図11を見て。

ここが音を認識する場所、聴覚野だったね。でも、この場所の中でさらに役割が局在化してるね。音のヘルツ数にしたがって、聴覚野の働く場所が違う。音の低い方から高い方へと、反応する場所がきれいに分かれて並んでいる。

これを調べるには、電極を脳に刺して、いろんな高さの音を聞かせて、脳の反応を観察するん

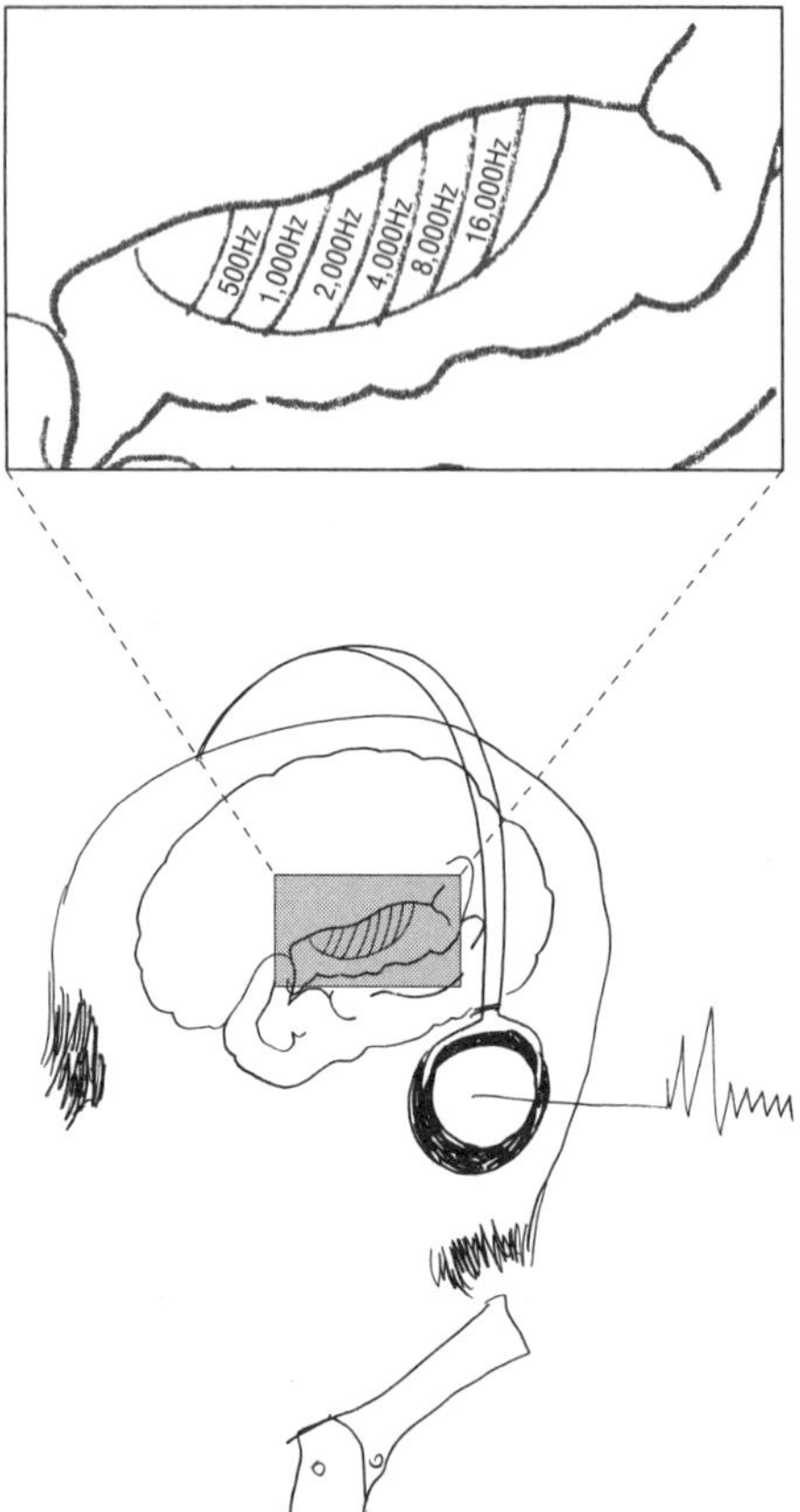

図11　聴覚野のヘルツ数による分化
聴覚野の中でも役割分担がある。ヘルツ数にしたがって、反応する場所が分かれて並んでいる。ちなみに「ヘルツ」は周波数（振動数）の単位で、記号ではHzと表記する。1秒間に振動が1周期繰り返されたとき1ヘルツ。

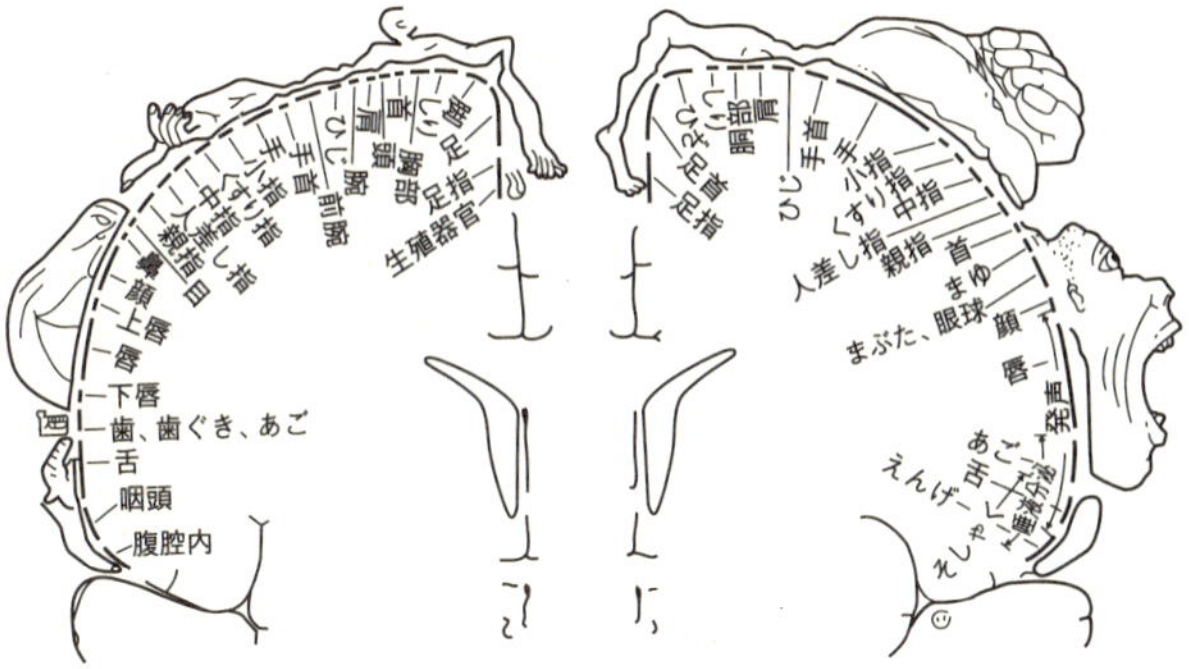

図12　**脳の部位と体性感覚野の地図**
手や足など、人間の体のさまざまな部位の機能が、大脳のどこに対応しているかを表す「脳地図」。カナダの脳外科医ペンフィールド［1891-1976］によるもの（1952年）。

だ。ここら辺の脳はこれくらいの音に反応してる、じゃあ隣の細胞を刺してみたらどうかとか、そうやって少しずつ調べていく。

　すると、同じ聴覚野の内部でも、漠然と音にというんじゃなくて、細かく調べるとヘルツ数順にきれいに並んでいることがわかる。

　図12は体性感覚野の例。それぞれ体の部分が脳のどの部分に対応しているか、というのは図鑑で見たことないかな？　体性感覚野もちゃんと部分部分に分かれてる。顔、目、鼻、口、指、胴体、足などに対応する部分がこうやって並んでる。こういう図を「脳地図」って呼ぶんだ。

　図13は「ホムンクルス」と言って、脳の大脳皮質の表面積の比で、体を表した模型。図12は脳から見て体のどこが脳のどこに対応しているかという話だったでしょ。ホムンクルスはその逆の図。体のそれぞれの部分が脳でどのくらいの表面積を

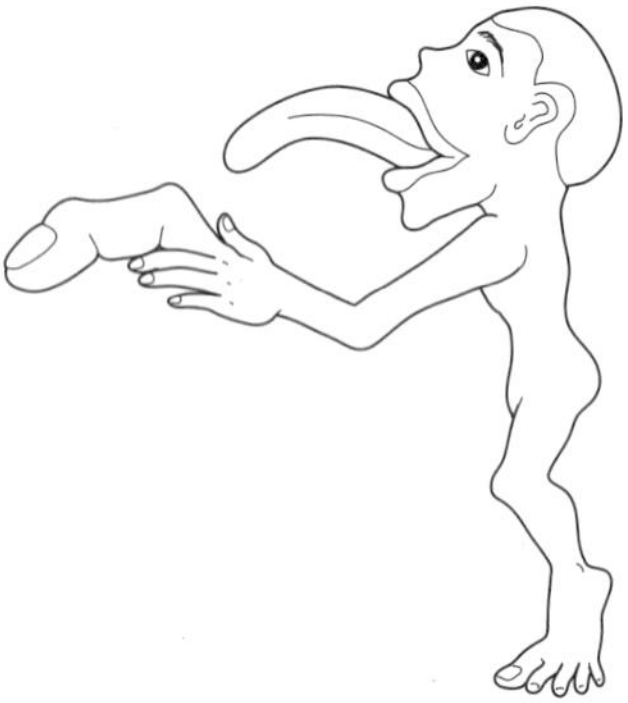

図13　人間のホムンクルス
大脳皮質の表面積の比率にしたがって、体の大きさを変形して表した図。体の各部位の機能を受け持つ範囲が、大脳でどのくらいの割合を占めているかを示す。
Reproduced from Eric R. Kandel, et al., *ESSENTIALS OF NEURAL SCIENCE AND BEHAVIOR*, (McGraw-Hill, 1995) p.329, fig. 18-5.

占めているかってことだね。

　人差し指がほかの指に比べてでかいね。ほかにも唇がすごく大きい。一方、胴体はあまり大きくない。だからホムンクルスは痩せっぽっちだ。そう言われてみれば、指先って普段からものすごく敏感だけど、胴体ってどちらかというと鈍いでしょ。そうやって、感覚器として重要な部分がホムンクルスでも大きな比率を占めている。僕らの直感とだいたい一致しているよね。

　動物の場合でも、人間と同じように動物の「ホムンクルス」をつくることができる。そうすると、動物ごとにホムンクルスの姿が違ってくる（図14）。

　その違いがおもしろい。ネコやウサギだとヒゲに相当する部分がかなり大きくなる。彼らは暗闇の中でヒゲをたよりに行動しているんだろうな、とわかるんだ。その動物にとって「いったい何が大切か」を知るために、このホムンクルスはすぐれた表示方法だと思う。

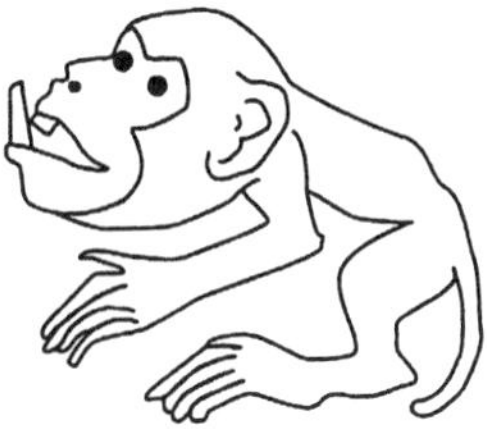

サル

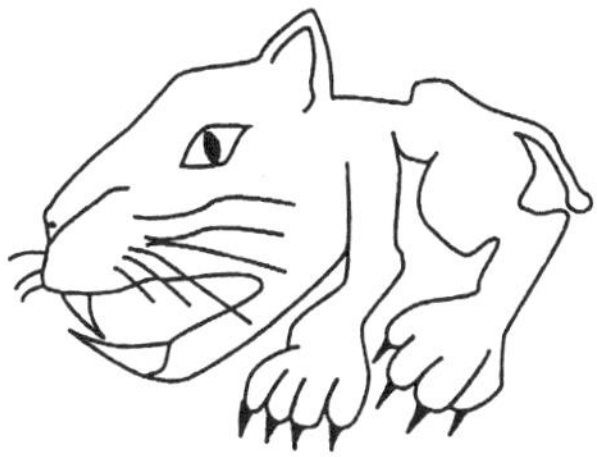

ネコ

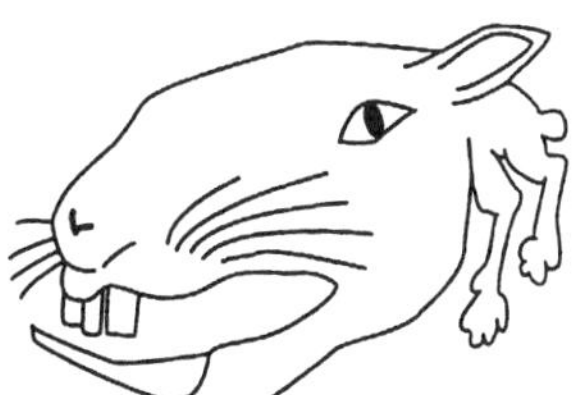

ウサギ

図14　動物のホムンクルス
ホムンクルスを見れば、その動物にとって体のどの部分が大切なのかを知ることができる。
Reproduced from Eric R. Kandel, et al., *ESSENTIALS OF NEURAL SCIENCE AND BEHAVIOR*, (McGraw-Hill, 1995) p.329, fig. 18-5.

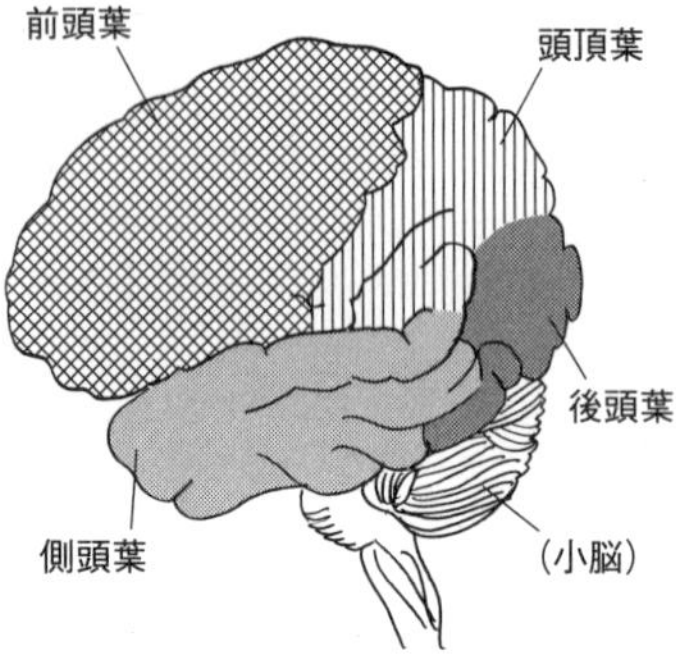

図15　大脳の区分
大脳は大まかに4つの部分に分けられる。右下には小脳。

1―10　目で見たものを見えたと感じるためには？

これまでの話は、脳はひとつの場所でひとつのことしかしていなくて、脳全体がいわば分業態勢をとっている、ということだったね。

この分担作業の話を進めようか。たとえば目で見たものが、いったい脳のなかでどうやって再構築されるのか、どうやって認識してるのか、という話を簡単にしておこうと思う。

いま手許に資料がないから板書しよう。脳はこんな形をしている（図15）。左が前ね。右下に小脳がある。せっかくの機会だから、名前を覚えてもらおうかな。

大脳は大まかに4つの部分に分かれている。前の方を「前頭葉《ぜんとうよう》」と言う。同じように後ろの方を「後頭葉《こうとうよう》」、そしててっぺんは「頭頂葉《とうちょうよう》」、そして、横にある部分を「側頭葉《そくとうよう》」と言う。とりあえずこの4つを覚えておいて。

さて、視覚の話だったね。目は図の左側にある。そして目から入った情報は視覚野に向かうんだ。視覚野は後頭葉にある。

そもそも目で何かを見るというのは、レンズを通して光が入ってきて、その光を捉えるということ（図16）。現実の世界を目のなかに写し取る場所がある。それが網膜《もうまく》。この名前、聞いたことあるかな？

光の刺激は網膜で神経の情報に変換されて、神経線維を通って後頭葉にある視覚野の一部まで行く。視覚野のその部分は、一番最初に光の情報が到達する場所だから、「第一次視覚野」と呼ばれてるんだ。

まず、このプロセスで重要なポイントがある。いまの説明で「なんとなくわかった気」になってはいけない。

外の世界が目を通して第一次視覚野に写し取られて、その後どうなっているか？　これで物を見たことになるのだろうか、って考えてほしい。だって、ここに外界の情報を写し取ったところで、じゃあ、それを「だれが見てるの？」ってことになるでしょ。わかる？　写し取っただけではダメで、その写し取った情報を〈処理〉して、はじめて「見た」ことになるんだ。

そのプロセスのいくつかはもう解明されているので、先に答えを言っちゃうと、視覚野に届いた情報は、大きくふたつの回路に分けられて処理される。「何」を見ているかという回路と、見ている物が「どんな」だという回路。英語で言うほうがこの場合はわかりやすいから、WHATとHOWのふたつ、と言っておこうか。

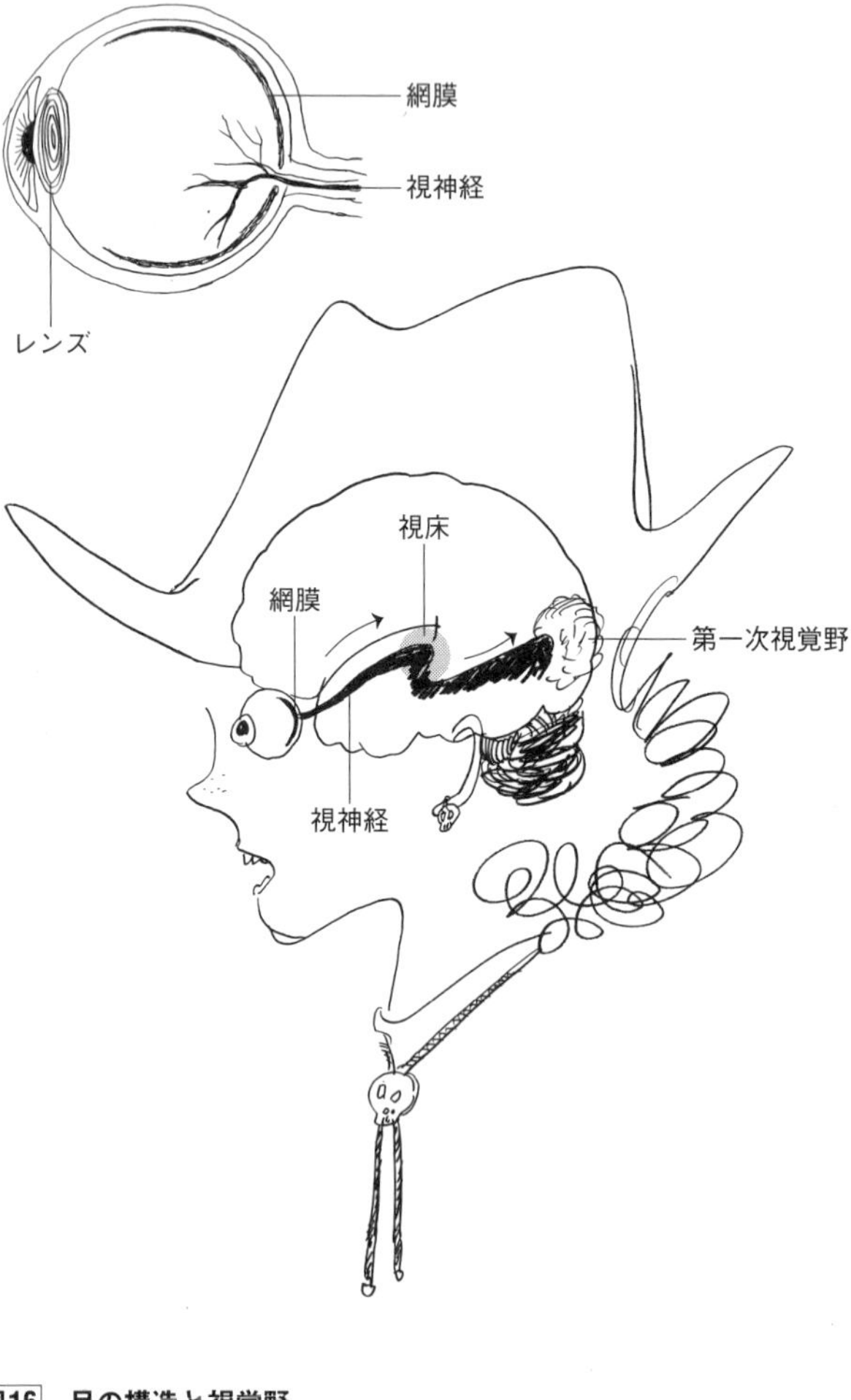

図16　**目の構造と視覚野**
光の刺激は網膜で神経の情報に変換され、神経線維（視神経）を通って後頭葉の第一次視覚野へ向かう。

図17で言うと側頭葉に行くのと頭頂葉に行くのと、それぞれ役割が違う。情報が分離される。側頭葉に行く情報がWHATの情報、頭頂葉に行く情報がHOWの情報。

なんでこんなことがわかるかっていうと、動物実験でわかってきたんだね。どうするか？　脳の活動っていうのは神経細胞（ニューロン）の働きによって生まれるんだけど、神経細胞の活動の実体は、電気信号なんだ。

すごく意外に思う人もいるかもしれないけど、そこら辺にあふれている電気回路と同じ。そう、コンピュータとも一緒。電気信号の実体についてはもっと後で、詳しくケミカルに話したいと思うけど、いまはまず「神経細胞の活動は電気信号」ということだけ覚えておいてほしい。

ということは、電流測定用の細長い電極を脳に刺すと、神経がどんな時にどんなふうに活動しているかを記録することができる、ということだね。

あ、そうか、神経が実際に活動してるところを見せるのが早いか！　僕が取ったデータがこのパソコンに入っているんだ。えっと、これこれ。このムービーを見て。画面の右側が大脳皮質の6層構造のうち第1層。そして左に向かって順に、2層、3層、4層、5層、6層となってる。

脳の神経細胞が電気活動が起こった瞬間にぱっと明るく光るように、特殊な仕掛けをしている。ほら、ピカピカ光っているでしょ？　これを見ると、どの瞬間にどの神経が活動しているのかがわかるってわけ。オッケーかな？　これでずいぶんとイメージ湧《わ》くよね。

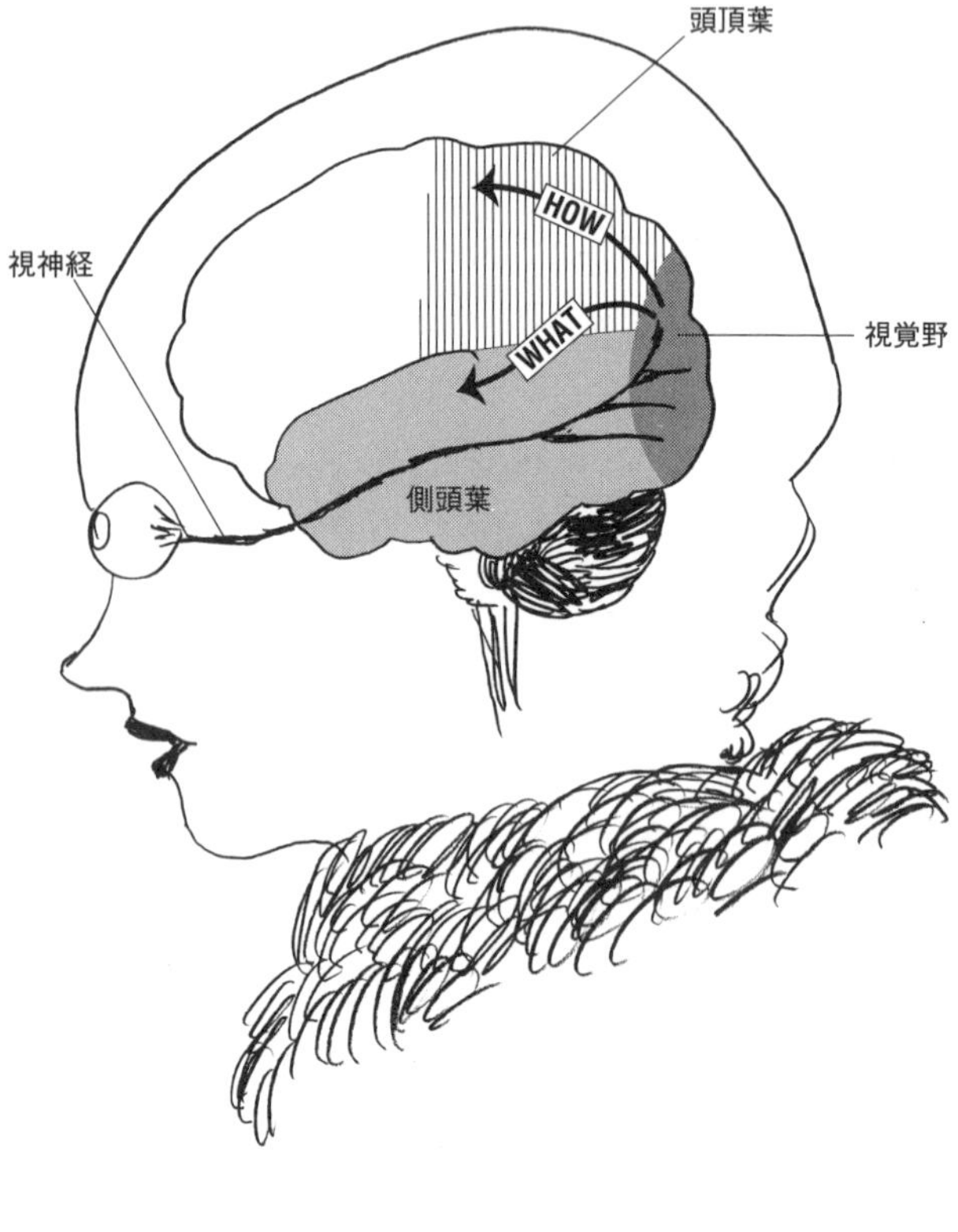

図17　WHATの回路／HOWの回路

視覚野に届いた情報は、側頭葉に向かう「何」を見ているか＝「WHATの回路」と、頭頂葉に向かう「どんな」状態か＝「HOWの回路」とに分かれ、処理される。

1－11　WHATの回路、HOWの回路

さて、話を元に戻すと、サルやネコを使ってその脳に電極を刺す。電極を神経細胞の近くに置いて、「どんなものを見たときに、どんな活動をするか」っていうのを調べる。

そうすると、この神経細胞がニンジンに反応した、ある時はキャベツに反応した、またある時はサッカーボールに反応した、というふうに調べていくと、側頭葉には具体的な〈もの〉に反応する神経がたくさん集まってることがわかったんだ。つまり、その〈もの〉は何なのかに反応する。だからWHATの回路。

一方、頭頂葉の方のHOWの回路は何に反応するかというと、ここにある神経細胞は、ともかくどんな〈もの〉でもいいので、その〈もの〉が右方向に動いている時に反応するとか、あるいは、左方向に動いているものに反応する、という働きをする。動きだけじゃなくて、特定の色、たとえば赤色に反応する神経なんかもある。つまり、その〈もの〉がどんな状態なのかに反応する。だからHOWの回路。

こうやって、どこにどういう神経があるのかがだんだんわかってくると、興味深いケースにも出くわすんだ。少しだけ専門的な話になってしまうけど、さっき説明したのは「第一次視覚野」だったけど、いま話している内容はほかの視覚野（図18）。たとえば、「第四次視覚野」というの

は色に反応する部分。さらに「第五次視覚野」は、〈もの〉の動きを見る神経細胞が集まっているんだ。

ここで唐突だけど、「戦争があると脳科学が進歩する」ということに触れておこう。戦争が好ましいなんて意味じゃないから誤解しないでね。

どういうことかって言うと、兵器・武器が改良されると脳科学が大きく発展するという局面がある。少なくともあった。なんでかわかる？

第一次世界大戦よりも第二次世界大戦の時の方が脳科学は結果として進歩した。さらに、ベトナム戦争ではいっそう大きく進歩した。兵器が進歩するといっても、大量破壊兵器とか大量殺戮《さつりく》兵器じゃなくて、弾丸や弾道が鋭く正確になることに関係している。

ライフルを想像してもらえばいいけど、昔のライフルは鈍かった。だからこそ殺傷力が大きかったとも言えるんだ。脳をバーンっと撃たれて、兵士が死ぬ。

だけど、兵器の技術が進んだ結果、ものすごく鋭利《えいり》で剃刀《かみそり》みたいな、しかもスピードの速い、そういう弾丸を発射できるようになると、脳に弾丸が当たっても「死なない」というケースが出てきたんだ。

どういうことかわかるかな？　脳のごく一部を鋭く破壊するけど、脳のそれ以外の場所には影響を与えない、というケースが出てくるんだ。脳に被弾した人が致命傷にならずに、生き永らえることがある。

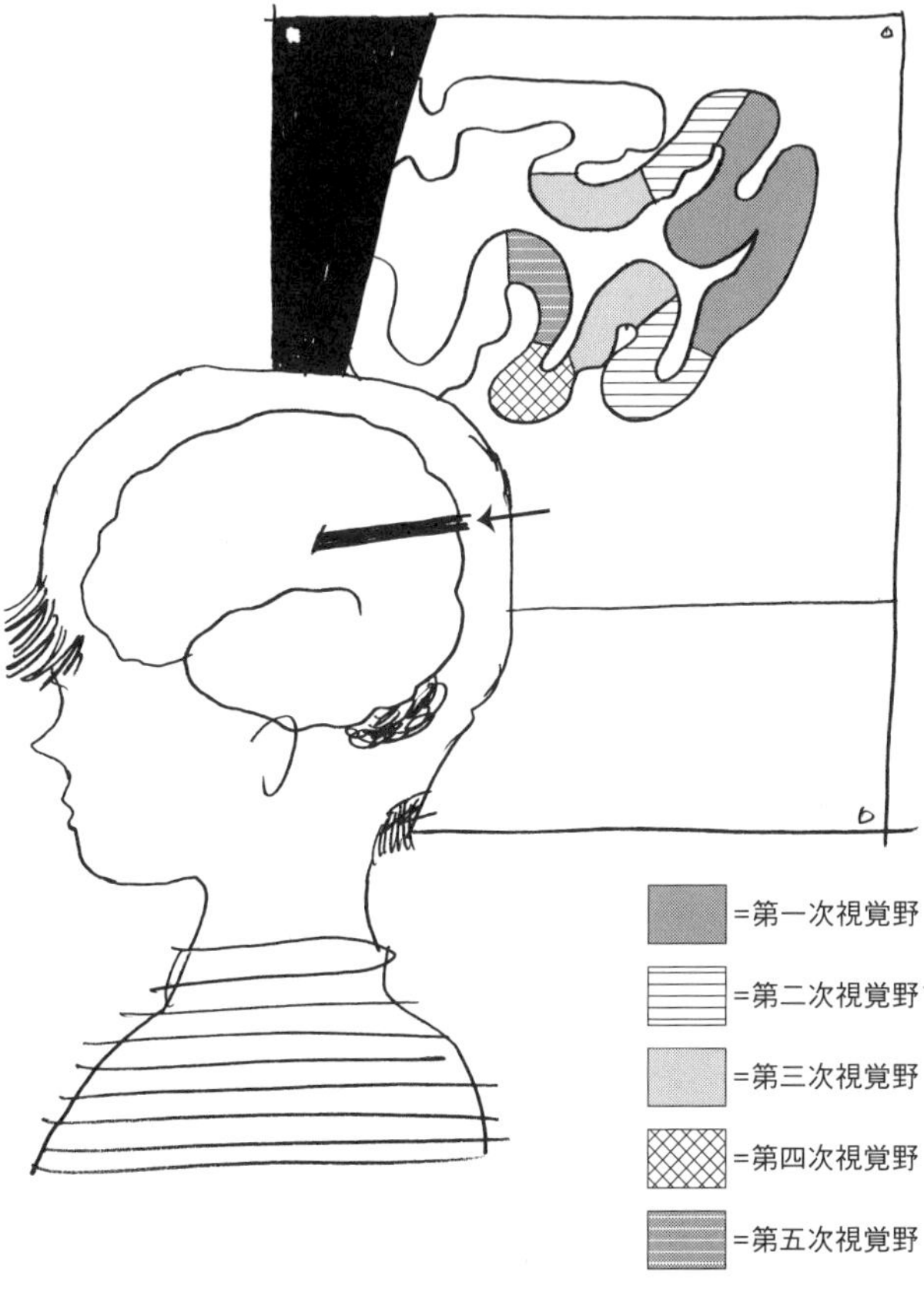

図18　視覚野の細かな分類
視覚情報の特性によって、反応する視覚野は異なっている。たとえば、第四次視覚野は色に、第五次視覚野は動きに反応する神経細胞が集まっている。うしろの絵は左脳を矢印の部分で切り取った視覚野の断面図。

そういう人たちが戦場の病院や後方の病院に運ばれてくるようになって、その人たちには気の毒なんだけど、彼らの病状やその後の症状を追跡・研究することで、結果的に脳科学は進展した。もちろん戦争に行った兵士でなくても、たとえば、一酸化炭素中毒などの事故や、脳の血管の一部が何らかの理由で詰まってしまって、脳の一部が破壊されてしまった患者も同じように脳科学の進歩に貢献している。

こういうケースもあった。第四次視覚野に銃弾が撃ち込まれて、そこだけが壊れてしまった人がいる。その人はどうなったか。想像がつくかな？　そう、色がわからなくなるんだ。世の中が白黒に見えてしまうんだ。他の視覚、目で見た他の情報は正常なんだけど、色だけがなくなってしまって、白黒に見えてしまう。

そうなると、信号を渡る時に困るはずだよね。実際、患者はそういう不満を訴えている。信号の赤／黄／青を位置関係で覚えていれば別だけど、それでも晴天で陽光に反射していたりすると、どのランプがいま点《つ》いてるのか、わからなくなることもあると言う。

もちろん、おおもとの第一次視覚野が破壊されてしまうと、これはもう何も見えなくなる。完全に盲目だ。一番はじめの情報を受け取れなくなるからだね。でも、もう一例、ここ、第五次視覚野が壊れたらどうなるか想像できるかな？　5番目の視覚野は、動きを認知する場所。動きが壊れる？　どうなるんだろう？

動いている物が見えなくなっちゃうんだよ。たとえば、ボールをテーブルの上に置くとする。

置かれたボールはちゃんと見えるんだけど、でも、ボールをゴロゴロと転がすと、その人にはボールだけが急に見えなくなってしまうんだ。で、ボールを止めると、また見えるようになる。

驚くべきことでしょ？　この患者たちは日常生活に困ることが多いと言うけど、理解できるよね。人が歩いてくると、もう見えなくなってしまう。で、歩いてきた人がその人の目の前で止まると、突然パッと姿を現したように感じる。さっきまで別のところにいた人が、突然目の前にワープしてくるわけ。

僕はそうなったことがないから実感がわかないけど、外に出ると動いている車が見えない。止まっている車しか見えない。遠くからこちらに向かってきている車は視野の中ではほとんど動いていないから、ちゃんと見えるんだって。だけど、近づいてくると、あるところで急に見えなくなってしまう。車が行き交う道を横断する時にどうするかというと、目の前を横切る車は見えないから耳をそばだてて、音で「近づいてきたな」と判断して安全かどうかを調べる。

――自分が歩いていても、周囲が見えなくなったりするんですか？

そういうこともあるだろうね。歩いている時にまわりの世界が全部消えるという話は、僕は聞いたことがないけれども。

この患者の症状で意外なのは、会話にも困るというところ。身振りも手振りもしない人、静止している人と話すことはできる。しかし、これが大変なんだって。なぜかと言うと、しゃべっている時に、僕たちは耳だけで会話しているんじゃない。音だけを聞いているわけじゃないんだ。

同時に相手の唇を見ている。それではじめて理解が成り立つこともある。

だから、会話している人の唇などの動きがわからないと、会話が困難になるんだそうだ。こんな症例からも、会話には聴覚だけでなく、視覚もおおいに関わっていることがわかってくるよね。

いままでのケースは「視覚野」の話だったけど、こんどは「側頭葉」に損傷を受けた人の話。こっちの場合は、さらに理解しがたい症状になってしまうんだ。

どういうことかというと、側頭葉はＷＨＡＴ回路だから、〈もの〉が何であるか、それがわからなくなる。ちゃんと見えてる。正しく見えてるんだけれども、でもそれが何かがわからない。どうすればわかるようになるのかというと、触るとわかるんだ。

「あ、これはペンですね」とか「これは瓶ですね」って。ただし、見ただけではそれが何かが理解できなくなる。「そこに何かがある」のはわかってる。色も見えてる。転がってるのもわかる。でもペンかどうかがわからない。そういうことになるんだ。

1－12 「いつでも同じ場所に腕を移動させる神経細胞」

さて、さっきの話に戻ろう。サルやネコの脳に電極を刺すという実験の話をしたね。戦争に行って脳が破壊されてしまった兵士でなくても、電極を使って正常な脳を刺激する実験からもいろんなことがわかるんだ。

色に反応する「第四次視覚野」を刺激すると色がありありと見えてくる。方向性や動きを判断する神経細胞を刺激すると、本当は右に向かってゆっくり動いているボールが、もっと速く動いて見えたり、逆に、もっとゆっくり動いて見えたりする。

そんな感じで、視覚の成り立ち、つまり「ものがどういうふうに見えているか」ということが実験からどんどんとわかってくるんだね。ひとつおもしろい実験を紹介しよう。

頭頂葉のちょっと前あたりに「運動野」という場所があって、そこは人間の最終的な「出力」、つまり行動を決める部位なんだ。刺激を受けるのが「入力」だとすると、その刺激に反応するのが「出力」。

「運動野」を刺激すると、人間の行動となって表に現れる。たとえば運動野のある場所を刺激すると指が動く。あるいは隣の場所を刺激するとさっきとは別の指が動く。そういう「出力＝運動」に結びつく場所がある。刺激されて動いてるので、当人の意志とは関係ない。ある場所を刺激された人は、なんでか知らないけど指が動いてしまう、ということが起こるわけ。

そういう仕組みをさらに深く応用した実験が、ある論文にまとまっているから紹介しよう。

これは２００２年５月の『ニューロン』という雑誌に載ったもの。(2) 脳のいろいろなところを刺激して調べていく過程で、この研究者たちはおもしろい場所を見つけたんだ。

やはり「運動をつかさどる場所」なんだけど、ここで使った動物はサル。サルの脳で、ある場所を刺激していった。とくに腕を動かす神経を刺激してみたんだって。いままでの実験では、脳のある場所を刺激すると腕のある筋肉が収縮するなど、体の関節どおり単純に動くような神経細胞しか見つかっていなかった。

でもこれはもっと複雑なんだ。「いつでも同じ場所に腕を移動させる神経細胞」が見つかったんだ。定位置に戻す細胞（図19）。

最初は腕がどこにあってもかまわない。だけどある場所を刺激すると、その直前まで腕がどこにあろうと、ある場所にきっちり移動する。たとえば口に手を持っていくとかね。これはものすごく画期的なんだよ。たぶんみんなが思う以上にすごいことなんだ。

どうしてかって言うと、その神経は単純な運動をつかさどるのではなくて、どういうふうに腕を動かしたら（運動させたら）いいのかをコントロールしてる。つまり、〈プログラム〉している。わかる？

単に「この筋肉を曲げなさい」じゃなくて、もっと高次な操作。「次はこういうところに手を持っていきなさい」と指示してるわけ。こういうのって、機械的な具体信号じゃなくて、より抽象的な体の動きだよね。

この研究者たちは、ほかにも、こうした〈運動プログラム系〉の神経を見つけているんだ。ある神経を刺激すれば、顔の筋肉が必ずこういうふうに動き、結果としてある決まった表情になる、とかね。直前までどんな顔をしてても、ある神経を刺激すると必ず口が半開きになった表情

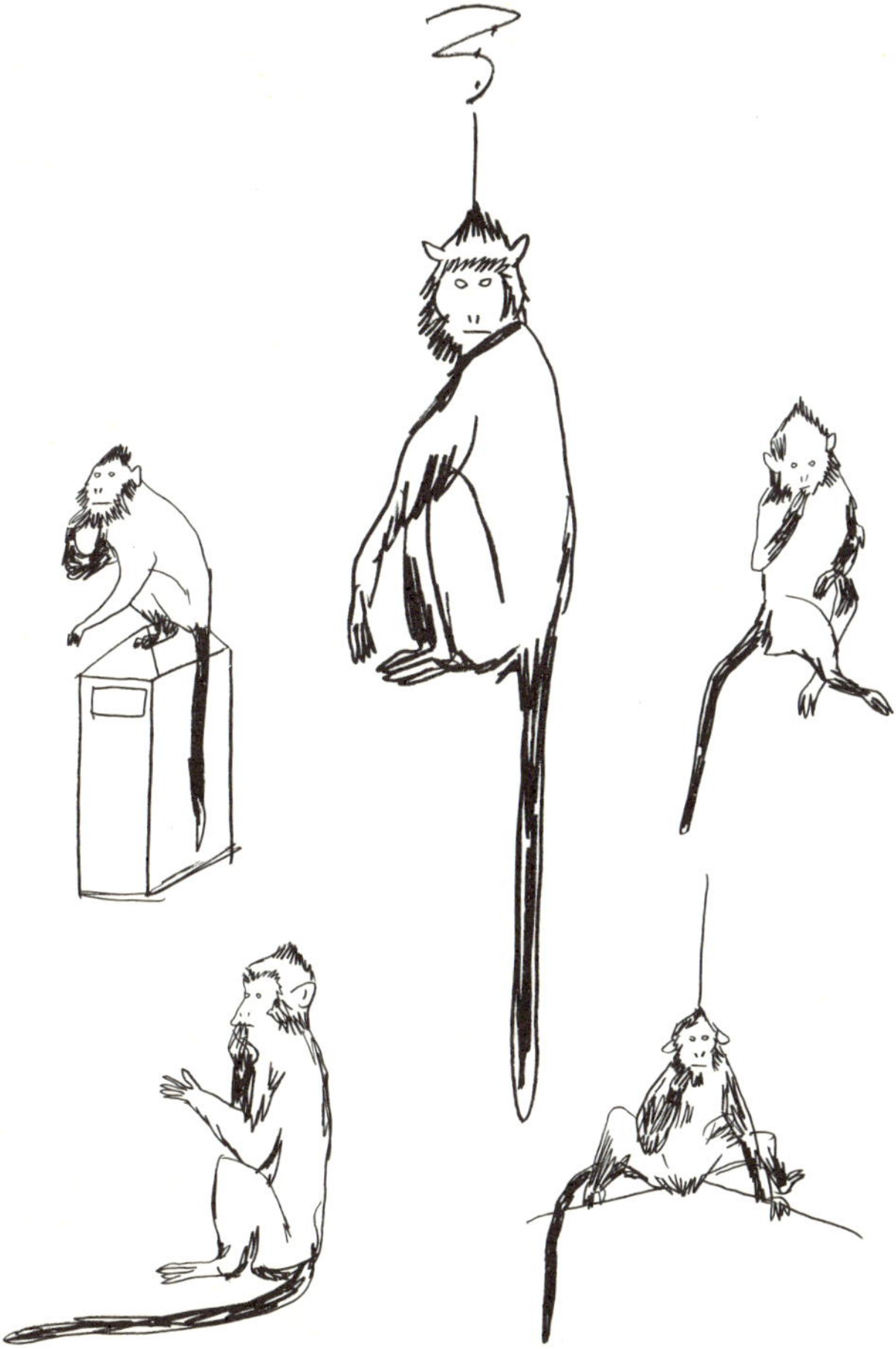

図19　いつでも同じ場所に腕を移動させる脳刺激の実験
脳のある部分に刺激を受けるといつでも同じ動き（行動）を起こさせる神経細胞がある。この場合は刺激を受けると「手を口に持っていく」という動作をプログラムしている。

になる、とか。そんな感じで、「姿勢や表情がプログラムされている場所」が見つかった。これはごく最近の発見なんだね。

ちょっと話がむずかしくなってきたので、ここで一休みしよう。

1―13 ラジコン・ネズミの〈報酬系《ほうしゅうけい》〉

いままで、何のために話をしてきたのかというと、あの「ネズミをラジコン操作する実験」の仕掛けを知りたいからだったね。どうしたらネズミを自由自在に操れるようになるか、すこしわかってきたかな。どう思う?

――前足を出すように刺激する、さらに反対側の後ろ足を出すような神経を刺激する、そうやって動きをひとつずつ行わせる。それでコントロールしていくんじゃないかな。

筋肉をコントロールするような神経を刺激する、そういう神経を探して刺激するということね。それもひとつの方法だね。きっと可能だと思う。ほかに何か思いつく人いない?

――あるところに向かいたい神経――水が飲みたくなる神経など――を刺激する。

すばらしい! この論文でやったのはまさにその通り。ただ、もうちょっと複雑でね、その前にもうちょっと専門的な話をしなければいけないかな。

このネズミの脳には3つの電極が刺してある。そのうちのふたつはヒゲを感じる脳部位に刺激を与える。みんなも知っていると思うけど、ネズミやネコのヒゲにはナビゲーション機能がある。水先案内装置だ。

ここでひとつ大事なこと。脳ってやつは左右対称の形をしているんだけど、じつは右半球で左側の体を制御していて、逆に、右側の体は脳の左半球が制御しているんだ。

そうすると、ヒゲは左右にそれぞれ対称にあるから、右脳のヒゲの場所を電極で刺激すると、ネズミにしてみれば「左側のヒゲが触られた」って気分になるんだ。それから反対側、左側を刺激すると「右側のヒゲに何か触れたな」って感じる。それが3本使った電極のうちの2本の役割。

そして、残りのもう1本が重要。うーん、ここで専門用語を出してもいいかな。えーと、〈報酬系〉というんだけど。あのね、なんで僕が専門用語を出すのに躊躇《ちゅうちょ》したかというと、〈ホウシュウ〉って漢字が板書できないんだよね（笑）。こんな漢字だっけ？　でも、みんなはこの言葉の意味はわかるよね。〈報酬〉、つまり給料だ。

〈報酬系〉というのはやっぱり脳の部位なんだけど、これをはじめて見つけた経緯というのが面白いんだ。ケージ（飼い籠《かご》）のなかでネズミを入れて、そこにレバーを設置しておく。同時に、ネズミの脳に電極を刺しておく。それで、ネズミがレバーを押すと自分で自分の脳を電気刺激できるような装置をつくる。

ネズミを観察しているとわかるんだけど、絶対にレバーを押したがらないところと、レバーを押すのを好む場所とが出てくる。たぶんだけど、刺激されると気持ち悪いとか気持ちいいとか、そういうのがネズミにもあるんだね。

で、あるとき、ものすごい場所が見つかったんだ。そこに刺さった電極に電流が流れ刺激が加わると、ネズミはもう死ぬまでレバーを押し続ける。きっとね、すごく気持ちいいんだよ。快感なんだ。つまり、そこに電気を流して神経を活発化させるとものすごく気持ちいい場所、というのがある。

それを知ったネズミは、自分でレバーを押して電流を流せるわけだから、自分の快感をコントロールできる。そうすると、もう水も飲まない、餌《えさ》も食べない、ずっとレバーを押し続ける。そのくらい快感に感じる場所があるというのは驚きでしょ。それで、その場所を〈報酬系《ほうしゅうけい》〉と呼ぶようになった。

さて、さっきの実験に戻るけど、3本ある電極のうち2本はヒゲを感じる脳部位に刺したよね。残りの1本は〈報酬系〉に刺しておくわけ。でも、今回の実験はレバーがないから、ネズミは自分では刺激を制御できないんだよね。これはあくまでもリモコンの実験。それで、リモコンでどうするか。

「右側のヒゲが触られたな」と思ったときに、ネズミが右側に動く。すると報酬系が刺激されるようなリモコン装置をつくっておく。また、「左側のヒゲに何かが触ったな」とネズミが感じて左側に動くと報酬系が刺激されて報酬が得られる。

そうなると、ネズミは近くにもうどんなに美味しいご馳走があろうとも水があろうとも、全部無視。いまヒゲが感じた方向に移動することだけを実行する。その〈報酬〉の快楽を一回知ってしまったらもう逃れられない。

どんなに傾斜が急で危ない階段であろうと、どんなに幅の狭い高架橋《こうかきょう》であろうと――ネズミはそういう場所が嫌いなんだけど――、歩かされてしまうんだ。

ラジコンってモーターとハンドルでできてるよね？　そのたとえで言うと、ヒゲを刺激する2本の電極が「ハンドル」の役目をして、報酬系が「アクセル、モーター」の役目を果たしてる。ここでつくったネズミ・ロボットを操るのは、そういうリモコンなんだ。

わかったかな？　種明かしするとわりと簡単でしょ。でもこれが『ネイチャー』に掲載されて発表されたときは、センセーショナルなものだった。

――報酬っていうか、欲望を満たす神経というのは見つかってるんですか？

うん、見つかってる。たとえば、食欲をそそる神経があるんだけど、逆にそれを満たす神経、つまり満腹感を生み出す神経系なんかがあるね。

ところで、みんなはさっき、ロボットと人間の違いを言ってくれたけど、この実験を知ってから考えるとまた違う意味が見えてくるんじゃないかな？

1—14 それでも「自分」なのだろうか?

このネズミ・ロボットの実験は原理的には人間にも応用可能だよね。自分の脳が脳科学者にコントロールされたらどうだろう? 自分の本心とは関係なく体が動いたら、はたしてそれでも自分なのか、自分の自由意志なのか、という問題なんだ。

ネズミを飼ってる人にはわかると思うけど、ネズミはちゃんと個性を持ってるよ。モルモットやハムスターにも個性がある。こいつは人なつこいけど、あいつは警戒心が強いとかね。ところが、こういう実験装置を脳に組みこんじゃうと、ネズミはもう有無を言わずに、右でも左でも行くし、嫌いなはずの綱渡りさえしてしまう。これははたしてまだネズミなのか? ロボットなのか? どう思う?

——→意志をコントロールされているわけだから、いまの僕たちが使う表現ではコンピューターっぽくなってるっていうか、他の人にコントロールされて機械的に動くっていうのは、つまり、他の人に動かされてるっていうのは、自分じゃない、と僕は思うけど。

なるほどね。

——→自分で意志を持って動くことが自分であることだ、と僕は思うので、他の人にコントロールされればそれはもう自分ではないのではないか。

そうだね、いい意見だね。

――快楽を求めるように仕向けられ、その刺激を他者から与えられていても、でも自分の意志にある方向に向かって移動しているから、自分なのかな、って思いますけど。

そうとも言えるよね。つまり、このネズミはたしかに右のヒゲが刺激されたから右に行こうって思っているわけだ。快楽を求めているんだよね。モチベーションは快楽だ。

ところで、このネズミに「いまは快楽はいらないから指令とは反対に左に行こう」ってことができるんだろうか？　そういう選択がもしできれば、それこそ自由意志だよね。でも、このネズミの場合はもう、体がいうことをきかない。行かざるを得なくなっている。こういう行動を選択できない状況ってどうだろう？

――強制されているわけだから……。

うん。快楽とはいえ、強制だよね。右に行けば快楽がもらえるんだったら、餌も水も忘れて右に向かう。むしろそういうふうにさせられちゃってるんだよね。本当は餌を食べたいのかもしれないけれど、なんか行かざるを得ない状況になっちゃってる。

それは意志なのかな。でも、自分の意志がそこにはなかったから、その時点でもうロボットなのかもしれない。自分の行動を操られたリモコン・マシーン。永劫《えいごう》の苦役《くえき》を強いられた労働者みたいなもんだよね。生物なのかロボットなのか、そこらへんの判断はむずかしい。次回の講義では意志の話をしていくつもりなので、今日はもう少し脳により近い話で続けていこうか。

1―15　念力の科学――ニューラル・プロステティクス

じゃ、続けようかな。じつはごくごく最近の話なんだけど、ただ単に脳を刺激したり記録したりするという原始的な実験だけをしていた段階から、脳科学は一歩前進した。さっき紹介した論文よりもさらに最近の話。この一連の新しい研究にはなかなか重要な意味が秘められてるんだ。その話を詳しく紹介したいんだけど、その前にひとつ、ワンステップ置こう。これもネズミの実験。えーっと、資料を持ってきてると思うからちょっと待ってね。あった、あった。

これは1999年に報告されたもの。[3] ここでは何をやっているかというと、装置そのものは単純。ネズミの部屋に水を与える給水管とレバーがある（図20）。ネズミがレバーを押すと給水管から水が出てくる。つまり、ネズミはレバーを押せば好きな時に水が飲めることを学ぶんだ。そんな簡単な原理なら、ネズミでもすぐに学習できる。

レバーを押すと水が出てくる。その時に、脳科学の手法を使って、脳がどういう反応を示すかを調べることができる。レバーを押した時の脳神経の反応を記録するんだ。そうすると、ネズミを見ていなくても、記録計さえ見ていれば、実験者は「あ、いまネズミがレバーを押したな」ってわかる。

そこで、コンピュータ制御でリアルタイムのコントロールを試みる。つまり、「脳がこういう

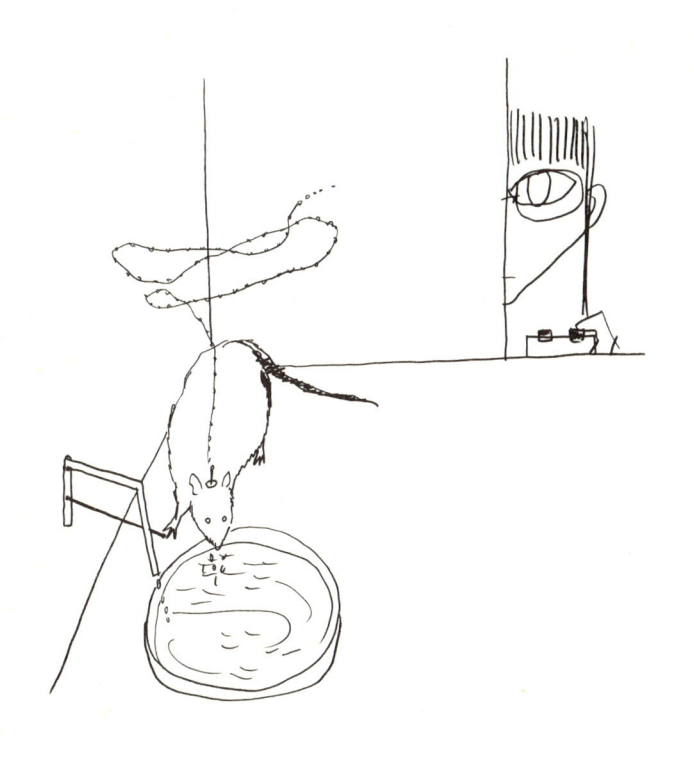

図20　レバーを押さずに水を飲めるネズミ
脳に電極を埋めたネズミ。「レバーを押す」という行動中の脳の反応を検出して、その反応があったらレバーを押さなくても水が出るようにしておく。押そうと想像しただけで水が出ることに気がついたネズミは、レバーを押すのをやめ、念力（＝考える）だけで水が飲めるようになる。

反応をしたら自動で水が出る」という装置をつくることもできるでしょ。わかる？

レバーを押したら水が出ることを知っているネズミに手術を施《ほどこ》して、脳に電極を埋《う》める。そして、ネズミが「レバーを押す」という行動中の脳の反応を検出して、それがあったらレバーとは関係なしに水が出るようにしておくんだ。レバーもまだ置いてあるんだけど、もうレバーは関係ない。レバーを押しても水は出ない。

ネズミは最初、レバーを押して水を飲んでいたけど、レバーを押さなくても、レバーを押したふり、と言うか、押そうと想像しただけで水が出る。そのことにネズミが気づくと、このネズミはレバーを押さずに念力だけで水が飲めるようになった。これがワンステップ。1999年の論文に出ている例。

この論文を受けて、昨年（2003年）、実験がさらに進化した。(4) いまの話は単純だった。水が出るか出ないかの話だから。次に昨年の報告、新たにサルでやった実験の説明をしよう（図21）。

ところで、みんなTVゲームやる？　ジョイスティックってわかるよね。パイロットの操縦桿《そうじゅうかん》みたいなあれね。この実験ではジョイスティックがあって、それを動かすと腕の形をしたロボットアームが自由自在に動く。動くだけでなくてものを摑《つか》んだり持ち上げたりもできる。このムービーがそれね。

この映像では、じつはサルがロボットアームを動かしてるんだ。けっこううまく動かすでしょ

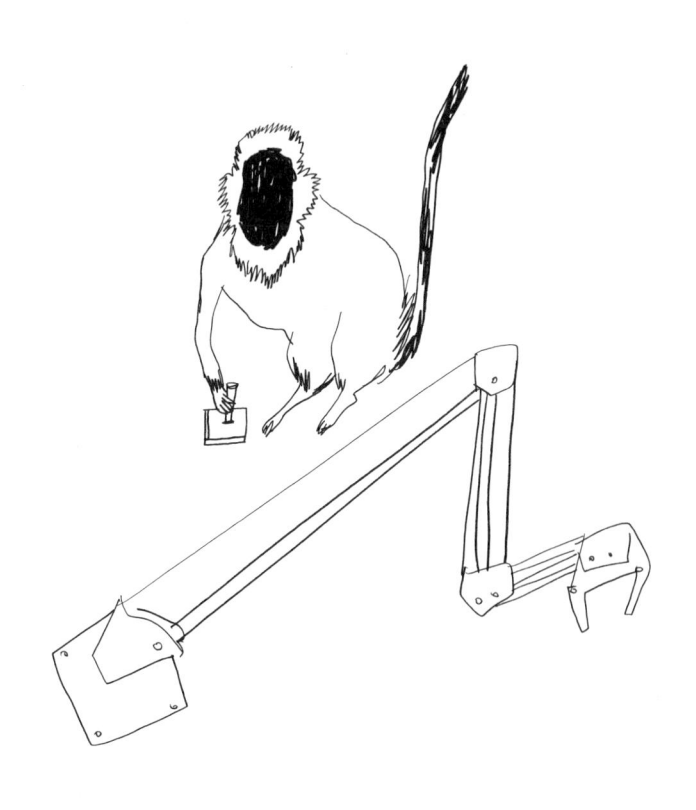

図21　アームを動かしているのは〈だれ〉か

サルがジョイスティックを使ってロボットアームを操作する際の脳の活動を、電極を刺して記録する。収集したデータをロボットアームに直接つなぐと、サルは考えるだけで（つまり、ジョイスティックを使わずに）ロボットアームを脳から直接遠隔操作できるようになる。

う？　このムービーは残念ながら少し古い映像で、いまはもっと巧妙なロボットアームができている。

さて、訓練の結果、サルはこのロボットアームを自在に動かして、机の上に置いてあるものを摑んだり置いたりできるようになった。そうなったところで、またさっきのネズミの例と同じように、手術して脳に電極を刺して脳の活動を記録する。

ロボットアームを動かそうとすれば、神経がたくさん活動する。それを細かくコンピュータで調べあげて、この神経は何をしようとしている、この神経は何をしている、というふうに一個一個分離していく。多くの場合は神経はグループとして活動する。これとこれの組み合わせの時は握ろうとしている、また別の組み合わせの時は筋肉をこういうふうに動かしている、みたいにね。

で、こうして収集したデータを、次にロボットアームに直接つなぐ。そうすると、ロボットアームはその通りに動くようになる。この場合は、サルはジョイスティックを使ってコントロールしているんじゃなくて、自分の神経細胞の活動から記録されたデータに基づいてロボットアームの動きを再現してるんだ。

ということは、サルはジョイスティックを握って操縦している気でいるのかもしれないけど、本当はジョイスティックを経ずに、ロボットアームを脳から直接に遠隔操作していることになる。

さらに、この実験の後で、実験者はサルの手を動かないように縛《しば》っちゃった。それでもサルは、巧みにロボットアームを操ることができた。これが、２００３年の後半に出た論文の内容。これはものすごく重要な意味を、しかも何点か持っているんだけど、どこがどうして重要かわかるかな？

——↓義手に使える。

うん、その通り。たとえば交通事故などで全身不随になった患者でも、念じるだけで義手なり義足を動かせるようになるってことだよね。そういうひとつのモデルがいまできたということ。このように、体の代わりになる機械を神経を通じて操縦する手法を研究する分野を、「ニューラル・プロステティクス（神経補綴学《ほていがく》）」と呼ぶんだ。未来の医療を担う新しい学問だね。

安全性の問題はまだ完全には解決されていないらしいんだけど、期待は持てる。このサルはずっと電極が刺さったままなんだ。何ヵ月も電極が刺さったまま。でも、いまのところその場所は化膿とかしてはいなくて、悪い影響もないらしい。人間が使うとしたら〈一生もの〉になるよね。だからそこらへんの安全がどのように確保されるかが次のポイントになる。とりあえず、アメリカでは政府が来月（２００４年４月）に、この装置を人間に応用することを許可して、脳卒中や脳性麻痺《まひ》、筋萎縮性側索硬化症《きんいしゅくせいそくさくこうかしょう》といった体が動かなくなる病気の患者たちに、脳チップを埋め込む手術が臨床の現場で開始されるところ。今後が楽しみだね。

1―16 目に見える形になった意志

さて、医療への応用以外にも、このロボットアームの実験にはまだ深い意味があるんだけれどわかるかな？　いまの話はあくまで応用だよね。どう？　わかんないかな？

――→あることを思ったら、本当はしたくなくてもできてしまう、夢みたいなことでも考えただけでできてしまう、なんてことがあるんですか？

うん、そうだね。いまきみが言ったのはおもしろい発想だね。つまり、嫌なヤツとニコニコと話をしなきゃいけない時に、「こいつやだなー」って内心思っているとコンピュータ処理で表に出ちゃう。あ、それじゃあ融通《ゆうずう》が利《き》かないから日常生活は困るなあ。でも、ウソ発見機にはなるよね。それから、夢なんかと組み合わせたら、新しい幻想芸術の分野が開拓できるかもしれないね。

でも、もっとすごくシンプルに、脳科学的に画期的だったのは、「デコード（解読）」の問題に踏み込んでいるからなんだ。ここで記録した神経の活動、つまり、アームを動かそうという神経の働きは、それこそがすなわち「意志」だよね。運動プログラムの意志でしょ？　つまり神経の活動を記録して、それを解読して、意志というものを脳の外で再現した実験なんだ。

意志という実体のなかったものが、はじめてこうやって目に見える形になったわけ。電気信号としての意志がまさにここにデータとして存在している、体の外側にね。そうやって考えてみると、この実験、なかなかすごいことをやってるでしょ。そんなところがいまの脳科学の最前線なんだ。

次回はもう少し意識の話ができるといいんだけどね。じゃあ、残ったわずかな時間を使って、先ほどの大脳皮質の6層構造に戻ろうか。

1－17　視覚と聴覚のつなぎ替え？

大脳皮質では神経が6層に並んでいるんだったね。「なんで6なのか」という点も興味深いんだけど、今回はそれには触れないね。

とりあえずいまは、6層っていうのが均一な構造で、大脳皮質ならどこでもこれが観察できるということに着目していこう。

同じ6層にもかかわらず、脳の視覚野は目で見るため、運動野は体を動かす運動のため、体性感覚野は皮膚に触られていることを感じるため、聴覚野は耳で音を聞くため、というふうに機能が分かれている。とても不思議だね。

その分業の仕方が頑固なものなのか、つまり安定して固定されているのか、そうじゃなくてフレキシブルなのか、というのを考えてみたいのね。

たとえば第四次視覚野は色を見る場所だったよね。そうすると、ここではどうしても色しか見えないのか？　色にしか反応しないのか？　6層の構造はどこでも一緒だったよね？　だったらなんで人間でもサルでも、ここが色を見る場所なのか。

これどう思う？　「どう思う」って、「どう思う」もないよね。ここは色を見る場所なんだからしょうがない。

でも、こういうことをやった人がいるんだ。神経のつなぎ替えをやったの。この論文がそれ。2000年の『ネイチャー』で報告されたもの。(5)

本来ならば、目から入ってくる神経は、健常に生まれて健常に発達すれば、「第一次視覚野」に最終的には行き着くはず。これはさっき説明したよね（図16、52ページ）。でもこの研究では発達段階のごく若い時期に、視神経に強引に外科的な手術を施《ほどこ》してみた。

目から入った神経は「視床《ししょう》」という場所で、いったん乗り換える。直接目から大脳皮質に入るんじゃなくて、視床という中継地点がある。この中継地点から次に「第一次視覚野」に行くんだけど、この手術では中継地点の周辺をちょっといじって、聴覚野（つまり本来なら耳で聞く場所）に、目から見えた情報を送るようにつなぎ替えちゃったんだ。

そしたら何が起こったでしょう？　何が起こったと思う？　光が聞こえるようになるかな？

意外なことに、ちゃんと「見えている」ようなんだ。つまり、視覚野として機能したんだ。こういう手術を〈リワイアード〉（つなぎ替え）って言うんだけど、神経回路を強引に替えられた動物でも、ちゃんと見て行動するし、ものを選んだりすることもできた。

　こういう実験を参考にして考えていくと、脳の地図って大まかには役割分担は決まっているけれども、必ずしも厳密ではなく、かなり柔軟性に富んでいる、ということがうかがえる。それは6層構造がすべての場所で使いまわされていることの反映だと思うんだ。基本的に同じ構造をしているから、別のパターンの回路ができても、それなりの機能が発揮できる。

――→耳のところにつないじゃったら聞こえるんですか？

　あはは、たしかに。それは、わかんないなあ。ちなみにこの実験では、片方の耳の神経だけをリワイアードしただけなので、少なくとも、いじられていないほうの片耳は聞こえているんだけど。でも、リワイアードされちゃったほうは、どうなってるんだろうね。

――→でも認知できるってことは、黒板に書いてある第四次視覚野や第五次視覚野にもつながってるってことですよね。

　うーん、まだ原始的な実験の話だから正直言ってわからないんだけど、強引に手術で神経をつなぎ替えられた動物は、見えてはいるようなんだけど、正常な動物ほどの視力はなかったみたい。おおよそは見えて、動けたらしいんだけど、完璧ではなかった。

　目からの情報は本来なら第一次視覚野に入ってきた後、ＨＯＷとＷＨＡＴに分かれなきゃいけないんだ。だからこの実験の場合、聴覚野まできたのはよかったけど、その後の情報の分散に困ってしまって、うまく働いていないということもあるだろうね。ある特定の場所だけをいじってしまうと全体に歪《ゆが》みが出てしまうのはあり得るもんね。その意味で耳の機能にも影響があったはずだ、ということも考えられるね。

さて、いまの実験は、ちょっと過激な例だ。やりすぎかもしれない。でも、こんな例はどうかな。

1－18 脳の地図はダイナミックに進化する

生まれながらにして指がつながったままの人、たとえば人差し指と中指がつながったまま生まれる人が、たまにいる。指が4本。そういう人の脳を調べてみると、5本目に対応する場所がないんだ。わかる？ これ、とっても重要なことを意味してるよね。つまり、人間の体には指が5本備わっていることを脳があらかじめ知っているわけじゃなくて、生まれてみて指が5本あったから5本に対応する脳地図ができたってことだ。ところが、生まれたときに4本しかなかったら、脳には4本に対応する神経しか形成されない。

ということは、ここで心に留めてほしいんだけど、さっきみんなに示した「脳の地図」（図12、47ページ）は、じつはかなりの部分で後天的なものだってことだね。言ってみれば、脳の地図は脳が決めていいるのではなくて体が決めている、というわけだ。

さらに訊くけど、指が4本の人が生まれた後に分離手術して、その結果、5本の指が自由になった。そしたら脳はどうなると思う?
——→同じ動きをするようになる。

分離されてもその2本の指は、同じ動きをする。そう、多くの人がそう思ったんだ。でも、ちゃんと5本の指が別々に使えるようになった。そして脳を調べてみたら、わずか1週間後にはもう5本目の指に対応する場所ができてたんだ。

これもまた深い意味を持っていて、脳というのは一回地図ができ上がったら、それでもう一切変わらないという堅い構造ではなくて、入ってくる情報に応じて臨機応変にダイナミックに進化しうるんだ。

たとえば事故で手を失ってしまった人の場合、失われた手に対応していた脳の部分は、どんどん退化していく。サメに足を食べられちゃうとか、野口英世のように火傷《やけど》で指がくっついちゃうとか、そういうたいへんな事故じゃなくても、たとえばもっと身近な例で、バイオリニストの脳を調べてみると、指に対応する脳の部分がよく発達していることがわかる。

そんな具合に体からの情報が大いに脳に影響を与えている。

その意味では、もし指が6本あったら、脳にはきっと6本の脳地図ができるはずなんだ。

僕がいま何を言いたくてこんな話をしているのか要約するために、ちょっと話を戻してみよう。これだよ、これ。脳の比較の図（図6、35ページ）。脳だけ見るとイルカの脳はすごく高性能だよね。でも、残念ながら、イルカには手もない。指もない。

そう、もうわかったかな。たまたますごい脳を持っていたとしても、体がヒトほど優れていなかったために、イルカの脳は十分に使い込まれてないんだ。

ヒトには手や指があって、ものを摑んだり、ものをつくったり、料理したり、演奏したりできる。さらに、ヒトの体のなかで重要だったことは、優れた喉《のど》があって、声を出せる（発声が可能）ということだ。

まあ、虫でも音は出すけど、でも、ヒトの喉はもっと自在に音波を操れる。そう、言葉がしゃべれる。自在に音程をコントロールできたり声量を変えたり、音質を変えたりできるということでしょ。音の波長を自由に変えられる能力を持っている。だから、人間は喉に対応する大脳皮質の部分が、自然と広い表面積を占めて、効率よく言葉が操れるように発達しているんだ。

1―19 進化しすぎた脳

今日の講義の冒頭の話題に戻ろうかな。「コンピュータと人間の違い」ってなんだろう？

動物の脳の特徴のひとつはハードウェア、つまり体だ。体とその司令系である脳が密接に関係していること。もちろん、コンピュータにはキーボードとかマウスとか付いてるけど、キーボードを取ってしまってもコンピュータの実体は何も変わらない。また、キーボードをつなぎなおせば以前と同じように機能する。でも脳は違うんだ。

腕を取ってしまうと脳自身が変わってしまう。つまり、生まれ持った体や環境に応じて、脳は「自己組織的」に自分をつくりあげていく。構造の上では、イルカの脳は本当は人間以上のポテンシャルを秘めているのに、残念ながら「宝の持ち腐《ぐさ》れ」でしかなかった、というわけ。

じゃあ人間は、十分に脳を使い切っているか？　これはどうかな。僕の考えでは人間も「宝の持ち腐れ」になっているような気がする。

だってしょうがない。指がたまたま10本しかなかったんだもの。でも指が20本あったら、それに対応した脳の変化が起こって、自在に操れたと思うよ。まあ、千手観音《せんじゅかんのん》みたいに1000本も腕があったらどうかわからないけど、それでも毛虫のように足がたくさんあっても、その程度の本数だったら人間の脳の容量があれば十分対応できるだろうな。6層構造の脳の潜在的な能力はものすごいから。

現に、器用な手をいっぱい持っている動物はいるよね？　イカやタコとかね。イカは10本あるけど、やつらの脳みそ見たことあるかな。人間に比べたら気の毒なくらい小さい脳みそだよ。そんな脳でも10本の腕を間違えることなく完璧にコントロールしてる。それだけじゃない。吸盤まで操っているでしょ。吸盤もたくさんある。数百もある吸盤を一個一個コントロールして、器用に口まで餌を運んだりできる。あんなに原始的な神経組織でもそのくらいのことは余裕でできるんだ。まあ、もっともタコやイカにも「利《き》き手」はあるみたいだけどね。

そう考えたら、「人間は脳の性能がいいからスゴい」と決めつけるよりも、残念ながら人間にはたまたま指が10本しかなくて、というふうに解釈すべきだと思う。脳はもっともっとポテンシャルを秘めている。〈人間の体〉という性能の悪い乗り物に、残念ながら脳は乗ってしまった、というわけだね。

ところで、図22の写真を見てほしいんだけど。これは25年ほど前の『サイエンス』という雑誌に報告された論文の図。

上の写真は健常者の脳。下は「水頭症」といって、小さい時に脳に水がたまってしまって、そのせいで脳の成長が妨げられちゃっているんだ。見ての通り、大脳が薄っぺらになってる。ひどい場合だと、大脳の体積は健常な人の20分の1にもなっちゃうんだ。

んで、「水頭症」の人はどんな症状がでるかっていうと、驚くべきことに多くの患者はまったく正常なの。それどころか、中にはＩＱが１２６もあって、大学の数学科で首席を獲《と》るほどの人もいた。

大人になった彼はあるとき病院でたまたま検査を受けて、そのときはじめて自分の脳が健常な人の10％しかないことを知ったんだよ。そのくらい生活面では周囲の人と差がなかった。ある統計によると、頭蓋骨の中の95％が空洞という重症の水頭症でも、ひどい障害が現れる人はわずか10％に満たなくて、50％の人はＩＱが１００を超えているという。つまり、人間が人間らしくあるためには、そんなにデカい脳なんか持っている必要はないってわけだ。

このことからも人間の脳は「宝の持ち腐れ」だといえるよね。

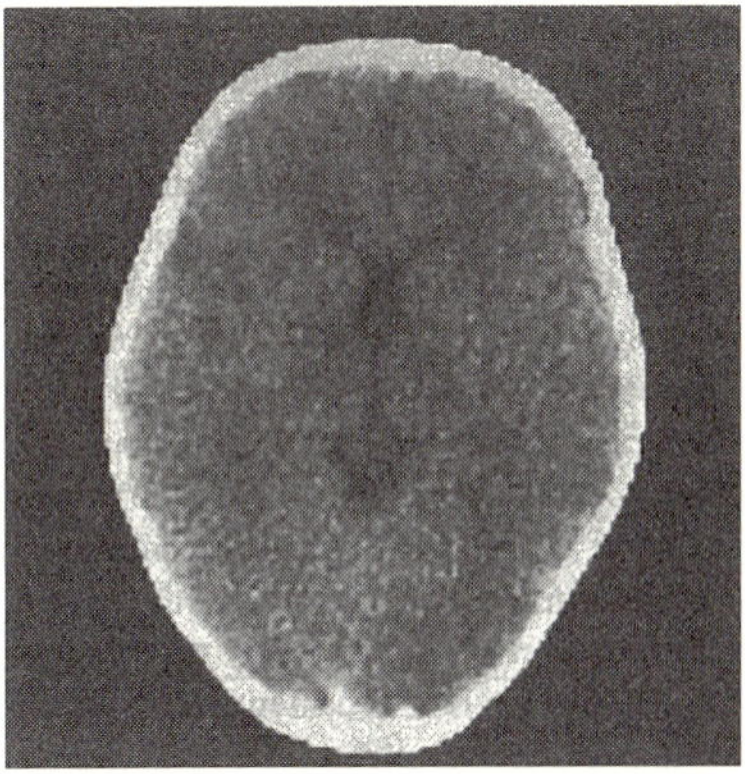

健常者の脳

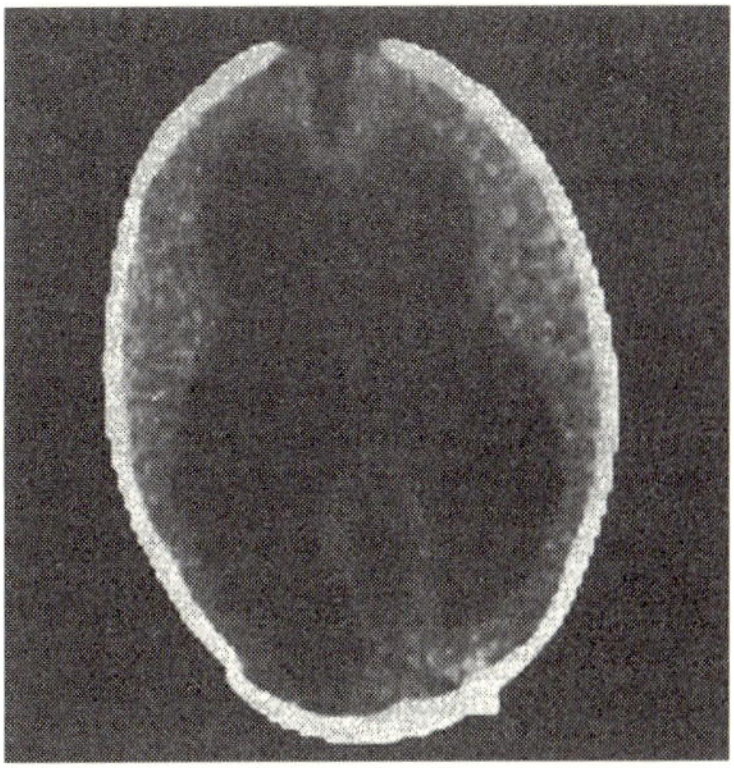

水頭症の患者の脳

図22　健常者の脳と水頭症患者の脳
上が健常者の脳、下が水頭症患者の脳の断面。患者の大脳の体積が減っているのがわかる。
Reprinted with permission from Roger LEWIN, "Is Your Brain Really Necessary?", p.1233, in *Science*, Vol. 210 (No. 4475, December 1980). ©1980 AAAS.

ただ、現実的な話をすると、大人になってから脳を90％も削ってしまったら、あきらかに障害が出てくるよ。でも、この患者の場合は、はじめから小さな脳として成長しているので、大きな脳と同じ機能を発揮できているんだ。これをもっと深く捉えるために次のように考えてみよう。

人間の脳（ホモサピエンスの脳）が、現在のような姿になったのが数十万年前。進化の過程でここまで発達してきた。その過程で、クロマニョン人などが現れたよね。たとえば、彼らの子どもを現代社会に連れて来たらどうなるだろう？　ちゃんと育つかどうか？　僕は育つと思う。

たしかに彼らは原始的な生活をしていた。もちろん、彼らでも大人になってからではもうだめなんだけれども、子どもを現代の社会に連れて来たとしたら、現代の言葉を話し、むずかしい数学の計算もできるようになるはず。教え込めば株式の取引さえもできるようになるだろう。何が重要かというと、人が成長していくときに、脳そのものよりも、脳が乗る体の構造とその周囲の環境が重要なんだね。日本人だって英語圏で育てば英語を話せるわけで。

クロマニョン人は現代にも通用するような脳をすでに持っていたと言える。実際、ネアンデルタール人は現在の私たちよりも大きな脳を持っていたんだ。そう考えると、いまの人間の脳は、当時からすでに「宝の持ち腐れ」だ。

ということは、脳というのは進化に最小限必要な程度の進化を遂《と》げたのではなく、過剰に進化してしまった、と言えるのではないか。進化の教科書を読むと、環境に合わせて動物は進化してきた、と書いてあるけど、これはあくまでも体の話。脳に関しては、環境に適応する以上に進化してしまっていて、それゆえに、全能力は使いこなされていない、と僕は考えている。能力のリミッターは脳ではなく体というわけだ。

こうして脳は、一見すると無駄とさえ思えるほどに進化してしまっているけれど、でもそれは裏を返せば、将来いつか予期せぬ環境に出会ったときに、スムーズに対応できるための、一種の「余裕」だと考えることもできる。新しい環境や、もしくは進化や突然変異などで体そのものの形が急に変化してしまっても、余裕をもった脳は、依然これをコントロールすることができる。

こう考えると、脳の過剰進化とは、いわば安全装置、そう、未来への予備みたいなものだとわかる。もちろん厳密な意味では、これはちょっと詭弁だ。だって進化には本当は理由なんかないわけだからさ。DNAは将来を予測したりしないし、未来計画も立てない。でも僕は、あえて前向きに脳は過剰進化したと考えてみたいんだ。すると、いまの僕たちが脳を使いこなせていなかったとしても、それはけっして嘆くべきことではないと思えてくるわけ。

1－20　運動神経と引き替えに、知能を発達させた

――そしたら逆に、脳の潜在的な能力を使いこなすには、手の数を増やしたり、そういうことをすればいいんですか？

うん、たぶんそうだと思う。もちろん、誰もそんなことをやった人はいないんだけどね。

——じゃあなんで人間は体が発達しなかったんですか？

体の発達っていうのは？

——脳に対応するような、体の大幅な進化。

それはわからないな。僕らがコウモリのように超音波を使えたら、夜中でも普通に歩けたよね。でもそういう能力は発達させなかった。必要がなかったんだろうね、きっと。でも超音波を備えた生き物として進化したなら、脳はもっと使えただろう。

つまり、脳は体をコントロールするためにあるかもしれないけど、体というのは脳にとって環境との接点、いや、環境そのものでしょ。脳は過剰に進化してしまったかもしれないけれど、体は環境に適応する以上に進化する必要はないんだ。

この意味では、イルカが素晴らしい体を獲得したら、人間はかなわないだろうね。

——ところで、脳の形が人間とイルカでは全然違いますね。

そうだね。形も違うけど、脳の各部分の構成比率にも着目してほしい（図6、35ページ）。ここが小脳。人間はほとんど小脳が隠れてしまってるよね。イルカの小脳の比率は大きい。小脳は運動神経をつかさどる場所。

人間の運動神経はおそらく動物のなかで決していい方ではない。それは脳を見ても明らかでしょ。小脳が小さいから。運動神経と引き換えに、知能を発達させたんだね。

ほら、ネズミの脳を見てごらん。ものすごく運動神経がよさそうだよね？　実際、ネズミは俊《しゅん》敏性《びん》が高い。イルカやネズミの脳を見ていればわかると思うけれど、大脳と小脳の比率を見ると、その動物がどのくらい運動に長《た》けてるのかがわかるんだ。

じゃあ、もっとも運動に長けてる動物って何だろう？　もちろん、人間じゃない。人間は運動神経が鈍《にぶ》い動物。コアラやナマケモノと比べたらどうかはわからないけど。

ん？　ネコ？　ネコは図6にあるね。

どう？　わかると思うなあ。カンで言ってみてもあたるよ。思い浮かばない？　哺乳類じゃないよ。そう、鳥。鳥はすごい運動神経をしてる。空を飛ぶし、空中で旋回したりするからね。餌を見つけて急降下したりもする。鳥の運動神経は動物のなかでもトップレベルだね。それは脳を見ても一発でわかる。鳥の小脳はすごく大きい。こんな感じで、部分的には環境に応じて脳も変化している。鳥は自分の環境に合わせて小脳を進化させてるんだ。

――→ある鳥で発見されたものは、他の鳥にもあてはまるんですか？

うん。神経の数やおおまかな脳の形には個性がなくてほぼ同じ。ただ、神経一個一個のレベルだと個体差はある。ただし、キャベツを見せると反応するサルの神経、こういうものはどんなサルにも必ずある。

――→ヒトにもサルにもですか？

そう。しかも脳のどこを刺せば目的の神経が見つかるのかもだいたいはわかっている。ＷＨＡＴの回路を探していけばいいわけだ。もちろん、ものすごく大変な実験で、一日に数個しか記録できないなんてこともある。でも、そういう実験をやっていけば、いつかは見つかる。

→後天的に発達するものといいながら、なんでみんな同じところに聴覚野があるんでしょうか。

それ、すごくいい質問だけど、話しはじめたらそれだけで2時間くらいかかる。簡単に答えると、人間はみな同じ形の体をもっているから。手の指が背中から生えていたら、他人と違う脳の地図ができるでしょ。でも人間の体は基本的に容《い》れ物としてはだいたい一緒だよね。だから、脳地図も大雑把に言えば人間同士でそんなに差がない、ってわけ。

1-21 心はどこにあるのだろうか

→脳の話を伺っていると、「それじゃあ感情というか、心はどこにあるんでしょうか」という疑問がわいてきます。

〈報酬系〉を刺激し続ける話がありましたが、たとえば悲しいという感情を引き起こすような神経を刺激すると、みんな泣くんでしょうか？　私なんかが考えると、脳とその感情は別のもののように思えます。みんな意識を持っていますけど、感情もありますよね。たとえばネズミは報酬系をずっと刺激し続けて、ずっと餓死するまでやり続ける。ネズミが餓死していくときの気持ちを想像すると、ちょっと混乱しちゃうんですけれども、心と脳がどういうふうに関わっているのか。

うん、それを次回のテーマにしようと思ってるので、いまは問題提起だけにしておくね。みんなにも考えてほしいんだけども、まちがいなく脳が心を生んでいる。でも、何と言うか、いま提起してもらった話は、どうやって心が生まれるかってことだと思う。えっと、もう時間もないし、やっぱり、これは次回にした方がいいね。長くなるから。

つまり脳の活動そのものが心なのか、脳の活動もあって、それとは別に心というものがあって（もちろん脳が心を生むのはわかってるんだけれども、それとは別のところに存在していて）、なんらかの形で脳と相互作用しているのか、という問題にもなる。

悲しいという神経があったとして、その神経を刺激すると涙が出るのか、という疑問はとっても核心をついてるんだ。そういうことが実際に起こるのかどうか。次回ちょっと考えてみよう。

この講義でどこまで踏み込めるかわからないけど、こうやって心と脳を考えていくのは、もうほとんど哲学の世界。心と体の二元論、つまり脳と精神は別だっていう考え方と、逆に一緒だっていう考え方は両方あって、脳科学者でも考えが一致してないんだね。ただ僕には僕なりの考えがある。それをみんなにも話せたらいいなと思っている。

とりわけ体と脳の関係は、なかなか微妙。サルには手を認知する神経があるけれど、遠くにものがあって手が届かない時に道具を使う。そのサルが棒を使ってものを引き寄せると、指の先の方で反応していた神経が、今度は棒の先の方で反応するようになる。(6) この感覚わかるでしょ？

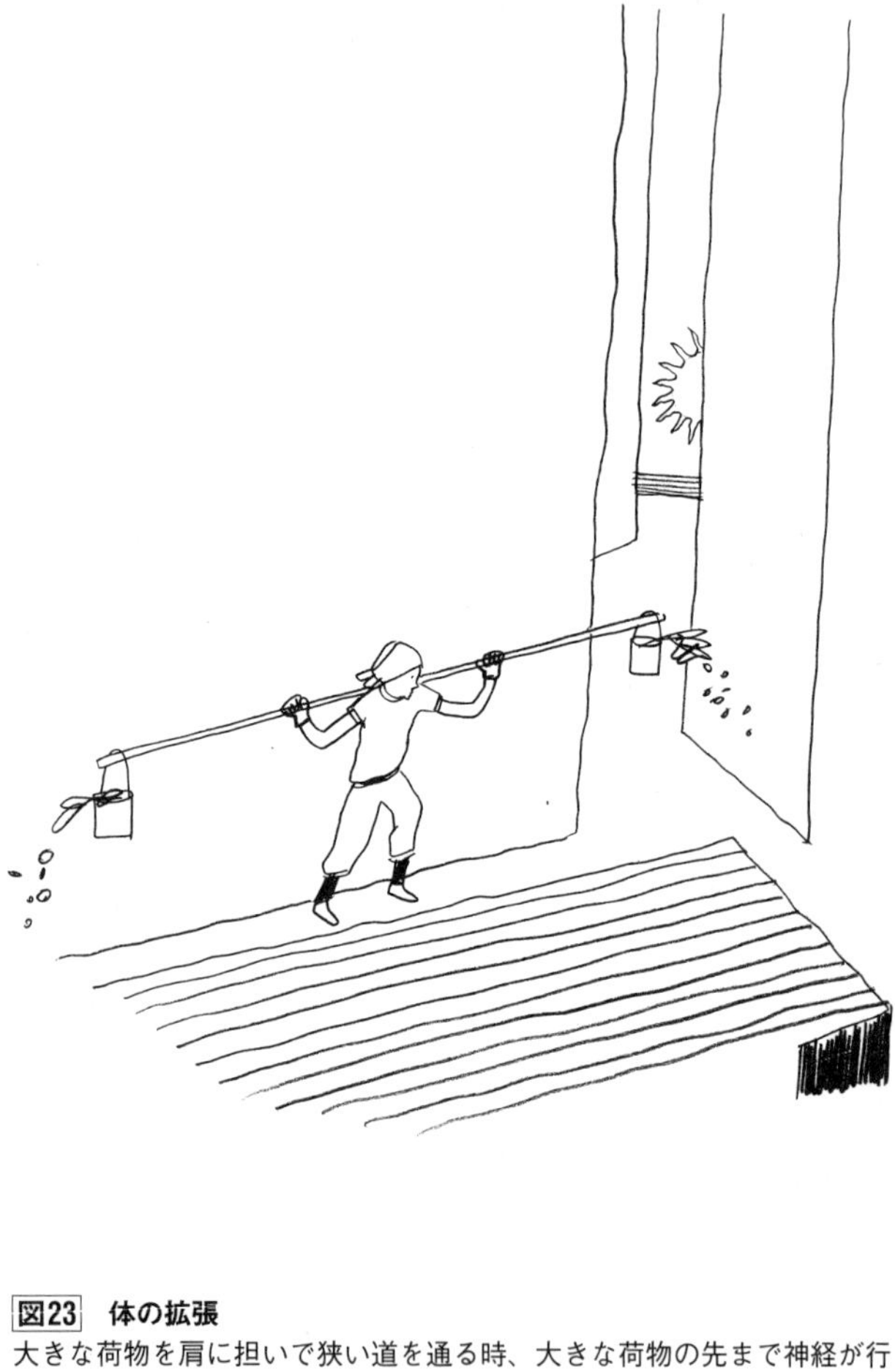

図23 **体の拡張**
大きな荷物を肩に担いで狭い道を通る時、大きな荷物の先まで神経が行き渡るように感じる。脳が荷物を体の一部とみなしている。

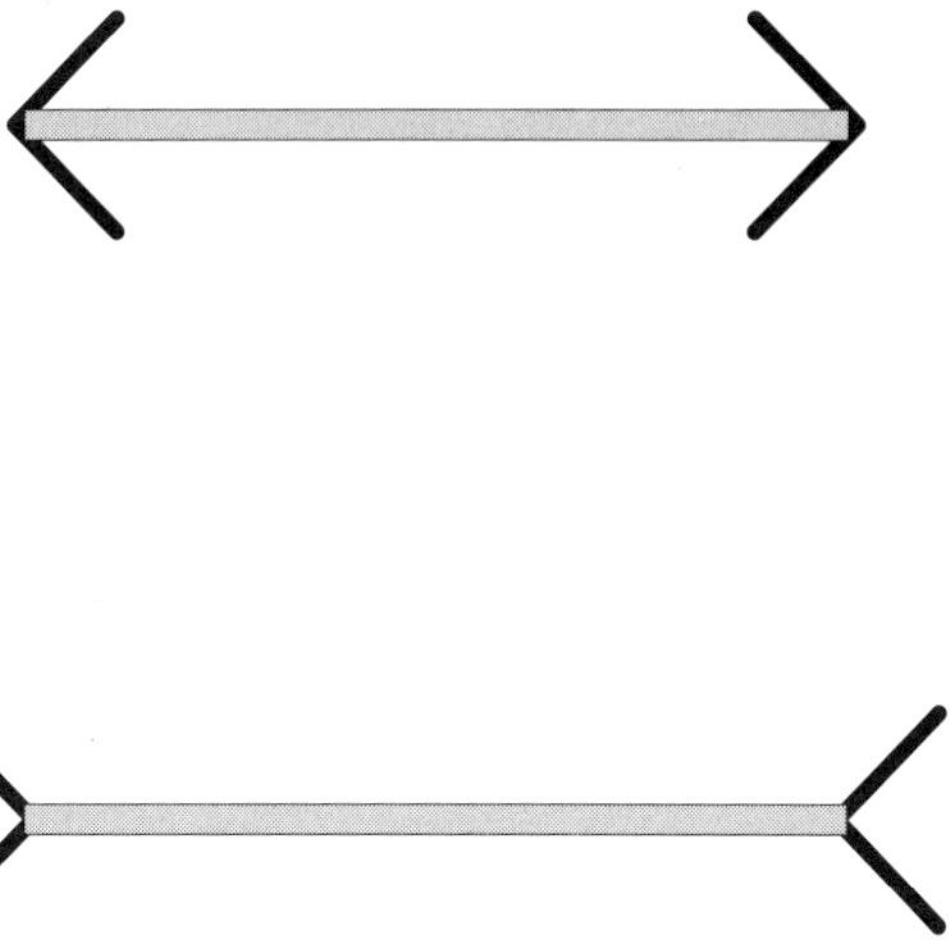

図24　宿題1：錯覚はなぜ起こるのか
同じ長さの線分なのに矢羽根の向きによってなぜ違う長さに感じられるのか。

だって僕たちにもあるもんね。ほら、大きな荷物を肩に担《かつ》いで運んでるとしようかな。いつもだったらすんなり通れるような狭い道を通る時、大きな荷物の先まで神経が行き渡るように感じるね（図23）。おそらく、ああいう時には、大きな荷物まで含めて「ひとつの体」として脳が管理してるんだろう。体の一部とみなす。その瞬間にだけ、自分の体が大きくなってるってこと。

体は脳を決めているかもしれないけれど、脳も体を決めているかもしれない。その関係性がなかなかあいまいなんだね。

最後に簡単な宿題を出してもいいかな。むちゃくちゃ簡単な宿題。目の錯覚ってあるでしょ。専門用語では「錯視《さくし》」と言う（図24）。一番簡単な例は同じ長さの線分を用意して、こうやってヒゲを付けると、上の方が短く見える。有名な例だから、みんなも知っていると思う。

でも、これが「どうして起こるのか？」って考えたことある？　それを考えてみてほしい。これはすごく重要なことなんだ。大事なポイントを含んでる。だって線分としては同じものを目は見てるんだよ。同じものを見てるのに、心のなかに浮かんでくるもの、意識に浮かんでくるものが違う。同じ情報が目から入ってきてるにもかかわらず違っている。意識というものを解くひとつの鍵になるかもしれない。

次回そういう話をしよう。おつかれさまでした。

第二章

人間は脳の解釈から逃れられない

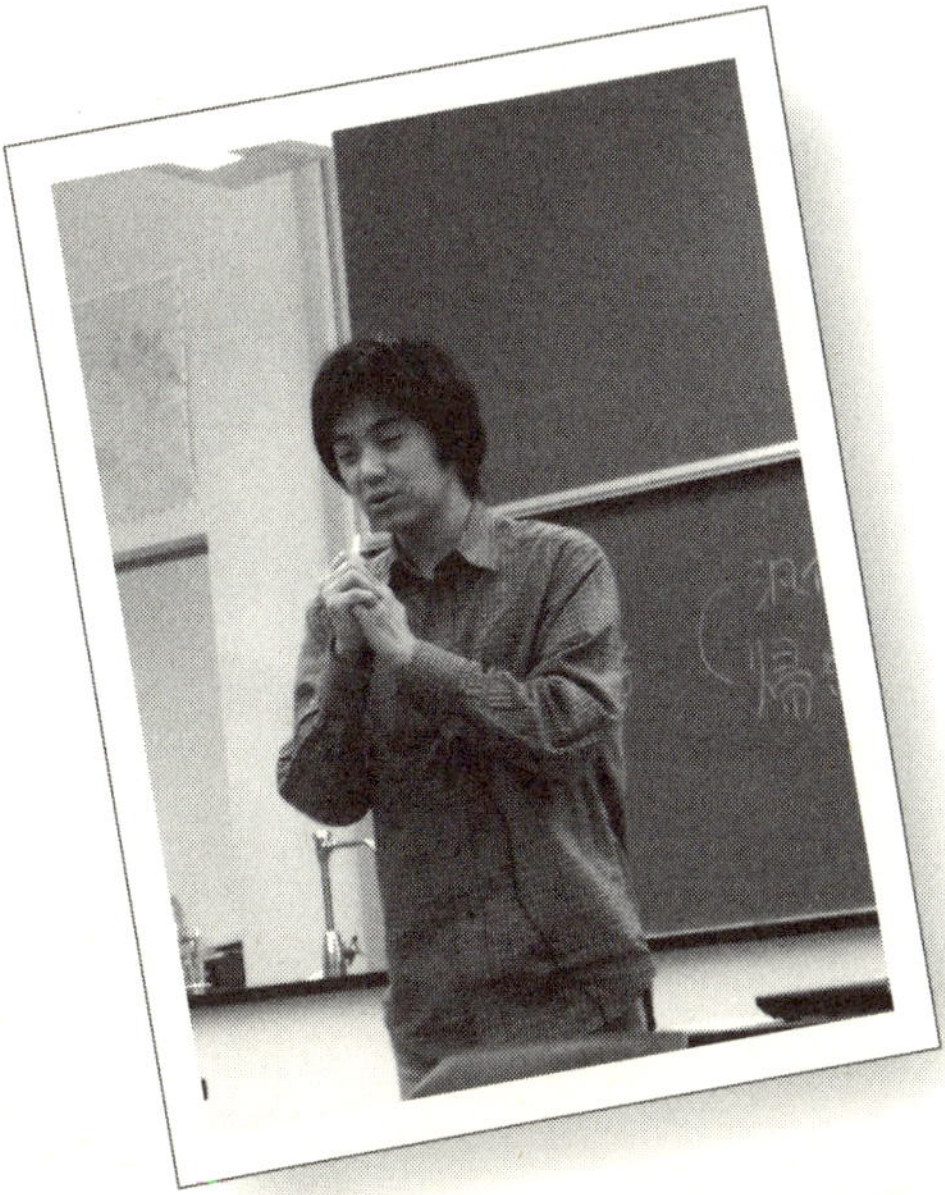

2-1 「心」とは何だろう？

今日は、一部前回の続きの話もしつつ、主に「心とは何か」という話をしよう。今日の話はちょっと哲学に近い部分も入ってきて、脳科学でもまだ仮説の状態でしかないような内容を伝えなきゃいけない。まだ結論がしっかり出ていないようなものを、そのまま裸の状態で、みんなに伝えなきゃいけないという日になると思うんだけど、そういう意味では、捉えどころのない話題かもしれない。でも、人によっては4回の講義のなかではもっともおもしろいと感じる内容になるかもしれない。

「心」を考えるときに、一番最初にしなくてはいけないのは、心ってそもそも何かということだね。きちんと定義しないと「心」を考えることができない。「心」というのは何だと思う？

——↓自分の、自分であるためのもの。

それ以外のものは「心」じゃない？

——↓自分の意志があるとか……。

意志のあるものが「心」、ひとつの答えだね。ほかには？

——↓感情。

感情が「心」。うん、それもひとつの答えだ。ほかには？

──人格とか……。

人格も含めて、そういったものすべて含めて「心」ときっと呼んでいるんだろうね。この前、コンピュータと人間の違いの話をして、僕がひとつの結論として「脳はコンピュータと違って、体からの情報が脳の構造や機能を決めている」という話をしたよね。つまり、ハードウェアそのものが変わりうるのが脳であって、コンピュータはハードウェアはそのままで変わらないという話をした。

それともうひとつ、ラジコン・ネズミの話をしたときに、ラジコン・ネズミは自分の意志で動いてないから、ある意味ではコンピュータに近いというような話をだれかがしてくれたね。

そういったことを考えると、心の問題を扱うというのは、ある意味「脳とは何か」「コンピュータと脳の違いは何か」という、その境界線を探ることにもなってくる。

もちろん定義というのは本当にむずかしいんだけど、意識・無意識を含めた脳の形而上学《けいじじょうがく》的な作用というか、そういった精神作用全般をとりあえずいまここでは「心」と言っちゃおうか。

人間の特徴として、考えたり、想像したり、歩こうとか立ち止まろうなどのように意志決定をしたり、自分の内面外面をいろいろとコントロールできるというのがある。

じゃあ、脳はどうやってこういう意志を生んでいるかというのが次の問題になってくると思うんだけど、脳ってどうやって考えているんだろうね。だって、頭蓋骨を開いてみると1・5キロぐらいの重さの「ただの物体」でしかないわけでしょ。そんな物体がどうやって考えているんだと思う?

いや、それがわかったらもう脳科学は終わっちゃうんだけど。

昔、この問題を解決するために、こんなことを言った人がいた。それは天文学者のケプラー[ヨハネス・ケプラー/独1571-1630]という人。惑星《わくせい》運動についての「ケプラーの法則」というのは聞いたことがあるかな。それを唱《とな》えた人だ。

そのケプラーは、「脳の中にきっと小人《こびと》がいて、その人が考えているんだろう」という説を大まじめに唱えたんだ。これ「ケプラーの小人理論」と言うんだけど。でも、それにはちょっと欠点がありそうだよね。どう?

——→その小人がどうやって考えているか。

そうだね。「じゃあ、その小人はどうやって考えているのさ」ってなっちゃうよね。それを解決するために、小人のなかにさらにまた小人を想定するという逃げ道を使いはじめたら、どんどんちっちゃな小人がいっぱいになっちゃって、いつまでも終わらない。それは明らかにおかしいというのはわかるよね。そうすると「心」を考えるときに、何か別の容れ物とか別の媒体を考えちゃうと、その時点ですぐに話が袋小路に入っちゃう。だからもっと直接的に、いきなり脳と思考を関連づけて考えていかなきゃいけないな、というのはなんとなくわかると思う。

2－2　意識と無意識の境目にあるのは？

さっき「意識」という言葉を使ったけれども、「意識」というものを考えてみようか。人間の体の中で意識できるものと意識できないものってあるよね。たとえば意識できないものって何？どう？

いっぱいあるよね。じつは前回の講義が終わった後で質問を受けたんだけど、心臓の動きは止められないでしょ。ずっと動いている。死ねば止まる。「止めてみろ」とウッと念じても止まらないよね。こういうのは無意識だ。ほかにもいっぱいあるね。たとえば眠くなること。眠くなったらしょうがない、眠くなっちゃうわけだし。これも無意識だね。授業中に眠くなる人もいるかもしれないけど、あれだって意識してわざと、先生への嫌がらせとして寝てるんじゃない。眠ったからといって先生に怒られる筋合いもないわけだ。だって眠くなっちゃうんだから。

――→その話、先生に言ってあげてください（笑）。

あははは。そうやって意識できるものとできないものって少しずつ分けていくと結構おもしろいことがわかってきて、「呼吸」というのはどうだろうね。

――→あるときは意識してる。

うん、あるときは意識してる。普段は全然意識してないけど、意識して止めようと思えば止め

苦い　砂糖　クッキー
食べる　おいしい　心
タルト　チョコレート
パイ　味　マーマレード
甘ずっぱい　ヌガー
イチゴ　蜂蜜　プリン

図25　**宿題2：ここに並んだ単語を眺めて……**
「おいしそう」な文字が並んでいる。

られるでしょ。そういう意味では、「呼吸」という行動はちょうど意識と無意識の境目にある不思議な行動だ。なんでだろうね。もしかしたら水に潜ったりするときのために意識して止められなきゃいけないようになっているのかもしれない。もちろん本当の理由は僕にはわからない。ただ、おもしろいことに呼吸はウッと止められるかもしれないけど、死ぬまで止めていろと意識でがんばっても、それはやっぱり無理な話。そういう微妙な意識と無意識の境目にあるのが呼吸かなという気がする。

まず、今日は「心とは何か」を考えるにあたって、意識と無意識を決めているもの、その境界、定義というのは一体何かということを考えていこう。

いきなりなんだけど、ここで宿題出していい？　次回の講義に向けての宿題。このスクリーンにちょっと文字を見せるからね。ざっと眺めてみて（図25）。

ほら。なんだかおいしそうな名前が並んでるなあ。

おやおや。みんな真剣に眺めているね。別にこれを全部思い出せというテストやるわけじゃないからね（笑）。

2−3　前頭葉はどうやって心を生んでいるのか

これはちょっと忘れてもらって、話題を変えよう。図26の画像を見てほしい。

これは何の画像かというと、昔、ある人が頭に大ケガをしたんだけど、その時の破壊された脳の様子。彼はフィネアス・ゲイジという、脳科学界ではとても有名な患者だ。

なんでこんな話をしているかというと、前回の話の焦点のひとつは、脳の機能は局在化していて、脳の場所ごとに専門化しているということだったね。その考え方にもとづけば、「心」もどこかに専門化している領域があるのではと考えるのは自然だよね。そのヒントを与えてくれた最初の患者が、この人。彼は工事現場で非常にまじめに働いていて、周囲からの信頼も厚く、とにかく温厚で几帳面《きちょうめん》な人だったらしい。

それがあるとき工事現場で爆発が起こって、これは単なる事故なんだけど、近くにあった鉄の棒が飛んできて、頬から刺さって頭の上に抜けてしまった。直径3センチの棒だ。この画像からそれがどんな衝撃だったか想像できるね。

でも、この人は運よく死ななかったんだ。この棒を抜いたあと、しばらく療養したら、健康的な生活に戻ることができた。

ところが周囲の人が驚いたことに、彼の性格はがらりと変わってしまった。それまでの記憶などはちゃんと変わらずに残っていたみたいなんだけど、性格や行動が変わってしまった。事故前はまじめで几帳面な性格だったのに、急にだらしない性格になった。下品になっていやらしい言葉を吐いたり、思いやりがなくなったり、キレやすくなったりとか。ともかく、正反対とも言えるほど性格ががらりと変わってしまった。

この人がやられた脳の場所というのは画像を見てのとおり、前頭葉。前頭葉ってオデコのすぐ裏、脳で言うと一番前に当たるところ。150年前のこの患者の報告以降、もしかしたら人間の個性や性格、心や意識、そういったものを生んでいるのは前頭葉なんじゃないかと言われてきているんだ。反論も少なくないけどいまでも多くの脳科学者はそうだろうと信じている。

それを裏づけるかのように、動物においてもっとも前頭葉が発達しているのは人間なんだな。サルにもあるんだけど、人間のほうが圧倒的に大きい。一方で、ネズミだと前頭葉はかなり小さい。そういったことからも、人間らしいより高度な、より高次元な脳の機能を担っているのは前

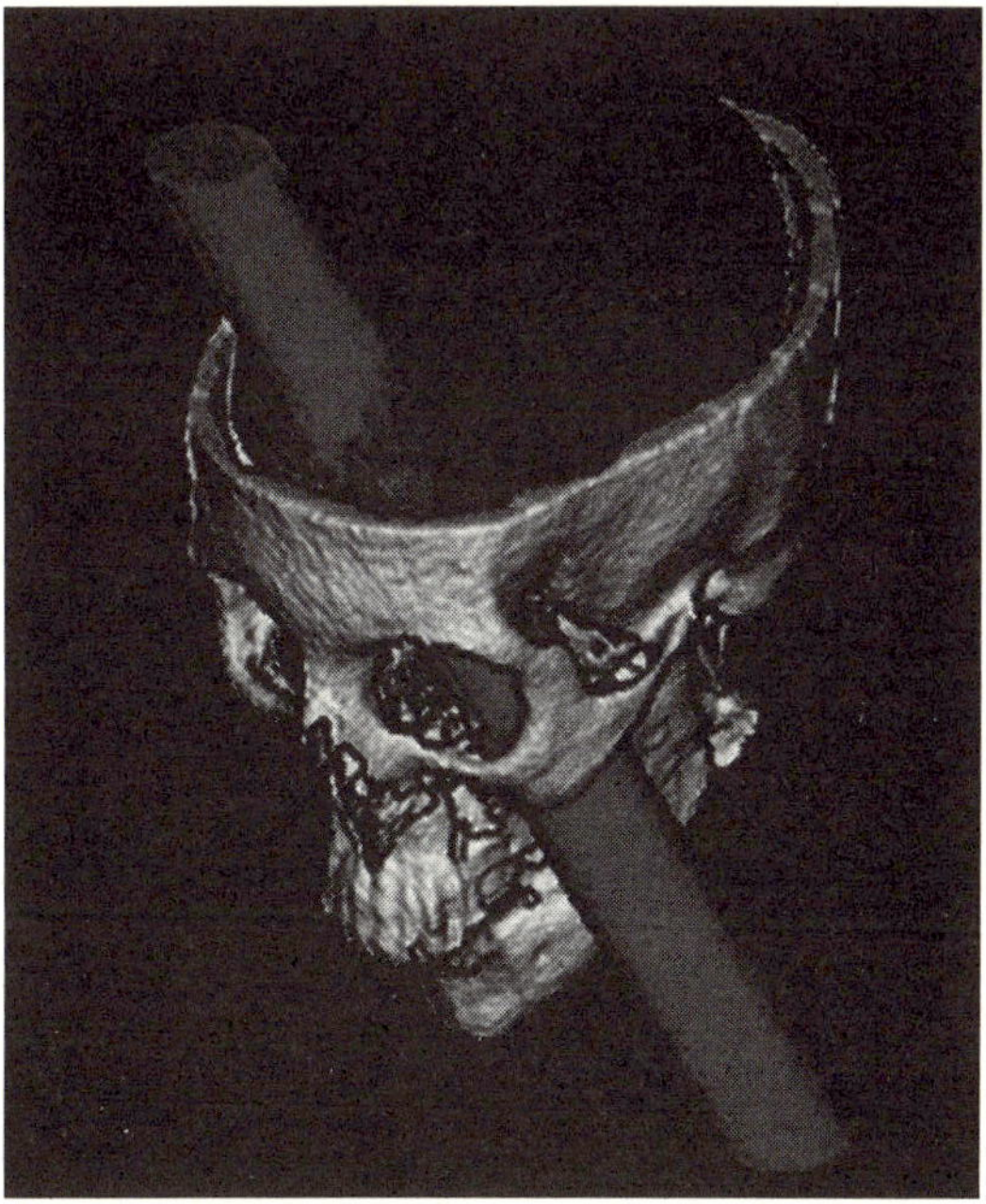

図26　フィネアス・ゲイジの頭蓋骨
事故で鉄の棒が頬から頭の上まで貫通した。
from: Damasio H, Grabowski T, Frank R, Galaburda AM, Damasio AR: The return of Phineas Gage: Clues about the brain from a famous patient. *Science*, 264: 1102-1105, 1994. Department of Neurology and Image Analysis Facility. University of Iowa. Reprinted with permission from Hanna Damasio, et al., "The Return of Phineas Gage: Clues About the Brain from the Skull of Famous Patient", p.1104, Fig. 5(B)in *Science*, Vol.264(No.5162, MAY 1994). ©1994 by Hanna Damasio, et al. and AAAS.

頭葉だろうと言えるわけ。

ただ、問題なのは、ここに「心」があるかもよ、と言われただけでは何も解決したことにならないということ。心を生む場所を知ったところで、心を理解したことにはならないでしょ。むしろ、前頭葉はどうやって心を生んでいるのか、という質問のほうが肝心だよね。じゃあ、実際、前頭葉は何をしているのか。神経が何をして「心」を生んでいるのか。ヒントになる話をちょっとしていこう。

さて、ちょっと話を戻そう。さっきみんなに見てもらった単語のリストがあったね。あれを全部言える人？　5秒ぐらい見せただけだけど。

——………。

あはは。言えるわけない。だって脳の容量を超えているからね。安心していいよ。もし言えちゃったら、そっちのほうがむしろ異常だ。あんなにたくさんの単語は一度には覚えられないんだ。でもね、こうすると結構思い出せるんじゃないかな。「堅い　味　甘い」。ほら、こうやって3つ候補を挙げたんだけど、この中でさっきの単語リストにあったのはどれ？

——「甘い」……。

そう、こうすると結構簡単に出てくるんだよ。でも、そこが面白いところで、この答えは「甘い」じゃないんだ。見返してみてごらん。ほら、「甘い」って含まれてないでしょ。

——甘いものが入っていたから……（笑）。

そうなんだ。でも答えは「味」だね。

これで僕の言わんとしていることがわかってきたかな。

どうしてこういうことが脳に起こるんだろう。これこそが猛烈な心の作用なんだ。だれの脳にもいま自然に起こったでしょ。なぜこういうことが起こるのかってこと、その理由を考えるのが、次回の講義までの宿題ね。わかる？　脳はなんでこういうことをするのか。脳は「甘い」という言葉をこじつけで、言ってみれば、身勝手に思い込んだわけだよね。それをすることの理由、そして、そうすることの利点は一体何かというのを考えてみてほしいんだ。

ちょっとここで用語を説明しておこう。いまみたいにずらっと並んでいたリストのおよその共通点を選び出して、「これは甘いものが集まっている〈甘い系〉だな」というように事象を一般化する。こういう心の作用を「汎化《はんか》」という。脳はこの汎化というのをしばしばやるんだよね。

つまり、「なぜ脳は汎化するか」ということを宿題として考えてきてほしいわけだ。

2–4　立体は片目でも感じられる

さて、話を次に進めよう。「心」「意識」を考えるうえで、人間の行動のなかでどこまでが意識で、どこまでが意識でないかと考えるとき、じゃあ「見る」という行為はどうだろうか？　ものが見えている、これは傘、これは服だ……。見るのは意識だろうか？

——両方。

両方？　うん、無難な答えだな（笑）。

——見えているのは意識じゃない。焦点を結ぶのは意識だけれども。脳から見ないようにしろと言われても、それは目を閉じるだけ。まぶたの裏に暗い部分が見えるだけであって、それで見えないと思っているわけだけれども……。

いいこと言うね。そうだね、たしかに。うん、おもしろい考えだ。目というのは普通は見るために存在してるよね。でも、どちらかと言うと目があるから「見えちゃう」って感じだよね。ところで、ちょっと別の角度から質問するけど、人間にはなんで目がふたつあるの？

——立体的に見せるため……。

うん、少なくとも学校では、そう習ってるよね。でも、ほんと？　右目と左目で微妙にズレがあるから立体的に見えると説明できる。まあ、多分それは正解なんだよ。僕も試したことあるけど、片目をつぶって針に糸を通すのはむずかしい。だから、両目が存在するのは立体視をするためだろうなというのは想像できる。

だけど、もし目がひとつだったらもはや立体を感じないのだろうか？　たとえば図27を片目で見て立方体に見える？　それとも正方形と平行四辺形がふたつ並んでいるように見える？

——それはもとから平面……。

——すでに平面、平面に映し出してるから……。

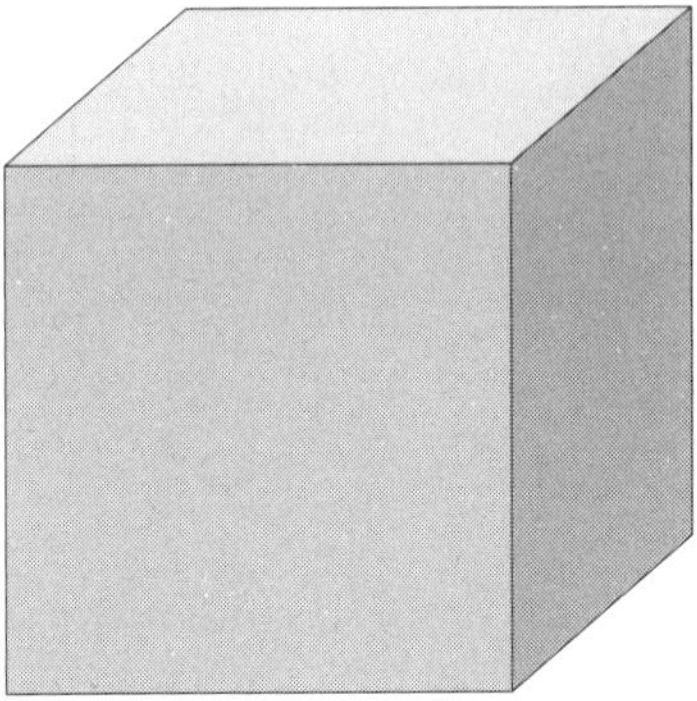

図27 **片目を閉じて見てみよう**
人間に目がふたつあるのは立体視をするためだと習う。しかし片目を閉じて見てもちゃんと立方体に見えるのはなぜか。

わかったよ（笑）。じゃあ、片目を閉じてもらおう。みんなの目の前に立っている僕を見たら、二次元の薄っぺらな紙に書かれた人間に見える？

違うでしょ、やっぱり立体の人間に見えるでしょ。人間の目はね、一方だけでもちゃんと立体感を感じるんだよ。

それにね、そもそも「両眼視」というのができる人は意外と少ないと言われてるんだ。両目で立体を認識している人は全体の7割ぐらいで、残りの3割ぐらいは両眼視がうまくできていないらしい。にもかかわらず、人間全員がきちんと立体に感じているというのは、そもそも片目でも立体を感じることができるからなんだ。

――色の違いとか、影とか……。

多分そうだね。この図27なんかはまさに影とか、平行四辺形とかのうまい組み合わせ具合だと思うんだけどね。

2-5 なぜ長さが違って見えるのだろう？

それで、前回の講義の宿題に戻りたい。図24（93ページ）の錯覚の絵、2本の線分は本当は同じ長さに描いたんだけど、下の線分のほうが長く見えるのは何でだろう。何か考えた人いる？

――→無意識にまわりのものを見ちゃう。

まわりのものというのは、このヒゲみたいに生えたやつのこと？ オッケー。僕の質問が悪かったかな。

もちろんいまのはとても立派な答えなんだけど、「なんで長さが違って見えるか」と訊いたとき、この〈なんで〉は2種類の意味に捉えることができて、ひとつは「どういう理由で長さが違って見えるのか？」という質問だ。それに対する答えは、いま言ってもらったのが正しい。

でも他方、これは「何のために……？」という意味も含まれているよね。つまり、質問の意図が、理由を訊いている場合と、目的を訊いている場合がある。じゃあ、2つ同じ長さなのに、これは何のために、わざわざ違ったように感じなきゃいけないと思う？ わかる人いるかな？

それを考える前に、ちょっと図28を見てみようか。これはどう感じる？ 大きい人と小さい人

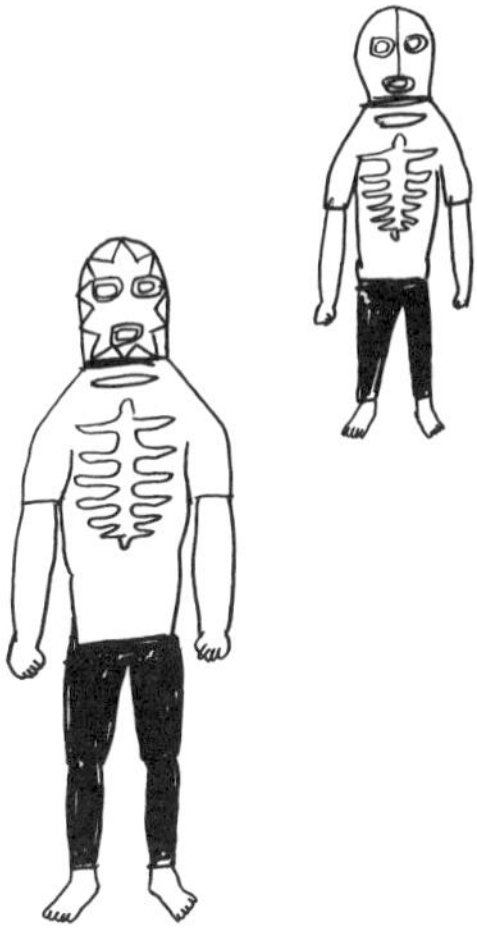

図A

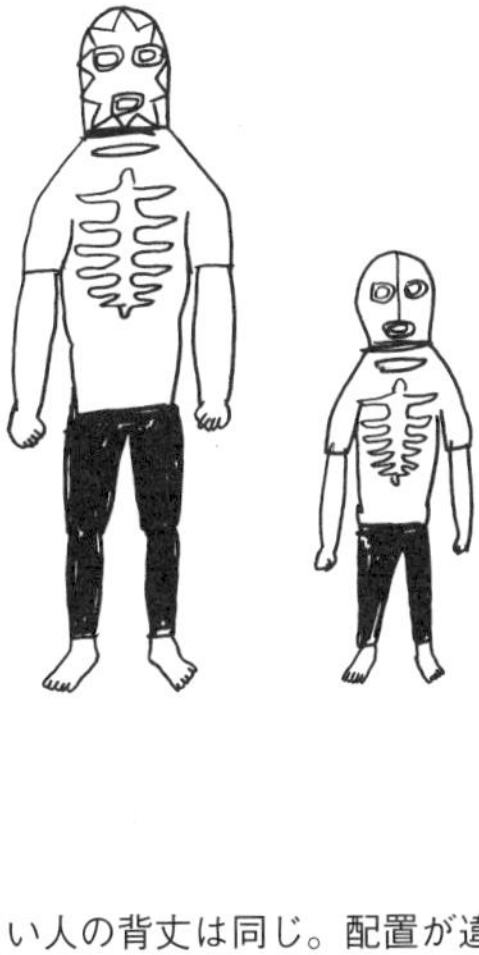

図B

図28　奥行きの図
図A、図Bともに小さい人の背丈は同じ。配置が違うと感じ方はどう変わるか。

が2組いるね。図Aのパターンと図Bのパターン。
→図Aのほうは右の人が遠くにいるように見えて、図Bのほうは右の人が小さい人のように見える。
そうなんだよね。どうしてだろう。
→斜めに配置しているのと、真横に配置しているのと……。
その通りだね。じゃあ、どうして斜めに配置したのと、真横に配置したので感じ方が全然違うんだろうね。
→真横にいるやつだと大きい人と小さい人が同じ場所にいるけど、斜めになると遠近法で奥にいるように見える。
そういうことだね。ものには奥行きというのがあって、奥行きを判断しないといけないから、脳にはまったく同じ情報が入っているのに、まわりのテクスチュア（コンテクストと言ってもいいかもしれないけど）、つまり、まわりの状況に応じて脳が判断している。

図28では同じ情報が目に入っているかもしれないけれども、なんとなくまわりとの兼ね合いが違う、まわりとのコンテクストが違うので、脳の判断が違うわけだ。

こうして見るともっとわかる（図29－A′）。次、このスクリーンをよく見ててね。背景を変えたらどうなる？

ほら、今度は並んで見えるでしょ（図29－A″）。ということで、その部分に関して目にはまっ

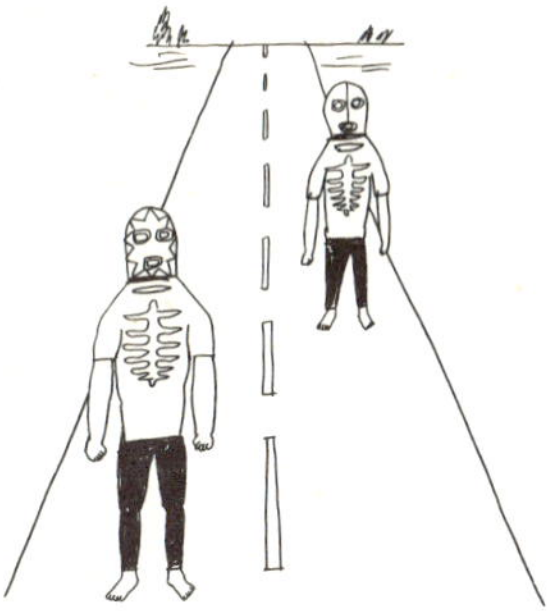

図A'

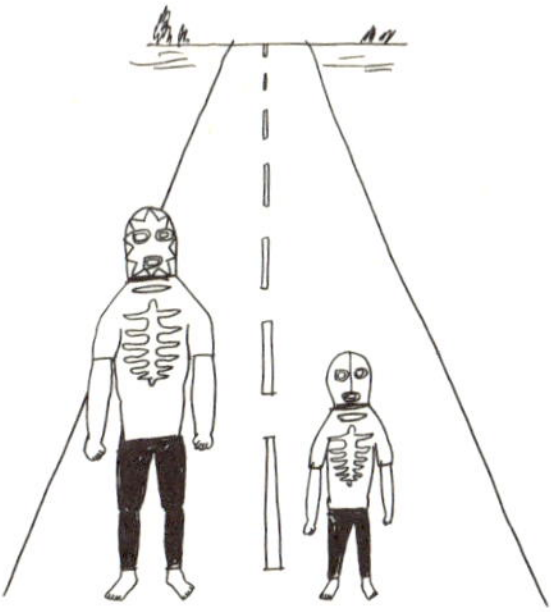

図B'

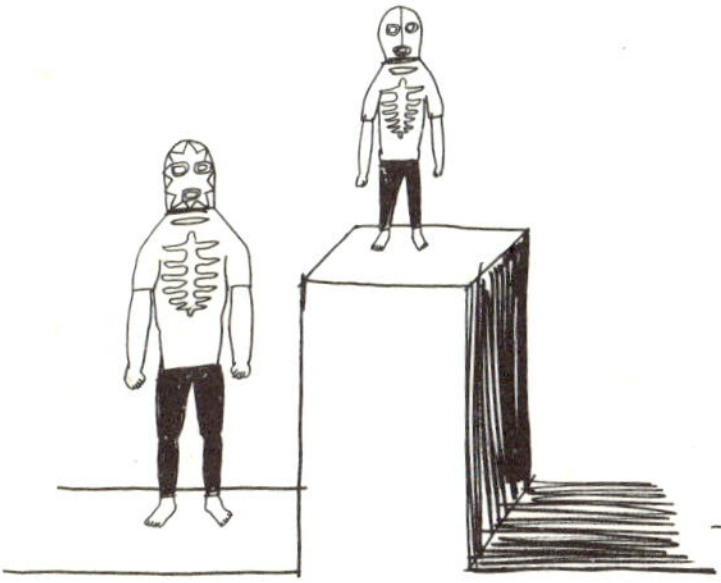

図A''

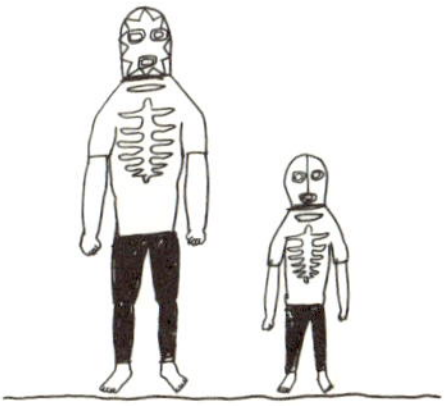

図B''

図29 **奥行きの図**
[図 28] に背景を加えた。図 A' では右の人は左の人の後方にいるように見え、図 A'' では左の人の横に並んでいるように見える。

たく同じ情報が入ってきているんだけれども、脳は周囲の状況に応じてそれを解釈するわけ。なんでこんなことをしなきゃいけないのかな。

図30も同じだね。横に置かれた2本の棒は同じ長さ。でも、違って見えるよね。下のほうが短く見えるでしょ。これも丸太の長さは同じなんだけど、下のほうが短く見えるでしょ。だんだんわかってきたね。何のために「錯覚」があるんだと思う?

——遠近を……。

そう、手前と奥の関係を補正するためなんだね。最初の宿題の例に戻るんだけど、この錯視はこういうことなんだ(図31)。

2本の棒の長さは網膜上では同じなんだけれども、普段僕たちが見ているものを考えてみるとわかる。一方は立方体の手前にあるような気がして、もう一方は立方体の奥にあるような気がする。「気がする」というのは、まさに脳の解釈だね。脳が実際の長さを勝手に想像して補正しようとするから、それで錯覚が生まれてくる。これは意識ではどうにもコントロールできない。

ちょっと脱線しちゃうんだけど、この錯覚に関係する話をしておこうか。視覚が万能じゃないという話。図30の2本の棒の長さは同じなのに、頭では一方の棒のほうが長いなと思っているわけ。でもね、おもしろいんだよ。「これをつまんでください」とお願いすると、親指と人差し指を2本の棒に対してぴったし同じ長さに開いてつまもうとする。頭の中では長さが違うと判断しているくせに、実際につまもうとすると、2本の棒とも同じ幅で指を開くんだ。こういうことか

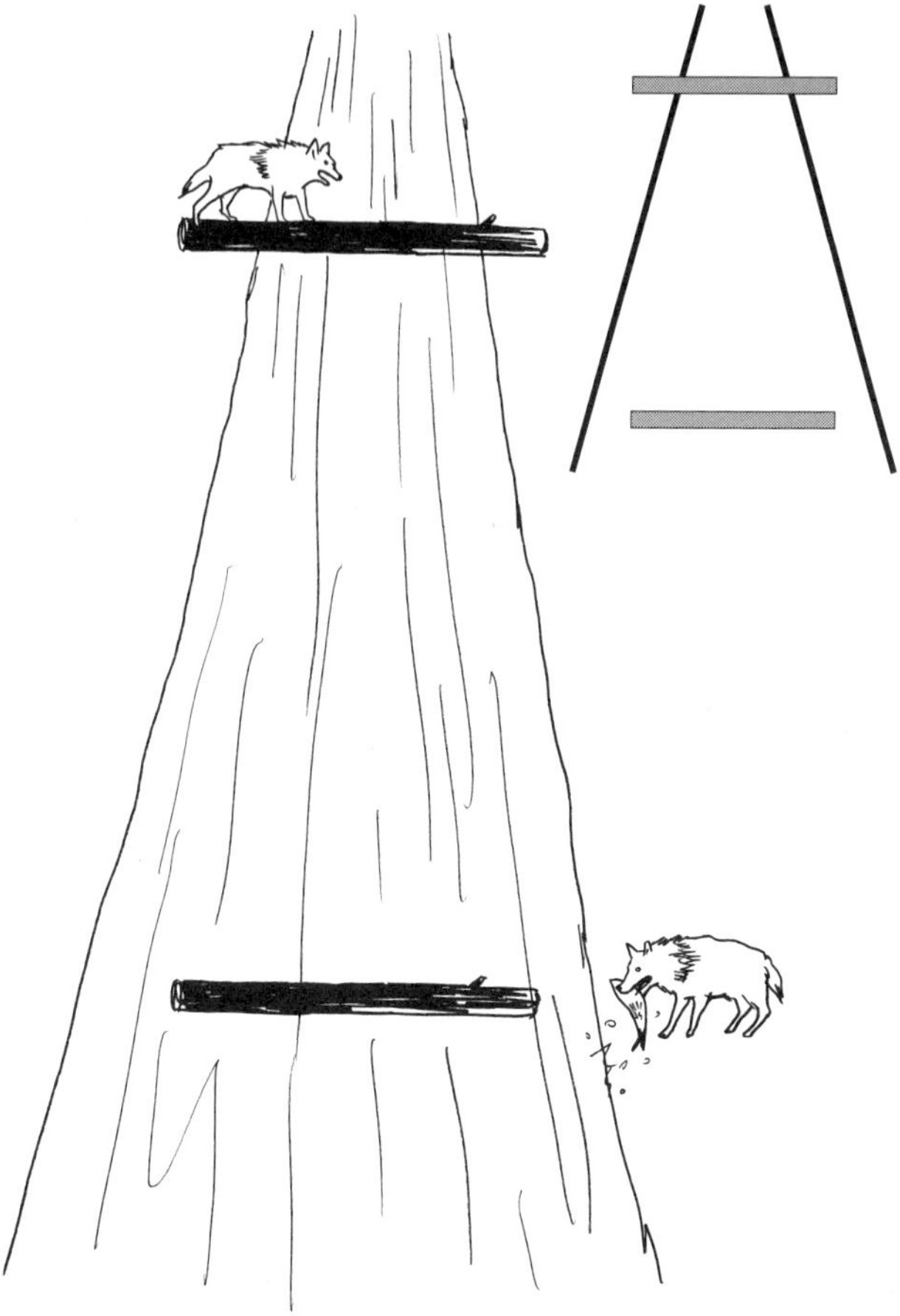

図30 **奥行きの図**
棒も丸太も上下とも同じ長さだが、下にあるもののほうが短く見える。

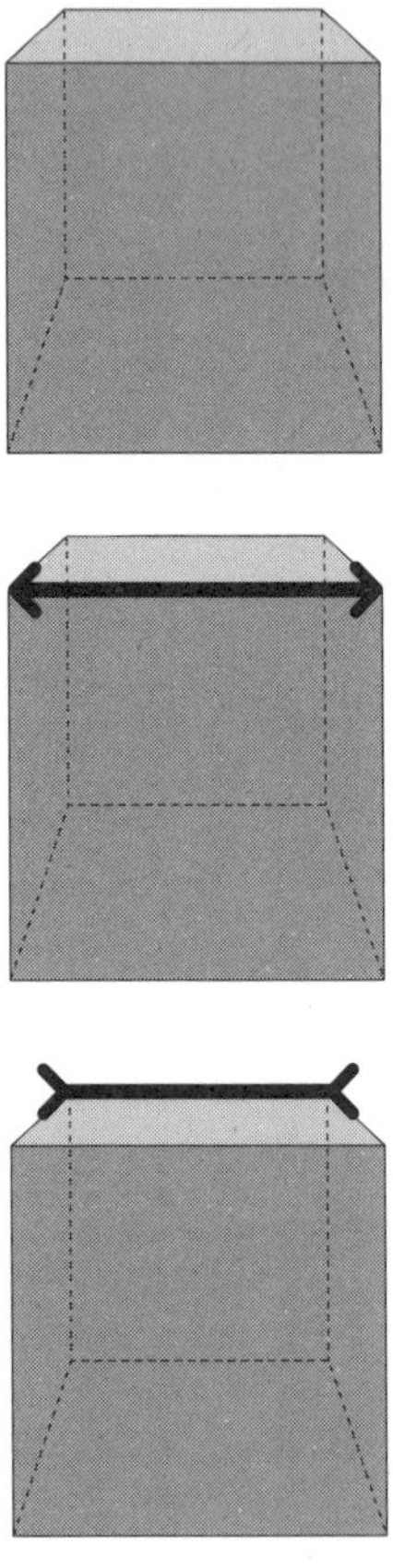

図31 **宿題1の答え（「錯覚はなぜ起こるのか」）**
もしもこの箱が立方体なら辺の長さは同じはずなのに、真ん中の立方体の棒は手前にあるような「気がする」。下の立方体にある棒は奥にあるような「気がする」。立体視しようとして脳が勝手に補正するから錯覚が生まれる。

ら、自分の行動と意識は必ずしも一致していないのがよくわかるね。その話はまた後で出てくる。

さて、ちょっとまとめてみよう。なんで錯覚が生まれてしまうのか。これはしょうがない、一種の宿命なんだ。なぜかというと、世の中は三次元なのに、網膜は二次元だからね。目の前にある〈もの〉が三次元の光情報として目に入ってきても、目のレンズを通して網膜に映されると、二次元に次元が減っちゃうんだね。結局、脳が感知できるのは写真と同じ薄っぺらい写像でしかない。それをなんとか脳ががんばって三次元に解釈しなきゃいけない。そのためにいろいろと不都合なことが起こってくるということなんだ。

しかも、錯覚というのは、見てわかるとおり、ほんとは同じ線分長だと思おうと強く念じても、どうしても一方が長く見えちゃう。まったく意識ではコントロールできない。

2-6　風景がガクガクに見えないわけ

せっかくだから、ここで目の構造の話をしようか。網膜の構造って知ってる？

図32上が目の構造。ここでは光は左から入ってくる。目の一番奥に「網膜」があって、そこに外界が映し出される。その膜の裏には「視神経」が出ていて、それを通って目の情報が脳に送られる。網膜の一部を拡大してみると、こんな感じ（図32下の拡大図）。よく見ると、中に光を感

じる細胞がある。

光を感じる細胞には4種類あるんだけど、そのうちのひとつは光の強さを感じる細胞。光の強弱を感じる。それ以外に色を感じる細胞がある。ＲＧＢ（赤・緑・青）で3種類だね。これを全部あわせると4種類。もしかしたらここら辺は生物の授業で習って知ってるかな。でも、復習ということでそのまま話を続けようね。

この4種の中でもっとも数が多いのは光の強弱を感じる細胞で、しかも、これは一番感度が高いんだ。光の実体は粒だと考えることもできて、その粒のことを光子（フォトン）というんだけど、この細胞は光子が2～3個届いただけで検出できるぐらい感度がいい。残りは、それぞれ色を感知する細胞で、その数はぐっと少ない。

んで、ここからが重要。網膜から出て脳に向かう視神経の本数はどのぐらいあると思う？

１００万本もあるんだ、片目だけでね。１００万本ってすごい数だよ。

人間には五感というものがあるね、5つの感覚。目で見る、においを嗅ぐ、音が聞こえる、味がする、そして皮膚の感覚、つまり痛いとか熱いとかの感覚。全部で5つあるんだけれども、この五感の中で、目の神経線維の本数が一番多い。それは、人の五感において目が一番重要だということを表している。

でも、この１００万本って数をもう一回きちんと考えてみてほしい。

デジカメを使ったことある人いる？……おお、みんな使ったことがある。だったら話が早

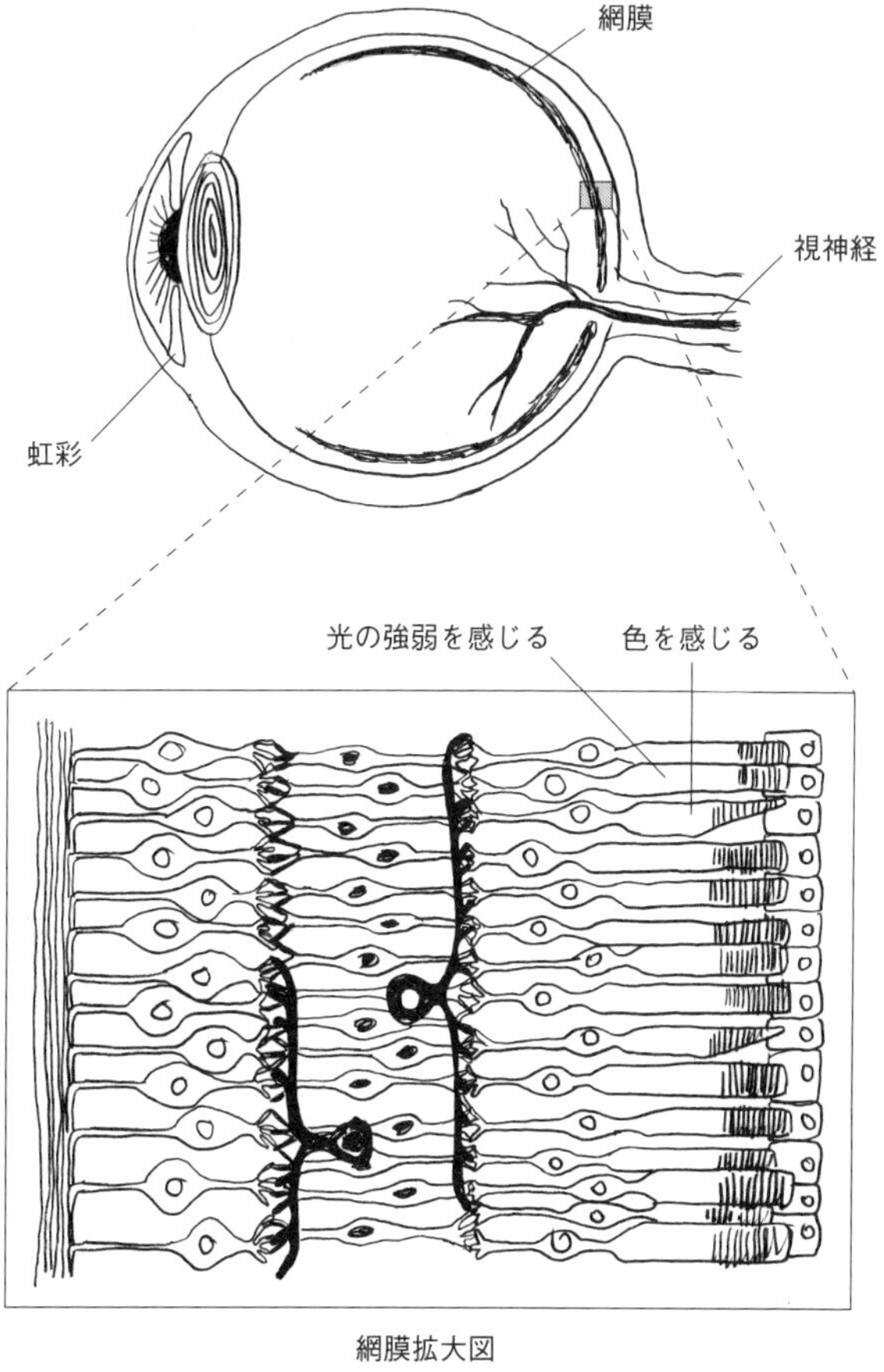

図32　目の構造と網膜の拡大図
網膜には光の強弱を感じる細胞と色（赤・緑・青）を感じる細胞3種類、あわせて4種類の細胞がある。

い。デジカメで100万画素ってどう？　少ないね。いま「100万画素のデジカメ」って自慢気に売ってる店なんてない。売れないよ。ちょうどいまみんなが見ている、このパソコンのスクリーン投影機の映像が100万画素ぐらいなんだ。ほら、僕の言いたいことがなんとなくわかってきたね。

視神経は100万本もあると言ったけれども、デジカメに置き換えて考えてみると、ちょっと少ないような気がしない？　だって見てごらん、この映写スクリーンの画像。文字がザラザラでしょ。100万画素しかないからね。もしデジカメのように目が働いていたら、これはとんでもないことになりそうだね。世の中ぜんぶガクガクに見えちゃう。逆に言うと、脳の中では、デジカメの方法とはまったく違う方法で、目の情報の処理がなされているのだろう、ということがわかってくる。

もう一回言うと、100万本というのは、おそらくきれいに写真みたいに写し取るにはあまりにも少なすぎる。にもかかわらず、いま僕らが見ている景色も人の姿も文字もザラザラじゃないでしょ。僕の顔、カクカクしてないよね。ちゃんときれいに見えてる？　僕の顔が美的にきれいかどうかって意味じゃなくて、少なくとも画素が粗くてザラつくことなく、なめらかには見えている。そういうふうに見えるということは、何かそれを補うような回路、そういう機能がきっと脳には備わっているはずだという話になってくるわけ。

2-7 世界は脳のなかでつくられる

これは別に解像度の話だけではなくて、時間の話にも言えるんだ。たとえば次の例を見てみよう（図33）。

さて、科学の成果は論文として専門雑誌に発表されると話したね。『ネイチャー』という雑誌は週刊誌で、毎週金曜日に出るんだ。んで、これはまさに今日出版されたばかりの論文[1]。

ちょっとスクリーンを見てほしいんだけど、まず正方形が現れて、さらにそれが縦長の棒に変化する。いいね、よおく見ていて。パッと切り替わるときに動きを感じない？　上からサッとスウィープされて描かれるように見えるでしょ。

でも、これは実際には何を見せているかというと、単に正方形と長方形のふたつの図形を瞬時に入れ替えて見せているだけなの。でも、正方形が少しずつ伸びてきて長方形に変化したように見えるね。そう、動きが見えるんだ。これも錯覚の一種。動きの錯覚だ。実際には動いてないのに、まるでなめらかに動いているように見えてしまう。これはどういうことだと思う？

それを論じたのがこの論文なんだ。脳の活動を詳しく調べてみると、正方形と長方形をパッと切り替えたときと、実際にスーッと正方形から長方形へとなめらかに変化させたときと、脳の同じ場所が活動していることがわかったんだ。

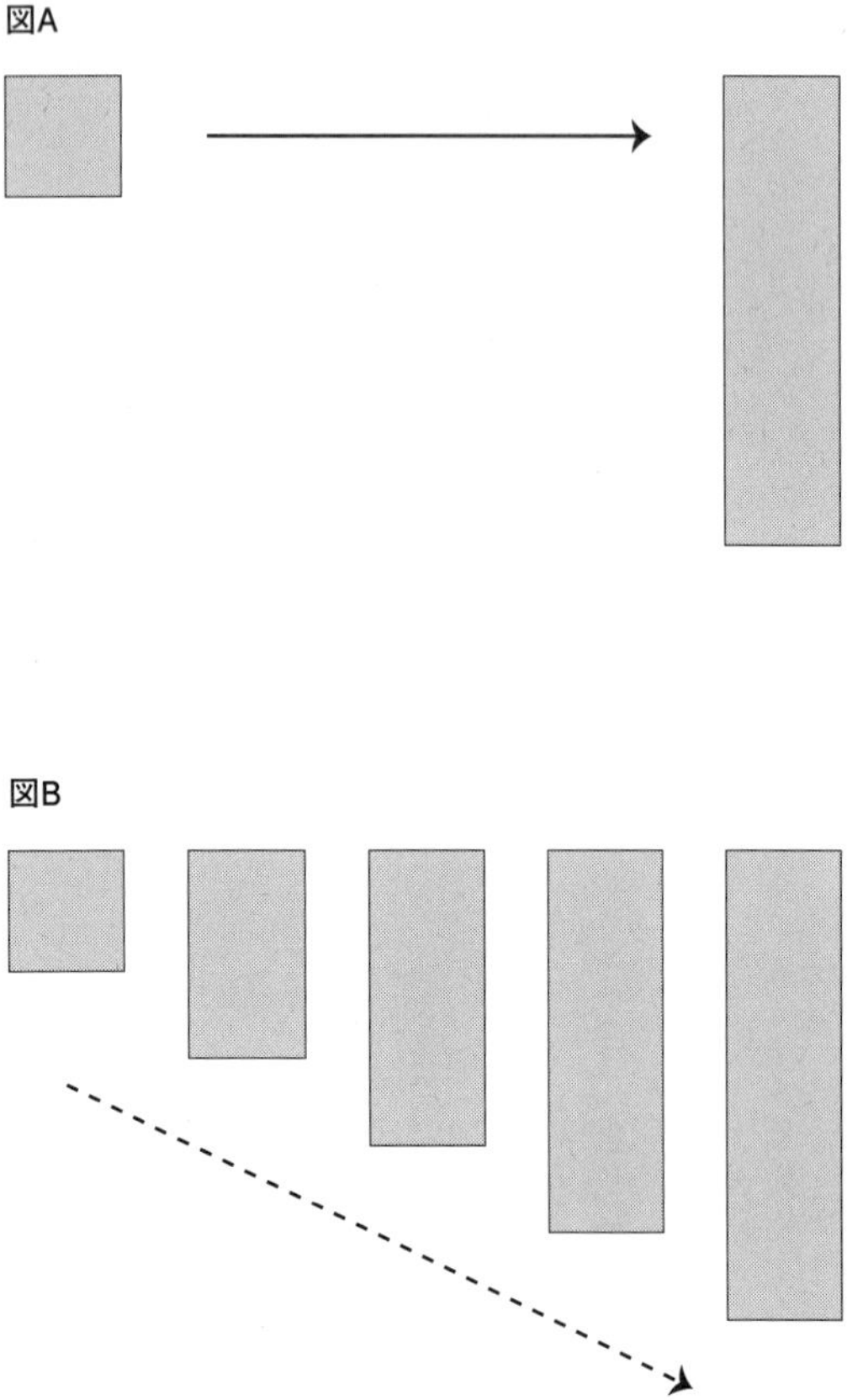

図33　正方形から長方形へ

[図A]のように、正方形の図形が長方形にパッと切り替わると、脳は［図B]のように、正方形が少しずつ伸びて、長方形に変化したように感じる。

つまり、動きの錯覚を見ているとき、実際に「動き」を感じる脳の部位が機能している。脳が「動き」を感じちゃったら、それは「動き」そのもの。言っていることわかるかな。外の世界が何であろうとも、脳がそう活動しちゃったら、もうそれ以外の何ものでもないんだね。だって、世界は外にあるんじゃなくて、あくまでも脳のなかでつくられるわけだから。

この錯覚の場合はどういうことが起こったかというと、はじめ正方形があって、次に長方形に瞬間的に置き換わると、たぶん脳は「あれ？　おかしいな」と思うわけ。だって、物の形がこうも急に変わるのは現実の世界ではあり得ないでしょ。そういう状況に脳が立ち至ると、「これはきっと正方形が長方形に伸びて徐々に変化したに違いない」と脳が勝手に解釈をするわけだ。その結果、正方形が〈伸びた〉という状況がつくられるんだな。

これをうまく利用したものって世の中にあるね。アニメやパラパラ漫画なんかがそうでしょ。本当は一枚一枚違う絵で、しかも連続性がない絵だ。スムーズにつながっているわけじゃなくて、少しずつカクカクカクとずらして描いてある一連の絵だよね。

本当はコマ送りで動いているんだけど、人間の脳は、その中間の時間を補うので、スムーズに動いているように見える。

2―8　脳の時間はコマ送り

ここで気になるのが、脳にとっての時間だ。視覚にはどのくらいの「時間分解能」があるかってことだね。これは実は簡単に調べられる。つまり、脳にとって「同時」とは何かということを調べていけばいい。そうすると脳内時間の進み具合がわかってくる。

これは僕がつくったプログラムなんだけど、名付けて「どっちが早いかテスト」。このスクリーンをよく見ててね。左右に並んだふたつの黒い窓があるんだけど、そのうちのどっちが早く点灯するかを判断するというテスト。よーく見ていてね、ほら、点《つ》いた。いまのはどっちが早かった？

――左。

左、そうだね。もう一回いくよ。どっちが早かった？

――同時。

うん。そうやって調べていく。こうやって、左右にわざとディレイ（遅れ）をつけて表示させているんだけど、どこまでいったら早い遅いの判断ができなくなるか、というのを調べていく。いまみんなに見せているゲームではパソコンの描画スピードに限界があるから、正確には測れないんだけどね。でも、こんな具合に測定していくと、人間の目の時間解像度って、どのぐらいまであると思う？

→30分の1秒。

僕も正確にはわからないけど、試してみるとだいたいそんなものかな。うまくいくと100分の1秒くらいまでいけるね。でも、なんで30分の1秒だと思った？

→ビデオのスピードが30分の1秒で1コマ動いているんで……。

さすがだね。そう、たぶんビデオはこの人間の識別能力の限界を根拠につくっているんだろうね。もっと厳密に言うと、「ビデオレート（フレームレート）」という言葉は知ってる？　これは1秒間に何コマの静止画（フレーム）が入っているかということ。いまきみは30分の1秒と言ったけど、その通りで、市販のビデオやテレビのレートは1秒間に30コマだよね。意外に思うかもしれないけど、映画の場合はもっとコマ数が少なくてたいていは1秒間に24コマなんだ。

あれでも十分スムーズに動いているでしょ。24分の1秒といったら1画像だいたい40ミリ秒ぐらいだね。こんな感じで10ミリ秒のオーダー（単位）ぐらいが、脳の時間解像度だ。これはでも、ビデオレートに限らず、おそらく日常生活のあちこちに見られると思うよ。

ひとついい例があるね。たとえば陸上競技の100メートル走。いま世界記録はいくつ？

→9秒9は切ってる……。

9秒78。2年前にティム・モンゴメリという人が出した記録（その後ドーピングで抹消）だ。その前の記録は知ってる？

――9秒79。

そう。だれが出した？　モーリス・グリーン。じつはその前にベン・ジョンソンという人も出していたけどね。この記録を見てもちょっとわかってくる。これは何で小数点第2位までしか表示しないのか。小数点1位まででもいいし、小数点3位まで、つまり１０００分の1の位でもいいじゃない。なんで１００分の1秒なんだろう。

――それ以下はわからない。

そうなの。人間の脳にとってそれ以下の差は同時なんだよ。たしかに精巧な時計を使えば１０００分の1秒単位くらい簡単に測れるんだけど、でも、人間にとって１００分の1秒より小さい違いなんて意味がないわけ。脳にとって10ミリ秒でもう十分に同時っていう意味なんだ。

「量子」という言葉を知ってるかな。クオンタム（quantum）。「量子」というのは飛び飛びの値をとるということ。整数とか自然数は1、2、3、4という飛び飛びの値をとる。「零点いくつ」という小数はない。要するに、これ以上分割できない最小単位があった時、その基底単位のことを「量子」と言う。

人間の脳にとっての時間は、決して連続した物理量ではなくて、数十ミリ秒おきにコマ送り、つまり量子的になっているんだな。それが無意識の作用、つまり脳の働きによってスムーズにつながって見えるだけ。さっきの動きの錯覚を見てもそうでしょ。

2-9 「いま」は常に過去

時間の話をしたから、ついでに、こういう話もおもしろいんじゃないかな。目から入った情報は視覚野で解析されるよね。その時、脳は形を分析したり、色を分析したり、動きを分析したりという処理を、独立に並行して行っている話は前回の講義でしたよね。じつはね、これ、本当は同時にやってないんだ。この3つの特徴、つまり形、色、動きの情報は、解析にかかる時間が異なる。この3つのなかで一番早く処理されるのは何だと思う？

たとえば、ここにリンゴが転がっているとしようか。それを見たとき一番先に気づくのは色。色の処理は素早いので、「赤」にはすぐ気づくんだ。その次に「あっ、リンゴだ」とわかる。形だね。そして、最後にわかるのは「転がっている」という動きの情報だ。「色」に気づいてから「転がっている」と気づくまでの時間は早くても70ミリ秒ぐらいの差がある。

ということは、「赤いリンゴが転がっている」と一口に描写してしまったらウソなんだ。なぜなら、それは決して同時の現象ではありえなくて、〈転がっている〉瞬間の少し直前の〈リンゴ〉と、そのまた少し直前の〈赤色〉が、いまの意識のなかでひとまとめにされて「赤いリンゴが転がっている」ように錯覚しているだけなの。人間は同時にすべてのものを把握することはできないんだ。

目の前の事態（コト）を把握するには、どうしても時間差がある。だから、〈転がっている赤いリンゴ〉を正確に描写しようと思ったら、「いま目の前に転がっている物体があるんだけど、それはちょっと前にはリンゴであって、その直前には赤い色をしていました。でもいまはどうかはわかりません！」となるよね。

もっと言っちゃうとね、文字を読んだり、人の話した言葉を理解したり、そういうより高度な機能が関わってくると、もっともっと処理に時間がかかる。文字や言葉が目や耳に入ってきてから、ちゃんと情報処理できるまでに、すくなくとも0・1秒、通常0・5秒くらいかかると言われている。

だから、いまこうやって世の中がきみらの前に存在しているでしょ。僕がしゃべったことを聞いて理解しているでしょ。自分がまさに〈いま〉に生きているような気がするじゃない？　だけど、それはウソで、〈いま〉と感じている瞬間は0・5秒前の世界なんだ。つまり、人間は常に過去に生きていることになるんだ。人生、後ろ向きなんだね（笑）。

理解してもらえたかな？　つまり、見てるということは一体何なんだろうか。ほんとに人間は現実を見ているんだろうか。どう思う？

人間はたまたまこういう目をふたつ持って生きているけれども、でもね、たとえばもしそれが虫のような目だったらどうだろうね。虫は複眼だね。トンボの大きな目にはものすごく小さな目がたくさん入っている。あれだったらどう見えるか、どう感じるか。

魚眼レンズというのを知ってる？　魚の目を持っていたら世の中はどういうふうに見えるかな。考えたことある？　でも考えても答えはわからない。〈魚眼レンズ〉というのはあくまで人間が名前をつけただけで、ほんとに魚眼レンズのように魚が見えてるかどうかなんて、そんなのだれにもわからない。つまり、その動物にとっての世界とは、動物に固有のもので、動物の目や体や脳によってつくられた〈世界〉が、その動物にとって世界そのものなんだよ。そうやって考えると、ちょっとわかってくることがある。

2―10　目ができたから、世界ができた

最初にちらっと言ったんだけど、「目はものを見るためにあるのか」……多くの人はそう信じて疑わない。でも、ほんとにそう？　たぶん違うな。まず世界がそこにあって、それを見るために目を発達させた、というふうに世の中の多くの人は思っているけど。ほんとはまったく逆で、生物に目という臓器ができて、そして、進化の過程で人間のこの目ができあがって、そして宇宙空間にびゅんびゅんと飛んでいる光子（フォトン）をその目で受け取り、その情報を解析して認識できて、そして解釈できるようになって、はじめて世界が生まれたんじゃないか。

言ってることわかるかな？　順番が逆だということ。世界があって、それを見るために目を発達させたんじゃなくて、目ができたから世界が世界としてはじめて意味を持った。

もしみんなが魚の目を持っていたら、たぶん全然違った世界の解釈をしていると思う。ニュートンは人間の目を使って〈世界〉を観察して、「ニュートンの三大法則」をつくったわけだ。カエルだったらおもに動いているものしか見えなかったりするわけでしょ。そうしたら、カエルにとっては「ニュートンの法則」なんか成り立たない。カエルの目だったら「質量保存の法則」なんて無意味だ。そういう話。

ここから一気に、もっと深い話になる。いまついてきてる？　何か質問あるかな？

――いまのちょっとよくわからないんですけど、みんなわかるの？　先に目ができて、目ができたから、それで見えるように……。目という臓器ができたから、それに対応してまわりも、それに即して……。でも、世の中はあるわけですよね。

物質世界としては人間がいる前からきっとあっただろうけれども、こういうふうに見えているというのは、人間が勝手にこういうふうに見ているだけの話であって、違う動物の目を仮に移植されたらまったく違う世界がそこにあって、だとしたら、それはもう世界として違うんだよ。だって脳が世界を作っているんだからさ。

――質的に世界は同じだけど、見え方、見方が違うという……？

見え方が違ったら、脳にとっては別物だよね。だって、人間の心や意識はすべて脳が解釈しているわけだから、もはや質的に一緒とも言えなくなっちゃう。よく考えてみるとわかると思うんだけど、どう？　もう少し考えてみる？

たとえば、光の三原色ってあるよね。赤・緑・青の3種類の光さえあれば、世の中のすべての色はつくることができるってやつね。ブラウン管テレビの画面を虫メガネで拡大して見ると、「赤・緑・青」の画素がびっしり並んでいるのが見えるよ。ちなみに、人間が識別できる色の数は数百万色と言われている。すごいよね。

考えてみれば数百万種類もある色が、たった3つの光の波長に還元されちゃうんだから、光の三原色っておもしろいよね。この三色の原理って、ずいぶんと古い時代から人間はちゃんと知っていた。そして、後世に「生物学」が発達して、目という臓器に科学のメスが入ると、なんとまあ、その赤・緑・青の三色にまさに対応した色細胞が網膜から見つかって世の中の人は驚いたんだ。「三色の原理は生物もちゃんと知っていて、それに対応させて網膜を発達させたんだな。……人間の目とは、やはりうまくできているもんだなあ」と。

でも、それってそんなに驚くべきこと？　だってさ、ほんと言うとこれって当然なんだよ。光というものはもともと三原色に分けられるという性質のものじゃないんだ。網膜に三色に対応する細胞がたまたまあったから、人間にとっての三原色が赤・緑・青になっただけなんだよ。もし、さらに赤外線に対応する色細胞も持っていたら、光は三原色じゃなくなるよ。

つまり何が言いたいのかっていうと、赤・緑・青という電磁波のおよそ、555ナノメートル、530ナノメートル、426ナノメートルという波長の三色しか見えないから、世界がこういうふうにしか見えていないってわけ。たとえばだよ、もし、もっと長い波長のラジオ波なんかが目に見えちゃったりしたら、すごいことになっちゃう。ラジオ波はとても屈折しやすいから、つまり、まっすぐには飛ばないから、見える物がゆがんでしまう。建物の向こう側にいる人まで見えちゃう。そしたら、もう単純線形な物理法則は成り立たないね。

でも、実際の人間の目は、世の中に存在する電磁波の、ほんの限られた波長しか感知できない。だから、本来限られた情報だけなのに「見えている世界がすべて」だと思い込んでいる方が、むしろおかしな話でしょ。

その意味で、世界を脳が見ているというよりは、脳が（人間に固有な）世界をつくりあげている、といった方が僕は正しいと思うわけだ。

――→昔、ほかの人の目を自分に移植したら、たとえば赤が赤じゃなかったりするのかな、なんてことを思ってみたり、その人は「赤」と言っているけども、その人から見る「赤」と、自分が見てる「赤」というのは違うのかな、という疑問。

同じだという保証はないよね。その議論の場合は目を移植するんじゃなくて、脳を移植するってことだね……。だって目は実際に違うんだよ。男の人の100人に数人は「赤」が認識できないの知ってるかな。そういう意味で、目は移植したらたぶん違うふうに見えちゃうと思う。

でも、脳を移植したらどうだろう。我々は小さいときから「これは青だ」と教えられているから「青」というけれども、ほかの人にとってこれがいわゆる「私にとっての青」と同じ「青」なのかというのは微妙だよね。ほかの人にとっては「赤」に見えているかもしれないけど、その人も小さいときから「それは青だ」と習ってきたからこれを「青」という名前で呼んでいるだけなのかもしれない。

むしろ、他人と一緒だと考えない方がいいかもしれないよ。だからこそ、〈好きな色〉って人によって違うでしょ。ある人は「赤」が好きだし、ある人は「緑」が好きかもしれない。そういったところのバラエティが出てくるというのも、脳が一つひとつバラバラで、しかもほかの人とつながっていないからだという見方もできるよね。

2-11　視神経は半分だけ交叉《こうさ》している

さてと、ここからもっと深い話に入っていくよ。

これは僕自身に起こった本当の話なんだけど、何年も前にレクリエーションでバレーボールをやっていたときの話。トスされたボールをアタックしようとしたら、隣の人もそのボールを打とうとして、お互いぶつかって、僕は受け身を取れないまま体育館の床に頭から落ちたことがあるんだ。ひどく後頭部を打った。

意識は飛ばなかったんだけど、後頭部の左側を打ってホシが飛ぶぐらいの衝撃はあった。ただ、その場はそれで何も起こらなかった。

でも、次の日に朝起きたら右目が見えなかったんだ。想像してみて。もし、これが自分に起こったら、「これはヤバイな」って思うでしょ。もしかしたら頭蓋骨の中で出血していて……。しかも、左側の後頭部を打って右目が見えなくなった。これは何か大変なことが起こっているんだろうと、僕はあわてて病院に行った。

そうしたら受付の人が、これは救急だから急いで診察してもらわないとダメだと話を通してくれて、真っ先に総合病院の眼科の先生に診てもらえることになった。そしたら担当してくれた医者は「それはね、バレーボールとは何の関係もないです」って言うんだ。なんで？

冷静になって考えてみれば、その通り。ぜんぜん関係ないんだよね。なんでか、わかる人……？

人間の目はふたつあるね。脳も大脳は左右に大きくふたつに分かれてる。右半球と左半球。人間は左半身を右脳で、右半身を左脳でコントロールしていることはもう話したね。

大雑把に言えばそうなんだけど、いくつか例外がある。たとえば鼻は左側がそのまま左脳、右側は右脳につながってる。

んで、目はもっと特殊で、図34のようになってる。これはななめ上から見た図だね。

左目の網膜のうちの左側Aはそのまま左側の脳（X）とつながっているんだけど、同じ網膜のうちの右半分Bは中心線で交叉して、反対側の右脳（Y）に到達するんだ。そして、右目の網膜では、その右側Dは交叉しないでそのまま右脳（Y）へ、残りの左半分の右目網膜Cは交叉して左脳（X）に行くの。つまり、目の神経（視神経）のうちの半分だけが交叉する。これを「半交

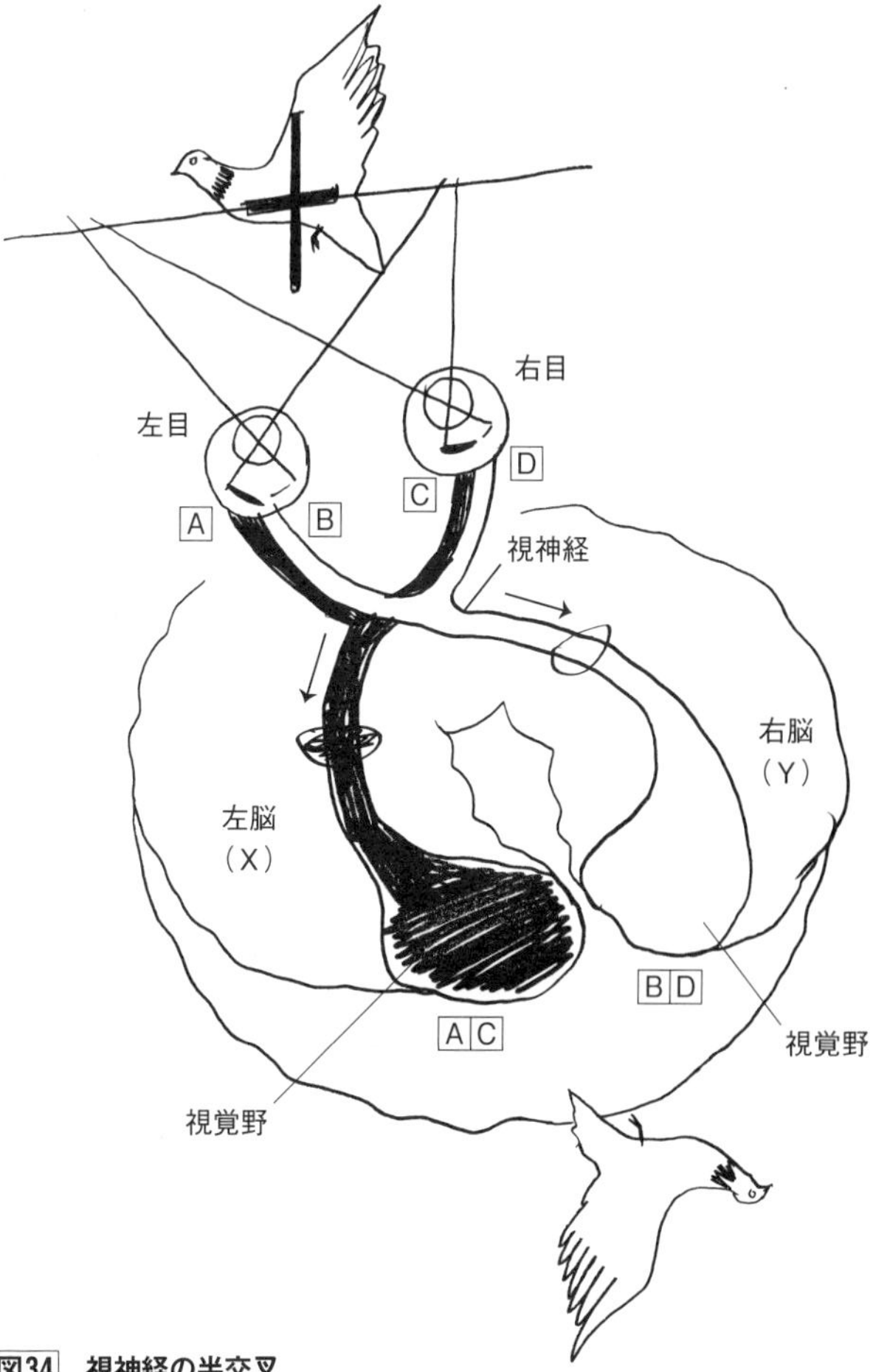

図34　視神経の半交叉

右目の網膜の右半分から出た視神経は右の脳へ、左半分は左の脳に向かう。左目の網膜から出た視神経も同じように左右の脳につながっている。言い換えると、左右の視神経の半分は交叉して反対側の脳に到達している。

叉」と言うんだけど。

つまり、どういうことかというと、僕らがものを見るとき、右目についても左目についても、左側の視界は脳の右半球で、右側の視界は脳の左半球がカバーしているということ。

それで、さっきの僕の話を思い出してほしいんだけど、僕は左側を打って右目が見えなくなった。脳がダメになったからといって、そんなことはあり得ないよね。お医者さんにあっという間に否定されてしまって、あのときはムナしかったあ。あんなに真剣に悩んでいたのにね（笑）。

僕の場合は、視神経が交叉する前の部分、つまり目そのものが悪くなって、失明してしまったわけ。だから右側の目だけが見えなくなったんだね。ちなみにこの病気は薬を飲んだら、数日のうちに治ったので、いまでは正常に見えてるんだ。

ところで人間の目は半交叉しているけど、動物によっては目の神経の全部、左右交叉していて、完全に右目が左脳、左目が右脳でコントロールされている種もいるんだ。たぶん立体視と関係していると思うんだけど、たとえば魚とか爬虫類《はちゅうるい》のような動物は全交叉だね。目が体の正反対についているからもともと両眼立体視する必要がないんだろうね。それから、カエルのようにオタマジャクシのときは全交叉で、成長すると半交叉なんていう奇妙な動物もいるんだ。

2―12 目が見えなくても「見えている」

んで、いまは目じゃなくて、脳の方の話をしたい。脳に障害が起こった患者の話。目の情報が大脳に入ってくる最初の到達エリアを「第一次視覚野」といったね。最初の視覚野。その片方がダメになっちゃった人の話をしよう。

たとえば、右脳の視覚野がダメになっちゃったとしよう。そうするとこの人はどうやって世界が見えるかな？

――→左側が見えない……。

そうだね。脳の視覚野の右側がダメになってしまうと、視野の左半分が見えなくなる。右側は正常に見える。実際に、そういう患者がいる。

その人でちょっと実験をしてみよう。「正面を見ていてください」とお願いする。この患者は右側はちゃんと見えるわけ。だから、その右側に赤いライトをパッと出して、「どこが光りましたか」と尋ねると、「ここです」と指すことができる。

逆に、左側に光を出しても、どこが光ったかはもちろん、光ったことにすら気づかない。「いまどこが光りましたか」と訊くと、「わかりません」とか「光ってません」と返事が戻ってくるわけだ。でも強引に「あてずっぽうでもいいからどこが光ったか指してみてください。カンでもる。

「いいので」と言うと、驚くべきことに、ちゃんと正しく光った場所をきちんと当てることができる。

目が見えてないのに、見えているかのように振る舞う。こういう現象を「盲視《もうし》(Blind Sight)」という。さらに、この患者は、単純に「どこが光った」という場所を当てるだけじゃなくて、もっと興味深い反応を示してくれたんだ。

まず最初にこの図を見せる。マンハッタンの高層ビルだ(図35-A)。そして次に左側の半分が壊れちゃった同じビルを見せる(図35-B)。患者にはそれぞれのビルの中心点を見ていてもらう。患者は右の視界しか見えないから、このビルは同じに見える。

実際に「どっちのビルに住みたいですか」って訊くと、患者は「同じだ」って答えてくる。でも、「まあ、そう言わず、どちらかを選んでくださいよ」と促すと、「こっちには住みたくないな」と壊れたビルを指さすんだ。見えてないのに!

──字も書けないんですか。

書けない。書けないし、読めない。でも、超能力でもあるかのごとく正解を選ぶことができる。つまり、この患者は無意識に何かを感じているわけだ。これがいったい何かというのはだいぶわかってきている。目の情報を処理するのはじつは第一次視覚野だけじゃないらしいんだ。

視神経は視床で乗り換えられるんだけど、その直前で枝分かれして、脳の真ん中へんにある「上丘《じょうきゅう》」という場所にも、目で見た情報が運ばれているんだ。そこを使っておそらく「見て」い

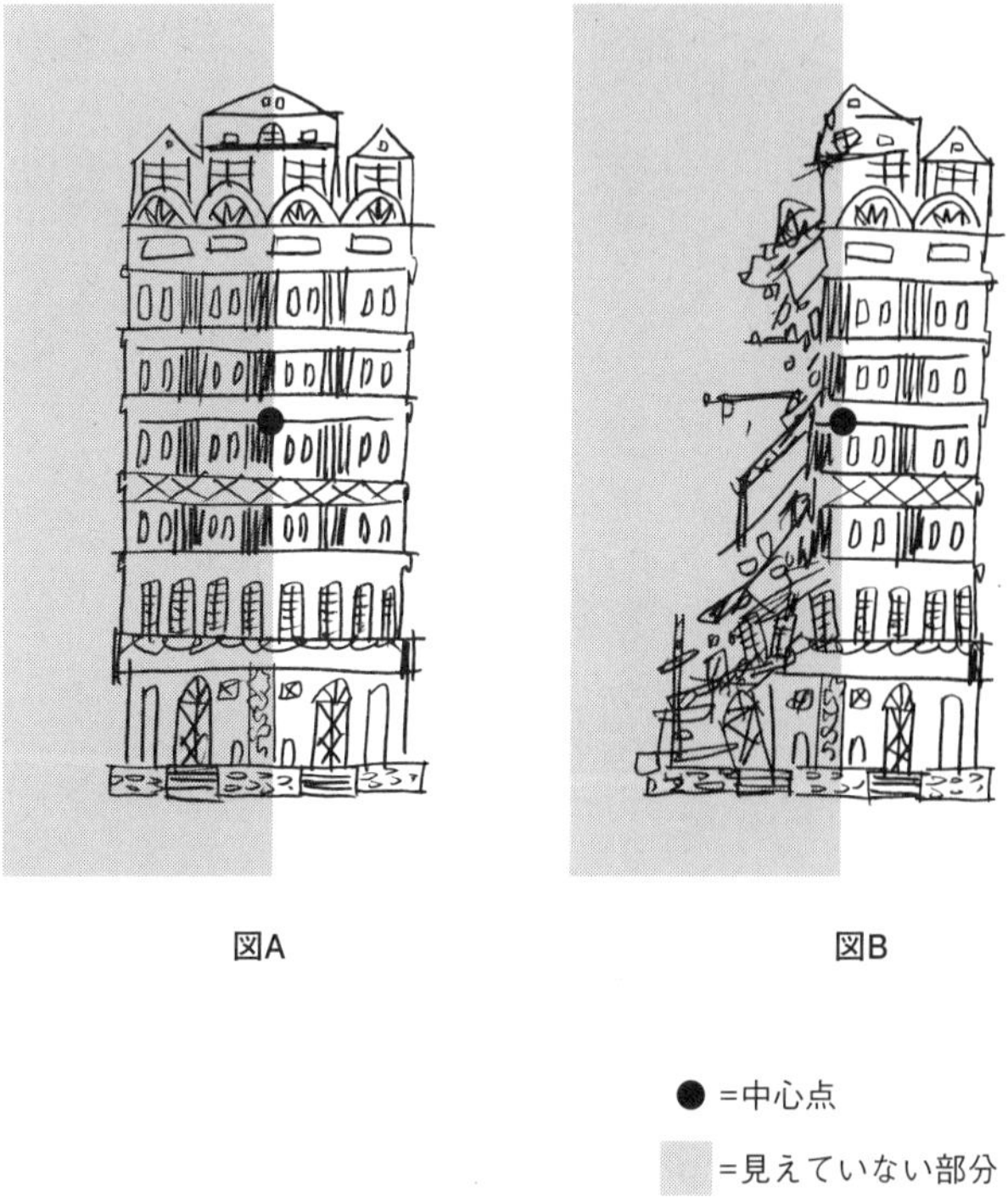

図35　盲視（Blind Sight）の実験

視界の左半分が見えなくなった患者に図A、図Bの絵を順に見せる。ビルの中心点を見ていてもらうので、どちらの図も壊れていない右半分しか見えていないはずなのに……。

る。

上丘（図36）で見ているものは意識の上には現れない。字が読めるほどは上丘の機能は発達していない。原始的なんだろうね。もしかしたら哺乳類になる前、動物がもっと下等で大脳皮質がほとんどなかった頃は、上丘でものを見ていたのかもしれない。だから、ここは単純に障害物をよけたりとか、どこで光ったとか、そういうのを当てるぐらいの（レベルは低いけれども重要な）処理能力を持っているということ。ただ、たとえば、さっきのビルの判断って感情でしょ。どっちのビルに住みたいかって、好みによる判断だよね。でも、この患者には意識上ではものが見えていない。これがひとつのヒントになるような気がするんだけどね。

ちなみに、上丘というのは、処理の仕方が原始的で単純だから、判断が速くて正確なんだ。たとえば、野球ではピッチャーが投げたボールがバッターにまで届く時間はざっと0・5秒くらいだ。一方で、ものや文字を見て判断するまでに0・5秒くらいかかるって説明したよね。つまりピッチャーの投げた物体が「白色をした硬式ボールで、時速約150キロでこちらに向かって飛んでいる」などと判断したときには、「時すでに遅し」で、いちいちそんな判断をしていたら三振してしまう。

実際、野球のボールやテニスのサーブなどの剛速球をどうやって打ち返しているのかとプロの選手に訊くと「何も考えていない。無意識だ」と答えてくる。これは上丘で見て、判断している証拠だよね。上丘がなければ、野球やテニスなんてスポーツは成立しないんだ。

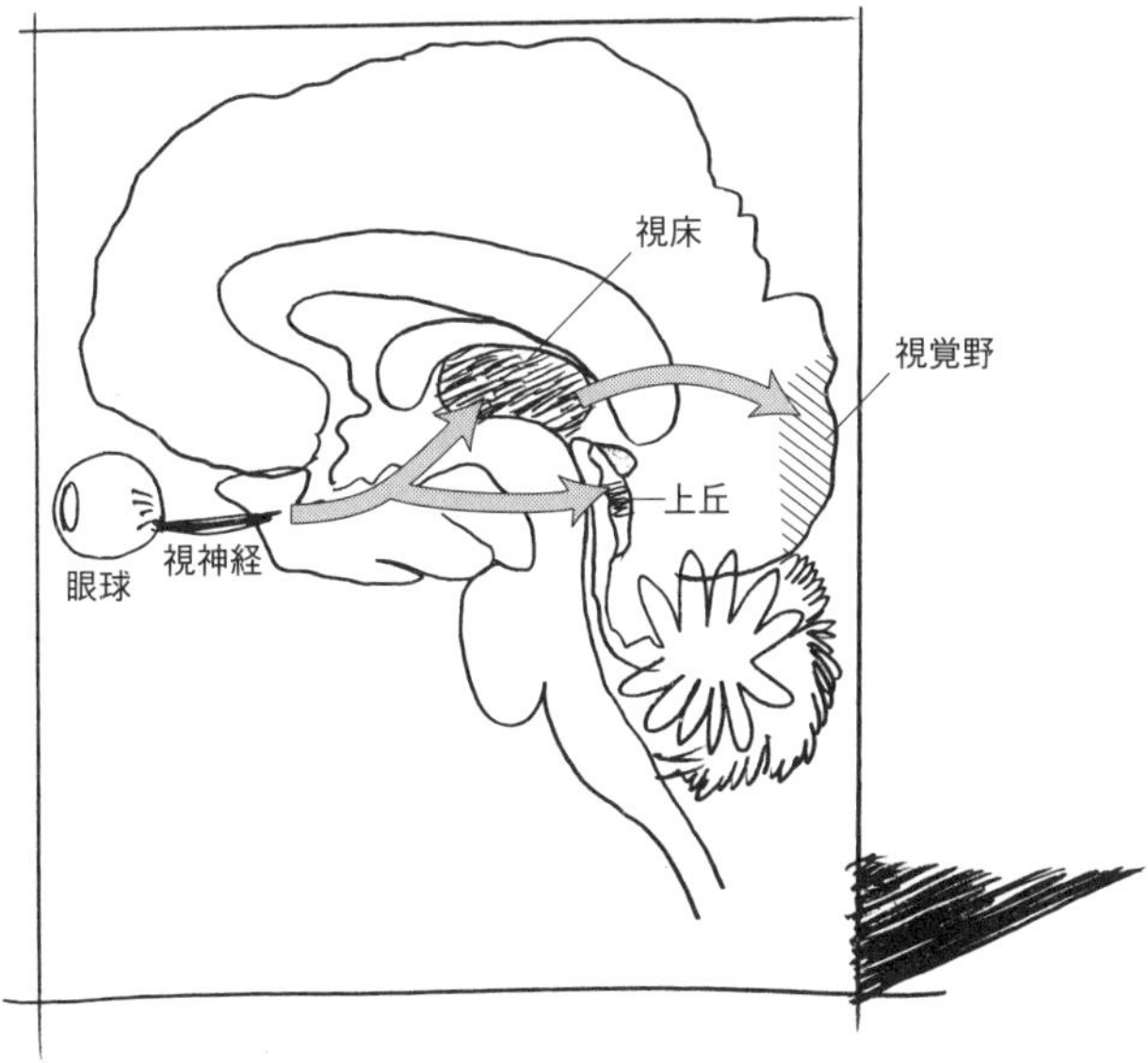

図36　**上丘**
視神経は視床の直前で枝分かれして、脳の真ん中にある上丘にもつながっている。

さらに、錯覚の話の時に、長さが違って見える棒を、いざつまもうとすると正確に指を広げるという話もしたけど、ここら辺の無意識による正確な判断も上丘が関係していそうなんだ。

2-13 「見る」ことは無意識

ところで、この盲視《もうし》という現象を手軽に疑似《ぎじ》体験することができるかもしれない。講義前に配った紙、みんな持ってるかな? これは盲点の実験だったね(図37)。

さっき講義が始まる前にちょっとだけ教えたけど、みんな、盲点の探し方、わかる? 両手で目の前の真正面に図37を持って、右目を閉じる。左目で黒いエリアのなかの白くて丸い点をじっと見る。そのまま本を持った手を前後に動かして(つまり本を顔に近づけたり遠ざけたりして)、左の黒い丸い点が消える場所を探すんだ。消えたところが盲点。だいたい顔から10~15センチくらい離れたところで消えると思うよ。さっき全員できたよね。

盲点というのが人間にはある。必ず視界には見えていない場所があるんだ。なんで存在するのかわかってる。外の世界がレンズを通して映される場所が網膜だけど、網膜には穴があるでしょ。これ(図16、52ページ)。視神経が集まって束になって出ていく部分ね。目の構造上、ここの部分だけは見えないんだ。盲点というのはちょうどここにあたる。だから左右の目に1個ずつ盲点はある。人間には左右それぞれ、正面から外側に角度10度くらいの場所が一部見えないん

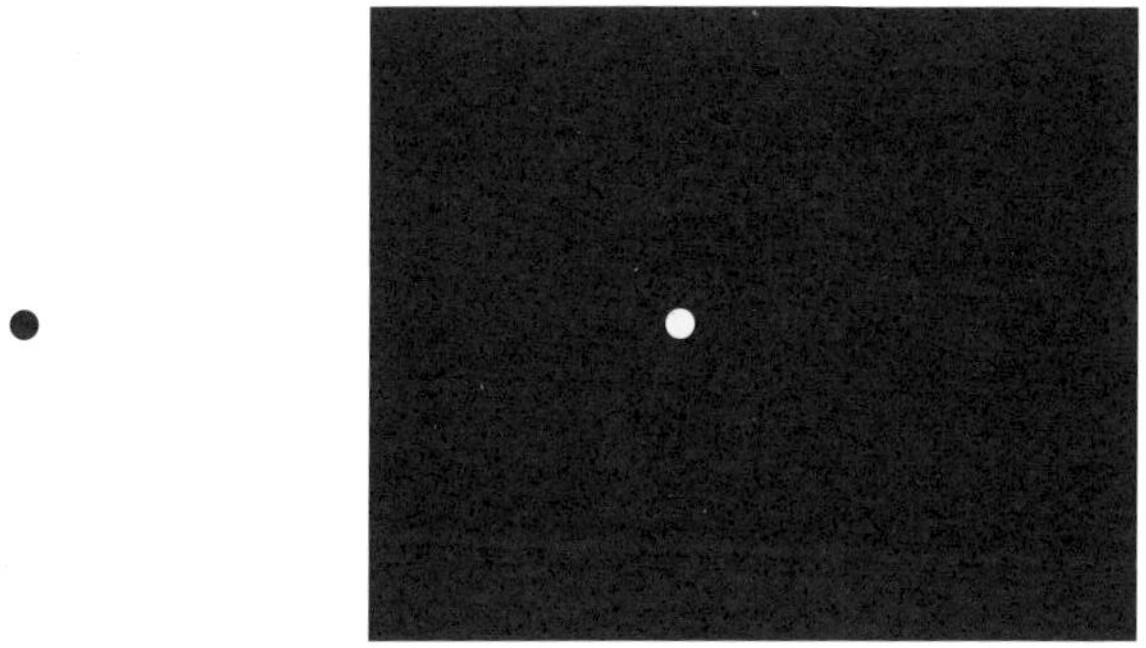

図37　盲点の実験
本を目の前に持ち、右目を閉じて左目で黒いエリアのなかの白い丸を見る。本を前後に動かしてみて、左の黒い丸が消えるところが盲点。

だ。さっきの実験で、実際に黒い丸が消えちゃったでしょ。

でも、これだけじゃおもしろくないんだな。何をしたいかというと、同じ図を上下逆《さか》さにして、左に黒い長方形が来るようにする（本を上下逆さに持ちかえる）。今度は右の黒い丸をじっと見て、黒い長方形のなかにある白い丸を消してみてごらん。

――→あれ、黒くなった……。

黒くなった人？　……全員なった。そうなんだね。人間には普段見えていないところがあるけれども、なんで気づかないか。

――→反対側の目が補っている……？

それもあるけど、でも、今の場合は片方の目を閉じて一方だけで見ても、ほんとは見えてない場所があるのに、気づかないでしょ。なんでかな。いまこれが黒くなったことがヒントだよ。

――→勝手に想像して……。

そう、勝手に想像してるんだ。まわりが黒いから、見えないところもきっと黒だろうと、見えない部分を埋め込んでいるんだ。最初に試したバージョンではまわりが白色だから、白で埋めた。実は、これは盲点だけの問題じゃないんだ。

網膜の上にはものすごくたくさんの毛細血管が走っている。だから、そこの部分は血管が邪魔になって当然見えない。あまりにも血管が太いとたまに影になって見えちゃう人がいるみたいだけど、普通は見えてない。それは、血管で見えていない部分に、周囲の情報を埋め込んでいるからなんだ。つまり、目に入った情報だけでは欠陥だらけなので、一生懸命脳がそれを補完している。これはすべて無意識の作用だ。

盲点のほかにもう一個例を挙げようか。さっき網膜の細胞には、光の強弱を感じる細胞と、赤・緑・青の色を感じる細胞があるという話をしたけれども、それぞれの細胞の密度は網膜の中で一定じゃないんだ。

光の強弱を感じる桿体《かんたい》細胞がもっとも密に存在しているのは、網膜の中心部分の周辺。この辺がもっともぎっしり詰まっている。それは理にかなってるよね。視野の中心のところが、一番見えやすいように細胞が並んでいるんだから。

この中心部分では隣の細胞との間隔はだいたい30マイクロメートルぐらいというから、そこから逆算すると、人間の目の空間解像度はおそらく0・1ミリメートルぐらいということになる。目の性能については老眼、近眼、いろいろあるかもしれないけど、網膜そのものは1ミリの10分の1ぐらいまでの距離差を見分けられる。そのぐらいの高密度でこの中心部には光のセンサーが並んでいる。そして、この光の強弱を感じる細胞は、網膜の周辺にいくにしたがってだんだん数が少なくなっていく。

でも、色を感じる細胞はもっとひどくて、網膜のごく中心に近いところで密度がもっとも高いのは同じなんだけど、周辺にいくと密度が下がるどころか、ほぼゼロになってしまうんだ。これは何を意味しているかというと、人間の見ている世界は視野の中心部のごく狭い範囲しか色が見えてないってこと。それ以外の場所は白黒に見えているんだ。そんなバカなって思う人……みんな？　でも、これは本当なんだな。

たしかに「だって、俺は視野の隅々《すみずみ》まで色が見えてるぞ」って思うでしょ。でも、この色は脳が埋め込んでいる色なんだ。だって、色を感じるセンサーがないから見えるはずがないんだよ。脳が色を補っているだけ。

これは簡単に実験で確かめられるよ。やってごらん。クレヨンを用意して、友達に椅子に座ってもらう。友達にはずっと正面を向いてもらって、視界の真横のほうで、赤でも青でも何でもいいから、色のついたクレヨンを見せて、「いま何色に見えた？」と訊いてごらん。視界の隅にあるやつはほとんど正解しないから。もっと視界の正面に近づいて来たら「あっ、赤だ」とわかるけどね。

でも、おもしろいことに、まず正面に赤のクレヨンを持ってきてから、徐々に横にずらして視界の隅の方に持っていくと、赤のままに見えるんだ。これはもう「赤だ」って脳が知ってるから、「赤」の情報を埋め込んでいるんだ。

――↓クレヨンだというのはわかるけど、何色かわからないということですか。

そう。クレヨンだというのは判別できる。光の強弱を感じる細胞はあるから、白黒に見えるんだ。

――↓途中で色が変わっちゃっても「赤だ」と思っちゃうんですか。

そうだね。目の情報としては白黒なんだけど、脳は赤だと感知しているということだ。

さて、今日、目の話を始める前に、だれかが「見る」という行為は、意識と無意識の中間だと言ってたよね。でも、どうだろう、こうして考えてみると「見る」というのはほとんど無意識の行為じゃないかって気がしない？　錯覚、盲点、時間の埋め込み、色づけ……。目に入った光をどう解釈するかというのは、この「私」が意図的に行っているんじゃなくて、あくまでも「脳」が行っている。「私」という存在は、その脳の解釈を単に受け取っているだけであって、脳が解釈したものから逃れることはできない。「見る」というのは結構不自由な行為だと思う。

いままできみらは「見る」というのは能動的な行為だと考えていたと思うけど、本当はどこまでも受動的な行為だというのがわかってきたね。そのせいで、錯覚のような不都合も起こるんだけど、でも、そうした脳の自発的な解釈のおかげで、たった１００万画素分しかない二次元の網膜を通して、三次元の世の中をスムーズに感知することができるんだ。

ここまでいろいろ話してきたけど、人間の行動のなかで意識してやっていることは意外と少なくて、見るという行為でさえも無意識だとわかった。こう考えていくと、人間の行動のほとんどが無意識かもしれないと想像できるよね。

2-14 表現を選択できること、それが意識

もっと話を進めちゃおう。じゃあそもそも「意識」って何だろうか。

ここで昆虫を考えてみようか。カエルでもいいや。カエル釣りやったことある人いる？ いないか……。それじゃあ、ハブに噛《か》まれたことある人いる？ いないよね。でも、ハブって知ってるよね。亜熱帯のアジア地域にいる毒ヘビ。

ハブというのは、動物――特に哺乳類が近づいてくると噛みつくんだ。やつらがなんで噛みつくのかといえば、それはたぶん威嚇《いかく》したり身を守ったりするためなんだけども、メカニズムを調べるとすごく単純だったんだ。温かいものを感じると、つまり赤外線を感じるとそれだけでガブッと噛みつくんだよね。

蚊に刺されたことある人いるね。蚊もそうなんだ。何となく温かいもの、温度と……。

――→二酸化炭素に反応する。

そう、二酸化炭素。あと、ノミだと酪酸《らくさん》にもたぶん反応すると思うけど、そういうものがあると勝手に寄っていって、あとは刺すんだ。

――→刺される人と刺されない人が……。

それはその人が分泌している成分の量の違いかな。蚊が好きな物質が多いか少ないかってこと

ね。

さっきのカエル釣りの話なんだけど、カエルって目の前を飛んでいる虫がいるとパクッと食おうとするんだよね。厳密にいうと、目の前にあるものが餌《えさ》であろうと餌でなかろうと、何かが目の前で動けばパクッと食おうとする。だから餌を使わなくても釣りができる。

んで、ここで訊きたい質問は、こういうハブとか蚊とかカエルの行動って意識だと思う？

——↓意識じゃない。

なんで意識じゃないの？

——↓判断できない、それが何であるとか。

そう、判断できないからだね。あれは意識というよりも、むしろ反射に近い。極言しちゃうと自動販売機みたいなマシーンと同じ。お金を入れてボタンを押せばジュースがポンと出てくる。その限りにおいては完璧だけど、でも、それ以外の表現ができない。

「飛んで火に入る夏の虫」というのはまさにそのことだね。火に入ったら死んじゃうとわかっているかどうかは知らないけど、でも、そういうふうに体がプログラムされちゃっているから、もう逆らえない。人間の〈ものを見る〉という行動も、そういう意味では反射だよ。さっき話した盲点とか色を埋め込んだりする仕組みもね。

ここで、じつはひとつ重要な結論にたどり着いたね。「意識」の条件の一番目は、いまだれか言ったね、「判断できること」——これだよ。これをもっと科学的な言葉で表すと「表現を選択できる」ってことだ。

自分が歩こうとしてもいいし、立ち止まろうとしてもいい。それは自分が行動の表現を選択していることだね。呼吸をしよう、あるいは呼吸を止めよう、そうやって表現を選択できることは「意識」の最低条件だ。

2-15 「クオリア」は表現を選択できない

今日の講義の最初のほうに話題に上がった「感情」というのもあったね。この「感情」ってやつはどう？ 「意識」かな。

――→無意識。

どうして？

――→感情を意識的に変えられない。

そうだね。つねられて痛かったときに、痛くないと思えと言われても、痛いものはしょうがない。悲しいことが起こったときに楽しくなれと言われても困るよね。きれいなものを見たときに、これは汚いなと思えと言われても、それは無理な話。

みんなも感動することってあるね。僕は音楽が好きだから、ベートーベンのシンフォニーを聴くと「おお、すごいな」って思うわけよ。えも言われぬ感動。それから、ゴッホの美しい絵を見たときの感動。ああいう感情というのも、「意識」の条件に明らかに反している。

世間では一般に感情にも広い意味で「意識」という言葉を使うかもしれないけれども、あれは英語で言うと"awareness"とか"consciousness"といったものに近くて、あえて日本語で言えば「覚醒状態《かくせい》」とか「覚醒感覚」ってやつだ。感覚としてそんな気持ちになるだけであって、その本体は、僕の定義では無意識、あるいはコントロールできないもの。

ここでせっかくだからちょっとカッコいい言葉を覚えておこう。これは使える言葉。「覚醒感覚」。つまり、音楽を聴いて、すごく美しいと思ったり、悲しい気分になったり、リンゴを食べておいしいとか、甘酸っぱいとか、そういう生々しい感覚のことを「クオリア」と言うんだ。「クオリア」というのは多分ラテン語で「質」という意味だと思うんだけど、英語ではクオリティ（quality）の語源になっている。

ここでいう「質」というのは、物質の〈質〉という意味ではなくて、ものの本質に存在するような質感の〈質〉。実体ではない〈質〉。美しいとか悲しいとか、おいしいとかまずいとか、そういうのをひっくるめて「クオリア」と言おう。つまり、僕らが世界を体験しているという実感、その感覚がクオリアだ。

いまの話の流れからすると、「クオリア」というのは表現を選択できない。リンゴが甘酸っぱいのはもうしょうがない。「脳」がそういうふうに解釈して、「私」にそう教えているから、もう、これは仕方がない。

2-16 言葉は意識の典型

「表現を選択できる」――これが意識の条件のひとつ目。意識の条件には実はあとふたつあるんだけど、何かわかるかな。

意識の表れのなかで、いちばん顕著な例はおそらく「言葉」だ。言葉というのは同じことを伝えたいときにも、いろんな表現を選択できるね。同じ内容を伝える場合でも、先生に対しては丁寧語でしゃべるし、友達に話すときにはもっとくだけた会話だし、そうやって表現を選択できる。言葉というのは、そういう意味で、「意識」のなかでもかなりランクの高いものだと考えられる。

だから「言葉」のもつ性質を考えていくことは、意識を考察するきっかけを与えてくれる。

いま、僕が黒板に「ミカン」「トカゲ」と書いた。なんで意味不明なこと書いてるんだよと思った人もいるかもしれないな。でも、よく見て。ふたつの単語には〈カ〉って部分があるよね。共通の文字がある。つまり、音として耳に入ってきた情報はまったく一緒なんだ。にもかかわらず、「ミカン」と聞いたときと「トカゲ」と聞いたときに思い浮かべるものは全然違うよね。これはしゃべるほうも、聞くほうもそうなんだけど。そう、この〈カ〉の意味を決めているのはその前後関係。

　ということは、〈カ〉という言葉を聞いた瞬間に、その前が〈ミ〉だったのか、〈ト〉だったのか、もしくはその後が〈ン〉だったのか、〈ゲ〉だったのかというのをしっかり覚えてなければ、この意味はまったくわからない。

　これは納得？　だから、意識には少なくとも、短い時間、情報を脳にとっておくための「短期記憶」が働いている。これが意識には必要なんだ。英語でカッコよく言うと「ワーキングメモリ（working memory）」。これがふたつ目の意識の条件だ。

　じゃあ最後、条件の3つ目はなんだろう。意識は表現を選択できることが重要だって言ったよね。選択できるんだけれども、その選択は根拠がなくてデタラメでもいいのかな。デタラメは意識かな？　たとえばある人がイエスかノーか答えなきゃいけないときに、答えをデタラメに選択しても意識？　それならば乱数表を使ってもできる。

　表現を選択できるけれども、いつもランダムに選んでちゃダメだよね。

　たとえばこう考えてみよう。いま目の前に分かれ道がある。片方の道にはヘビがたくさんいて危ないぞ、というのを、あるとき知ったとする。最初の選択はもしかしたらランダムだったかもしれない。でも、あるとき「こっちはヘビがいる、向こうはいない」というのがわかったときに、それでもやっぱり選択できるからって、いつもランダムに選んでいたら、これは意識とは言えない。乱数表を使っているのと同じになってしまうね。

　ということは、意識は選択の根拠をきっと持っている。その根拠というのは「現在の状態」や

「過去の記憶」に存在する。

──→経験とか学習とか……。

そう、その通り。

専門的な言葉を使うと「可塑性《かそせい》」という言葉がぴったりなんだけど、あんまりむずかしい言葉はいらないかな。まあ、でも念のため。「可塑性」というのは、過去の状態によって脳の状態が変わるということ。一回ひどい思いをしたから、そういうことはもうしないとか、そういうように脳の何らかの状態が変わることを「可塑性」という。

つまり、何か経験をする、その経験にもとづいて選択の材料にできるように、経験を糧《かて》にするんだ。脳は経験を価値判断の基準に仕立てるんだね。これも自己組織的な働きだけど、そこまで広げるとちょっと話がむずかしいか。まあ、いいや、もとい。

「意識」の典型が「言葉」。まさしく典型なんだ。言葉は表現を選択できる。短期記憶もある。これがないとミカンとトカゲはわからない。それから可塑性がある。子どもは新しい言葉を覚えていったりするでしょ。みんなだって学校の授業で新しい言葉を習ったら、それを使ってみようかなって意識して使えるようになる。

選択肢の幅が広がる。そうやって学習できる、記憶できる。これら3つの特徴がすべて言葉には備わっているから、言葉というのはまさに「意識」的なんだね。

1－表現の選択

2－ワーキングメモリ（短期記憶）
3－可塑性《かそせい》（過去の記憶）

いいかな。僕にとって「意識」の最低条件はこの3つってわけだ。

2－17　表情のパターンは世界共通

→ひとついいですか。表情って意識的なものですか、顔に表れる表情は。

いいこと言うね。表情は意識か意識じゃないかと言われると、呼吸と同じで、ある部分は意識なんだけど、たいていの場合は意識じゃないね。疲れたときは疲れた顔しちゃうし、悲しいときはどうしても悲しい顔になっちゃう。でも、会社で上司の前ではいつもニコニコしなきゃいけないとかっていうこともできる。だから、呼吸と同じで、意識と無意識の中間だ。

ところで、顔の表情にはあまり種類がないのは知ってる？

顔の表情にはあまり種類がなくて、パッと考えただけでも、笑ってるとか怒ってる、悲しい……喜怒哀楽、それに不安と嫌悪。基本カテゴリーとしてはこのくらいしかないんだ（図38）。いま言ったように顔の表情の選択はたしかにできるんだけれども、選択の幅はそんなに大きくない。

顔の表情というのは人間にだけしかないというのもおもしろい話だよね。実際、人の脳には顔

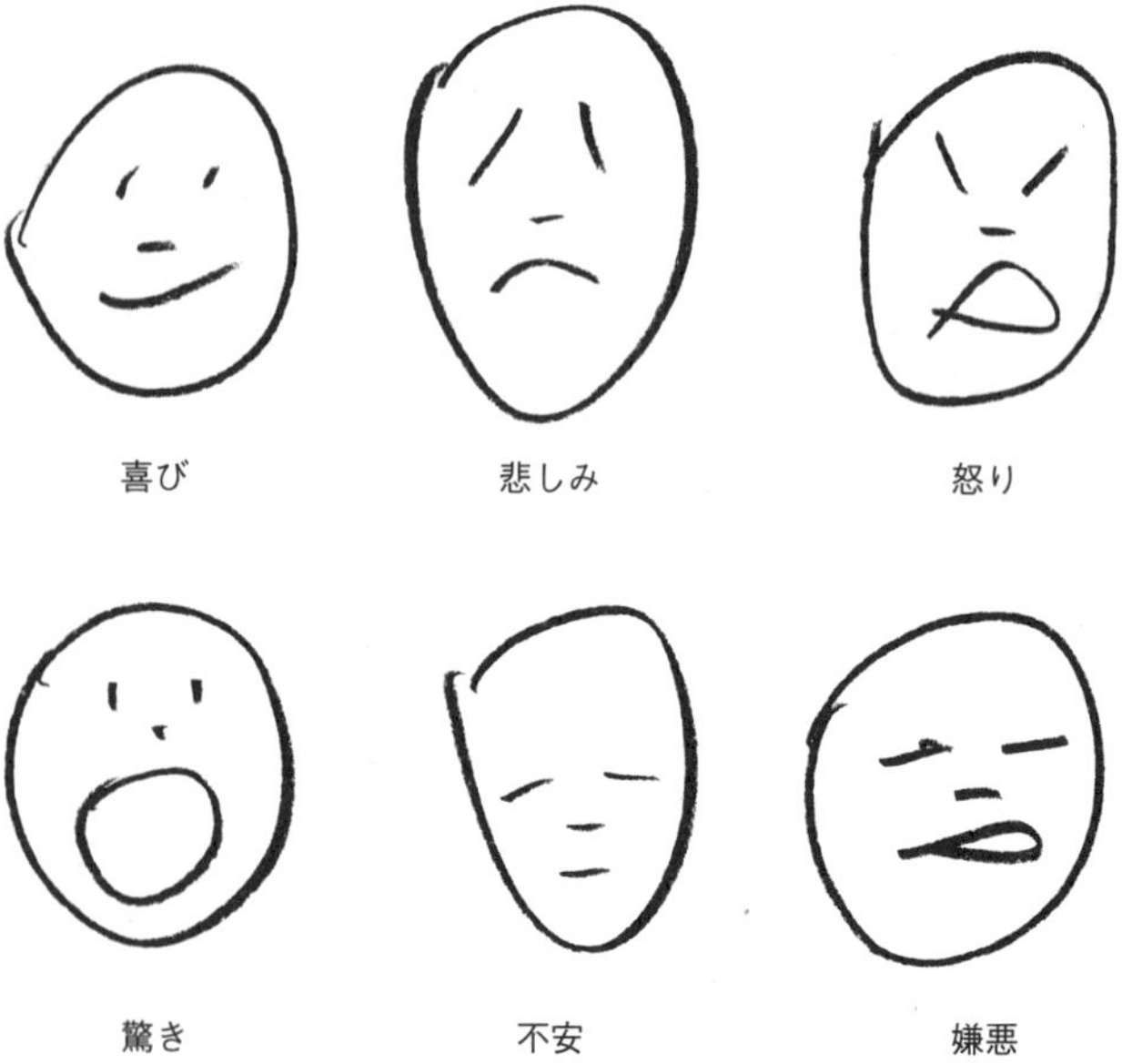

図38　表情の類型
人種や民族の違いとは無関係に、顔の表情にはあまり種類がなく、カテゴリーとしては図の6種類に分けられる。

の表情を専門に処理する部位があるんだ。もうひとつおもしろい事実はね、表情は人種を越えて世界共通なんだ。世界にはいろんな人種の人がいるでしょ。でもね、未開の地で外部の人と接したことのないような土着的な生活をしている人でも、たとえばドイツ人の笑っている顔は〈笑っている〉と感じるんだ。

これってものすごく不思議。だれからも教えてもらってないのに、人間の赤ちゃんはこの顔の表情を全部できる。おそらく顔の表情のパターンというのは、遺伝子に書き込まれている情報として持っているんだろうね、きっと。言ってみれば、人類共通の財産みたいなもんだ。

そういう決められたパターンのなかから、ある程度は自由度を持って選択できるので、顔の表情をつくるという行為のいくぶんかは「意識」の仲間だと言っていいだろうね。

2−18 人間は言葉の奴隷

ちょっとここで新たな視点から「意識」を考えてみようか。連想ゲームってあるよね。何か思ったことを何でもいいから浮かんだままに言っていく、みたいなやつ。「自由連想」と言うんだけど、フロイト［オーストリア／1856－1939］という人がこれを有効に治療に活用したことがあって有名になった。たとえばどうだろう……「夜」という単語があるね。「夜」といったら何を思い浮かべる？

↓暗い。

じゃあ、「暗い」と聞いたら何を思い浮かべる？　深く考えずに、ふっと思い浮かんだのでいいよ。

↓暗室。

「暗室」と聞いたら、何を思う？

↓寝ること。

「寝る」といったら、何が浮かぶ？

↓疲れる。

「疲れる」は？

↓運動。

「運動」は？

↓楽しい。

「楽しい」は？

↓食べる。

↓ケーキ。

あはは、いいね。いま「夜」から「ケーキ」まで行き着いた（笑）。こうやって連想させていくと結構おもしろいことがわかるんだ。言葉というのは実はそれぞれ単独で存在しているんじゃなくて、脳のなかで、ある単語とある単語は内容が近い、ある単語とある単語は意味が結びついているというふうに、グループ化されて、カテゴリー化されて、連合されて存在している。これは結構ポイントで、実際にいまみたいな連想ゲームを1000人に対して行ったアメリカの実験データが図39にある。

この場合、たぶんこのテストではスタート地点は「指」だったと思うんだ。「指と聞いたら何を思い浮かべますか」といったら、この1000人の統計結果によると、1000人中52％は「手」を思い浮かべた。「手といったら何を思い浮かべますか」といったら、「指」に戻った人もいるけど、「足」と答えた人もいる。じゃあ、「足といったら何？」というので一番多かったのは「靴」。

こうやってなんとなくモジュールのように、言葉は脳のなかでグループになっているんだね。そんな一種の標準的な連想のデータがここに載っているわけだ。んで、これをよく見て、ここで重要なことに気づいてほしい。

きみらは英語をしっかり習っているから何の疑問も持たないかもしれないけど、普通の日本人が「指」と聞いて次に「足の指」を思い浮かべるかなあ。「足」と聞いて、次に「脚」を思い浮かべる？

そう、これはアメリカのデータなんだ。つまり、この実験（アンケート）は英語で行われたわけ。このデータでは“finger”（指）と聞いたから“toe”（足の指）なんだろうね。“foot”（足）か

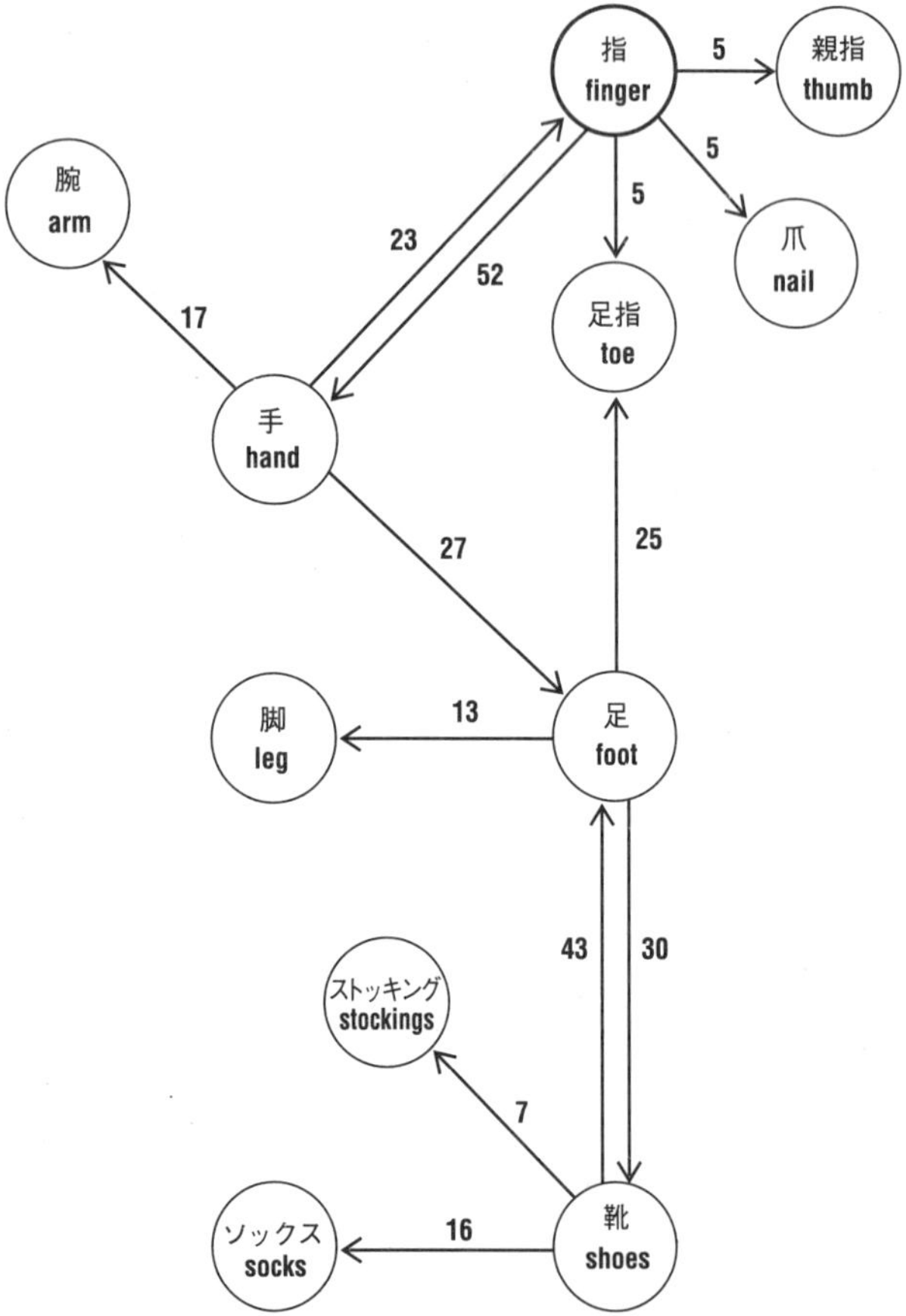

図39　自由連想の例
自由連想の実験データを模式化したもの。数字は男女の大学生1000人による単語連想の相対的頻度（%）。実験は英語で行われた。
Word Association Norms by Palermo, D., and Jenkins, J. J. 1964

ら "leg"（脚）に行っている。日本人だったら、これはありえない飛躍だよね。だって、日本語にはそれに対応する単語がないから。言語として存在しないものは連想しにくい。

連想ゲームというのは人間が自由に発想しているような気がしているけれども、意外や意外、その人がどういう言語を使っているかによって固く縛られちゃっているんだね。思考が束縛《そくばく》を受けてる。そんなことがこのデータからわかる。

「言葉」というのはけっこう厄介《やっかい》で、いまの例は自由連想だったけれども、私たちが普通に考えたり、想像したり判断したりすることは、多くの場合、言葉に依存している。チョムスキー［アブラム・ノーム・チョムスキー／米1928－］という言語学者は「言語を知れば、その国や社会の構造体系を知ることができる」なんてことまで言った。たぶんそのくらい人間は言葉の奴隷なんだ。

2－19　「ウェルニッケ失語症」

こういう例もある。失語症といって、言葉を使えなくなってしまう患者がときどきいる。失語症にはいろんなパターンがある。たとえば「ウェルニッケ野《や》」という場所が脳にある。微妙な位置だ。頭頂葉と側頭葉と後頭葉のちょうど中間あたりで、ふつうは左脳だけにある。そのウェルニッケ野がダメになってしまうと「ウェルニッケ失語症」という、言葉がうまくしゃべれない症状に陥ってしまう。言葉をうまく扱えないんだ。

いまから5年ぐらい前にアメリカの物理学者がまさにこのウェルニッケ失語症になってしまった。その人は物理学会賞を受賞するぐらいの優秀な物理学者だったんだけど、突然脳にトラブルが起きて、ウェルニッケ野が使えなくなって言葉がしゃべれなくなってしまった。

彼は見ているものは何かわかるけれど、でも、言葉をうまく操れない。無理をして言葉を搾《しぼ》り出しても、それはコマ切れで、とてもじゃないけど文章になっていない。しかも言っていることが意味になっていない。動詞や前置詞の順番もバラバラだし、意味をなさない単語が突然入ったりする。まるでアバンギャルドの象徴詩みたいな、そういう言葉しかしゃべれなくなってしまった。

と同時に、彼は仕事をするのも大変になってしまった。どういうことかと言うと、抽象的なことが考えられなくなってしまった。簡単な「1＋1」ぐらいの足し算だったらなんとかなったんだけれども、物理の難解で抽象的な概念が理解できないし、数式を操作できなくなってしまった。

こんな症例を目の当たりにすると、ものを想像したり、抽象的な概念を操ったりするのは、おそらく言葉に依存しているんじゃないかという気がしてくるよね。

この患者は本当に気の毒で、「何を飲みたい?」と訊いても答えられないんだ。「何を飲む」という問いに答えるためには抽象的なことを考えなきゃいけない。でも、そのかわり、「水を飲みたいですか」とか「ジュースを飲みたいですか」というふうに具体的に訊けばきちんと答えられる。もしくは、患者を冷蔵庫の前に連れていって、扉を開けて「どれを飲みたいか選んでください」というとやはり選べる。これも具体的な質問だよね。見えているものから選ぶわけだから。そういうことしか答えられなくなってしまった。

言葉というのは抽象的な思考、つまり「宇宙の果てはどうなっているんだろうか」とか「この音楽を聴いて感じた深い感動をどう表現しようか」とか「自己とは何だろう」とか、そういう具体性から離れた、抽象的なものや形而上学的《けいじじょう》なものを考えるのにいかに重要かということがわかるね。

もちろん言葉がなければ絶対ダメとは言ってない。いくつか例を挙げようか。ネズミを調べていてわかったことなんだけれども、ネズミの海馬《かいば》という脳部位に、自分がいまいる〈場所〉に反応する神経が見つかっているんだ。

つまり「僕はいまここにいます」というときにだけ反応する神経。純粋に場所に反応するということは、自分の体がこっちに向いていようが、あっちを向いていようが関係ない。つまり、目から入ってくる情報は無関係なわけだ。それどころか、部屋の照明を消して、手さぐりの状態でも「あっ、ここにいるな」とわかっているんだったら、その神経はちゃんと活動するのね。〈場所〉というのは抽象的だよね。ネズミにそういう場所に反応する神経があるということは、ネズミは言葉は持っていないけれども、抽象的な考え方が一切できないというわけではないことがわかるね。

2－20 「ミラー・ニューロン」の驚き

抽象的な思考を推定させる例はほかにもいっぱいある。有名な話だと「ミラー・ニューロン」というのがある。(2) 鏡神経。

これは何かと言うと、ちょっとしたハプニングで見つかったんだ。サルが実験椅子に座っている。実際には動かないように椅子に縛られている。そしてサルの脳神経の反応性を測定していたんだけど、その途中で研究者が休憩をとって、シャーベットか何かを食べてたの。

そしたら、研究者がスプーンを口に持っていくたびに、それを見ていたサルの脳で、ある神経が活動したんだ。その神経を詳しく調べてみたら、なんと、サル自身が何かを口まで持っていくときにも反応する神経だったんだって。わかる？

これは自分であろうと、他人であろうと関係なく、ある〈しぐさ〉に対して反応する神経だね。だから、ミラー（鏡）の神経という名前がついている。これも抽象的な概念だよね。

もうひとつだけ例を挙げると、２００２年だったかな、〈数字〉に反応する神経がサルから見つかったと報告があったんだ。(3) たとえば「２」という数字に反応する神経が見つかった。つまり、リンゴが２個ある、サルが２匹いる、何でもいい。とにかく「２」というものが目の前にあったときに反応する神経が見つかったというわけ。数というのもきわめて抽象的な概念だよね。こんな具合に、言葉がなくても、ある程度は抽象的なものを扱うことができる。でも、考えてほしいんだけど、「2」に反応する神経が見つかったからと言って、「17532」に反応する神経はあるか、と言われるとどう？　これちょっと考えにくいよね。

神経細胞は大脳皮質で140億もあるとは言われているんだけれども、でも、ひとつの神経に1個ずつ数字を割り当てていったら、いずれ容量はいっぱいになっちゃうでしょ。そう考えればわかるとおり、サルで「2」に反応する神経が見つかって、いくら抽象的な考え方ができるといっても、人間ほどはできないだろうな。やっぱり、サルには言葉がないからね。抽象的な考え方といってもかなり限られてくるんじゃないか。サルを見ていて「おれは何のために生きているんだろう」とか「そもそも自分とは何だろう」などと考えているようにはあまり思えない。そういうことができるのは、言葉が発達した人間だけなんだよ、きっと。

あ、いま僕は〈言葉が発達した人間だけ〉と言ったけれども、でも、こう言い切っちゃっていいかな？　ほかの動物に言葉はある？　あの動物、言葉がありそうだと思いつく人いる？

――↓犬。

2－21　ミツバチの「8の字ダンス」

犬。ワンワン吠《ほ》える、甘えたいときはキャンキャン鳴く。
――→オオカミの遠吠《とおぼ》えとか……。
オオカミの遠吠えとか犬の鳴き声って、たしかに表現が状態に応じて変化するよね。ほかに？
別に犬じゃなくたって、鳥だっていいよね。鳥の研究をしている人も結構いて、鳥の鳴き声には
シラブル、つまり、ある特定の鳴き声のパターンがあって、それを組み合わせて鳥の歌ができて
いるのね。それによって求愛行動をしたりとか、あるときには敵を威嚇《いかく》したりとか、そういった
ことをしている。
でも、もっと下等な動物でも……きみら知ってるかな、ミツバチの「8の字ダンス」って知っ
てる？
――→8の字に飛び回る……。
そう。ミツバチは巣から飛び立って、花に蜜を取りにいくでしょ。そして、いい蜜を見つけた
ら、巣に戻ってきて、8の字ダンスをして、どっちの方角の、どのぐらいの距離の場所に蜜があ
るかを仲間に教えることができるんだったね。
しかも、それが精巧にできていて、方角は8の字の向きで示せる。距離は、100メートルぐ
らいだったら8の字ダンスなんだけど、50メートルぐらいだったら楕円《だえん》ダンスを描いて、ほかの
ミツバチに伝える。こういうのってどうかな。言葉だと思う？　さっきの犬も含めて。
――→情報を伝えるだけだったら言葉じゃない……。

いいポイントに行きかけてるんだけどな、そこ……。

――→情報と意志を伝えるのはちょっと違うのかな。応用ができない。

応用ができない、うん、そうだね。そこら辺が重要なんだけどな。応用ができない、その通り。でも、ほかには？

――→表現方法が限られている。

その通り。

これは「意識」の定義に反するよね。ミツバチは蜜のあった方向を覚えているから、たしかに短期の記憶（ワーキングメモリ）はあるけど、でも、長期的な意味での記憶、つまり可塑《かそ》性《せい》はないよね。だって、8の字ダンスってだれかに教えてもらったわけじゃないでしょ。生まれたときから遺伝子にそう書かれているんだ。そして、何より重要なのは表現を選択できないということ。ミツバチの8の字ダンスは、ある方向のある距離に蜜があったら、もう8の字しか描けない。ほかの方法では伝えられない。

さっきの鳥の鳴き声もそう、オオカミの遠吠えもそう。あるパターンのときには必ずそれしかできない。ほかの選択ができない。そういうのは言葉というよりは、僕に言わせれば、単なる「信号」だよ。シグナルだ。言語というのは、信号を超えたもっと高度なものでしょ。

テレビなんかで見たことあるかな。言葉を操るチンパンジー。チンパンジーというのは一番人間に近い動物で、根気よく教えると100くらいの単語を覚える。でも、文法はできない。むずかしい文法は人間みたいに操れない。人間だったら4歳児でさえ3000近くの言葉を文法に則《のっと》って使ってるんだよ。

しかも、言葉を操っているときのチンパンジーの脳の活動の様子を見てみると、人間が言葉を操っているときのパターンと全然違う。つまり、人間が言葉を操っているような感じでは、チンパンジーは言葉を操ってないんだ。

もうひとつ重要な点がある。サルは人間が意図的に言葉を教えなければ絶対に言葉を覚えないということ。サルたちは自分たちのコミュニケーションの中でシグナル（信号）は使うけど、もっと高度な言葉を生み出したりしないんだね。つまり、人間に教えられた、ある意味で不自然な状態にならないとサルは言葉を覚えない。

そう考えると、言葉の能力というのは人間が特別に編み出した独特の能力だとわかるよね。人間だけが言葉を操ることができる。これを、もう一歩踏み込んで考えてみると、人間には言葉があるから、抽象的なことをスラスラと考えられるようになったともいえるわけだ。じつはこれが次回の講義のテーマのひとつ。「脳はどうして抽象的なことを考えるのか」。

今日最初に出した宿題を思い出してもらっていい？　いろいろ単語が並んでいたね。何分か経ってから、新たなリストをあげて、「さっきの表に入っていた単語はどれですか」と訊いたら、みんな「甘い」だと思ったね。このことと、いままで話してきたことの関連が、わかる？

みんなが「甘い」というのを選んでしまったのはなぜかな？　実際には最初のリストの中に

「甘い」という単語はなかったにもかかわらず、プリンとか砂糖とか「甘い」ものがたくさん目に入ったから、ここにあるのは「甘い」ものだと汎化《はんか》（一般化）したんだね。

みんなの脳が抽象的な思考をいつのまにかめぐらせてしまい、無意識のうちに「甘い」と思い込んだ。それは言葉あるゆえになんだけれども、そもそもなぜ人間はそういった抽象的な思考をしなければいけなかったのか……。「しなければいけない」ということはないか。サルはなくても生きているからね。じゃあ、抽象的な思考をすることの利点は何なのか、という話を来週しようと思う。

2－22　無意識に口にすること

それとは別に、今日はもうちょっとほかの路線で考えてみようか。

さっき、言葉は〈意識〉の典型例だって話をしたよね。まあ、たしかに意識だろう。でも、「どこまで自由な意志によって言葉が発せられているか」というのは、どう思う？

言葉は〈自由に選べる〉って言ったよね。たとえば、何かに感動したとき、きみらは「すげぇー！」と言ったり、「マジかよ」と言ったり、いろいろ言い方があり得るでしょ。選べるよね。でも、自由に選べるけれども、それってどう？　感動したときに「すげぇー」と出てくるのって意識？　いろいろと可能な表現方法をあれこれ比較して、「よし、今回は『すげぇー』を使って表現してやろう」とかって考えてしゃべってる？　まさか、そんなことないよね。ほぼ無意識に「すげぇー」と言ってるよね。いろんな選択があるにもかかわらず、たぶん、ほとんどの場合は無意識に言っている。

いま実際に僕はこうしてベラベラしゃべっているけれども、話し言葉には1秒間にだいたい2文字から5文字ぐらい入っているらしい。これをいちいち、次は〈あ〉と言おう、次は〈い〉と言おうと考えていたら、こんなふうにスラスラしゃべれるはずがない。となると、僕はさっき「言葉は自由意志の表れだ」と言ったけれども、必ずしもすべてが意識でコントロールされているとはちょっと言いにくいよね。むしろ、「反射」に近い部分もある。

そうすると、人間にとってもっとも象徴的な高次機能（意識）を生み出す泉だと思われている「言葉」ですら、その多くの部分では意識ではないんじゃないか、と考えられる。言葉でさえそうなんだから、ほかの機能はもっと意識ではない（つまり反射とか無意識である）ことになる。

もう一回改めてみんなに質問しよう。人間の行動のなかでどこまでが意識かな。これが今日の最後の話題。

悲しいから涙が出てくる、これは明らかに無意識だね。まあ、がんばれば涙を止めることはできるかもしれないけども、基本的には無意識だ。僕らは風呂からあがったら服を着るね。ボタンをはめる。これもボタンをはめようと思ってはめているかもしれないけど、ほかのことを考えても、ほかの人としゃべりながらでもボタンをはめられる。手はほとんど無意識に動いている。

歩くといっても、歩き方とかいちいち考えてないでしょ、右足を出しながら同時に左腕を出して、そして次に……とかどうのこうのって。最初に「歩こう」という意志はあったかもしれないけど、一回始めちゃえばほとんど無意識だよね。そうやって考えると、人間の行動のなかで、どこまでが意識なんだろう。

恋愛なんかどうだろう？　たとえば人を好きになっちゃうってコントロールできる？　だって、きみの前に女の子をひとり連れてきて、「その人のことを好きになれ」って強引に命令されたって、無理なものは無理だし、好きになっちゃうのはしょうがないでしょ。

世間では〈恋〉というものは人間の行動ではとりわけ崇高《すうこう》なものとして扱われていて、古来多くの人が詩を書いたり、絵を描いたりと、芸術の対象にしてきた。その「恋愛」ですら、おそらく意識のたまものではない。

たとえば、付き合っている彼女に「私のどこが好きなの？」「なんで好きになったの？」と訊かれても答えられるわけない。だって無意識なんだからさ。「ただ、なんとなく」って答えるしかない（笑）。

これをもっともっと突き詰めた究極の実験があるので[4]、それを最後に紹介しておこう。

2-23 自由意志と脳の指令

意識を測定するためには、人を椅子に座らせて、ボタンを与えて、「好きなときにボタンを押してください」という実験ができるね。つまり、ボタンを押そうとしているときの脳の活動を測ればいい。

好きなときにボタンを押すんだから、これは明らかに自由意志でしょ? だから、普通に考えると「ボタンを押そう」という意識が現れて、それから手が動いて「ボタンを押す」という行動になると予想できるよね。研究者のだれもが実際にそう思ったの。ところが、答えは違ったんだ。「好きなときにボタンを押す」という、もっとも単純な行動が、なんと自由意志じゃなかった。

脳波をモニターしながら脳の活動を調べると、答えは先に「運動前野」という運動をプログラムするところが動き始めて、それからなんと1秒ほども経ってから「動かそう」という意識が現れたんだ。つまり、脳のほうが先に動き始めようとしてたってこと。

――→その「動かそう」と思ったのは無意識なんですか。

ということになるよね。だって、「動かそう」と思った瞬間には、もうとっくに動く準備を脳は始めていたんだから。この実験ってもっともシンプルだよね、「好きなときに押せ」っていうんだから、これ以上単純な意識の実験はありえない。そんな行動ですらもなんと無意識にスタートしている。「動かそう」と脳が準備を始めてから、「動かそう」というクオリアが生まれるんだ。あ、厳密にいえば、「動かそう」ではなくて「『動かそう』と自分では思っている」クオリアだ。だって、体を自分の意識でコントロールしているつもりになっているだけで、実際には違うんだから。つまり、自由意志というのはじつのところ潜在意識の奴隷にすぎないんだ。

こんな事実から、クオリアというのは脳の活動を決めているものではなくて、脳の活動の副産物にほかならないことがわかる。「動かそう」というクオリアがまず生まれて、それで体が動いてボタンを押すのではなくて、まずは無意識で神経が活動し始めて、その無意識の神経活動が手の運動を促して「ボタンを押す」という行動を生み出すとともに、その一方でクオリア、つまり「押そう」という意識や感覚を脳に生み出しているってわけだ。

もっとも原始的な人間の感情は「恐怖」。「恐怖」というものは、動物の脳のなかに古くから存在した。「喜び」や「悲しみ」よりも「恐怖」のほうが起源が古い。理由はわかるよね。動物は危険なものを避けなければいけない。それは生死にかかわる重要な問題だ。だからこそ、動物は「恐怖」という感情を進化の過程で最初につくり上げた。

「恐怖」という感情を生み出すのは「扁桃体《へんとうたい》」という脳の場所。そこが活動すると、動物は「こわい」と感じる。つまり扁桃体は、以前こわい体験をした場所には行かない、危険な行動は避けるという記憶を脳に植えつけるために重要なんだ。その記憶をもとに動物は次回からは危険な場所を回避する。

それは簡単な話。生物の行動プログラムの多くはこのパターンだけでできている。

2-24 「悲しいから涙が出る」んじゃない

んで、重要なことはここからなんだけど、扁桃体が活動していれば危険を回避できる。でも、扁桃体の活動には「こわい」という感情はどこにも入っていない。扁桃体そのものには感情はない。クオリアはここには存在しない。クオリアはこれとは別の脳の経路で生まれるようなんだ。つまり、扁桃体が活動して、その情報が大脳皮質に送られると、そこではじめて「こわい」という感情が生まれるわけだ。

ここら辺はややこしいから、もう一回言うね。扁桃体が活動するとたしかに恐怖が生まれる。でも、この「こわい」という感情は扁桃体ではなくて大脳皮質で生まれる。でも、扁桃体はこれとは別に、記憶力を促進したり、メモリを強固にしたりという、そういう影響力を持っている。だから、扁桃体を刺激すると、その瞬間の記憶の素子《そし》は強まる。それと同時に「こわい」という感情が別経路で生まれる。つまり結論はこうだ。動物は「こわいから避ける」んじゃなくて、「こわい」かどうかとは無関係に、単に扁桃体が活動したから避けているだけなんだ。この違いってわかるかな。

前回の講義の質問に答えて言うと、「悲しいという感情を引き起こすような神経を刺激すると涙が出るのか？」というのは、科学的な説明としては間違いで、おそらく「悲しみ」を感じさせる〈源《みなもと》〉になる神経細胞がきっとあるんだろう。そこが活動すると「涙が出る」という脳部位に情報が送られる。でも、その涙の経路と「悲しい」というクオリア自体はたぶん直接の関係はない。つまり、悲しみのクオリアが涙を誘発しているというのは、ちょっとニュアンスが違う。悲しみとはクオリアにすぎないんだ。つまり、神経の活動の〈副産物〉でしかない。

もっと言っちゃおう。クオリアとは〈抽象的なもの〉だよね。「こわい」とか「悲しい」とかって、抽象そのものだ。今日の講義のテーマでもあったけれども、〈抽象的なもの〉は言葉が生み出したものだったね。たぶん、クオリアもまた言葉によって生み出された幻影なんだと思う。

ここで言う、幻影とは〈実在しない〉って意味じゃないよ。クオリアはたしかに存在する。幻覚や夢と同じ。幻覚や夢は実在するでしょ。夢の存在を否定する人はいないよね。みんなも見たことあるでしょ。夢という〈視覚体験〉は脳のなかに存在するんだ。それと同じことで、クオリアも明らかに存在する。でも、喜びや悲しみっていうやつは言葉の幽霊なんだろうね。

あれ、みんな静かになっちゃったけど、大丈夫かな（笑）。

納得できないとか、こういうのはどうなの……っていう質問はない？

——植物に心はないんですか。

植物には心はないだろうね。だって植物には神経がないから。もちろん、僕は植物になったことはないから植物の気分はわからないけど、でも、まあなさそうだね。

2-25 「恐怖」の感情がなくなったら

——→扁桃体を失った人というのはいないんですか。

いる。それに動物でも実験できるね。扁桃体《へんとうたい》を失うと「恐怖」の感情がなくなっちゃうね。どうなると思う?

たとえばイヌとサルは仲悪いよね。「犬猿《けんえん》の仲」という言葉もあるくらいだ。実際、サルはイヌに近づかないんだけど、扁桃体を取っちゃうと平気でイヌに近づいていくようになる。もう、こわくないんだろうね。

それから、サルはヘビをとてもこわがるんだけれども、扁桃体がないサルは手で取って食べようとする。もちろん噛まれる。でも、そのサルは「ヘビのこわさ」を学習できないので、次の機会にはまた食べようとする。こんなことからも「こわい」というのは生命にとって重要な感情だということがわかるね。扁桃体がなくなると「こわい」という感情がなくなって、動物の本能がむき出しになっちゃうんだ。この場合は食欲がそのまま表れてきて、普段だったら決して食べないヘビまで食べようとしちゃう。こわくなければ何でも食っちゃうんだな。

サルがイヌに近づいちゃうのも、じつはただ近づくのではなくて、イヌと交尾を始めようとしちゃう。性欲がむき出しになるんだね。対象はもう何でもよくなっちゃう。扁桃体がないと、サルは欲求のままに動く。

ある研究者がネコの扁桃体を破壊してどうなるか調べたんだ。実験動物だからしばらくは実験用に飼っておくでしょ。扁桃体を破壊したネコを4匹、同じ檻《おり》のなかに入れておいたら、もう目も当てられない光景になったと言う。みんな性欲がむき出しだから、相手がオスでもメスでも関係ない。そんな感じで、扁桃体という脳部位は研究対象としてはなかなかおもしろい。

——↓扁桃体というのは感情と理性も扱っているんですか。

理性が何かというのがむずかしいところなんだけども、この例から考えると、扁桃体がなくなって「こわい」という恐怖の感情が消えると、本能がむき出しになるんだよね。ということは、「理性」というやつは、扁桃体によって形成されたものだという解釈も可能だね。言い換えると、動物には「本能」の欲求がまずあって、それを「恐怖」によってがんじがらめにした状態が「理性」ということになるかな。

「恐怖」じゃなくても、ほかの感情でもいいんだけどね。人間だったら「恥ずかしい」とか、「気の毒だ」とかね。

あれ？　いまのはレトリックが少しおかしいな。「扁桃体→回避」、この矢印の向きはたしかに正しいね。でもこの関係には〈感情〉が生まれる余地はない。つまり「こわいから避ける」のではなくて、「扁桃体が活動するから避ける」と言うべきなんだ。つまり、「恐怖」によって「本能」を抑えつけたんじゃなくて、扁桃体の神経活動によって「本能」を抑えつけた、と言うべきだね。この因果関係を間違えちゃいけない。扁桃体は「恐怖」を生み出すけれども、「恐怖」が「理性」を生み出しているんじゃないんだね。

——じゃあ、「こわい」という細胞だけ壊しても、回避することはできるんですか。

それはね……いまのところ、そういう実験はできてない。

つまり、扁桃体と回避をつなぐ神経回路はある程度わかってるけれど、扁桃体と「こわい」という感情をつなぐ回路はよくわからないんだ。もちろんクオリアは大脳皮質で生まれるんだろう。一方、扁桃体というのはもっと生命の根源に近いところ、大脳皮質よりも脳の内側の場所にあるんだ。んで、いまの質問は扁桃体とクオリアをつなぐ回路を切っちゃったら、この動物は「こわい」かどうかを感じずに学習できるか……ということを訊いてるんでしょ。

もちろん、人間でそんな荒っぽい実験はできないよね。だから動物でやらなきゃいけないんだけど、でも、そこにはおっきな問題があって。だってね、動物は「こわい」と言わないんだよ。しゃべらないから。だから、その回路を切っちゃって、それで学習したとしても、その動物が「こわい」と感じているかどうかは、永遠にわからないんだ。会話ができないから。それに、「こわい」という感情そのものは、おそらく人間の言葉によって生み出されているクオリアだろうしね。

——↓じゃあ、人間でやったら、どうなるんですか。

僕の仮説としては、恐怖感情と恐怖記憶は分離できると思っている。

——↓たとえば高いところに行っても「こわい」とは思わない。

でも、その人はもうこわいところには行かない、とかね。うん、あり得ると思う。

——↓扁桃体って経験によっていろいろ蓄積されているわけですね、何が危ないかという基準が。

おっと、その質問、ちょっと待って。するどい。でも、話がややこしくなっちゃうな。

2—26　扁桃体は大脳皮質のコーチ

記憶を蓄える場所は大脳皮質なんだよね。回避する行動パターンとか、そういうのは大脳皮質に蓄えられるんだ。扁桃体自体にも多少情報は蓄えられるけれども、基本的に扁桃体は大脳皮質のコーチとかトレーナーだと思ってもらったほうがいい。「こういうパターンはこわいから気をつけなさいよ」と大脳皮質に警告を送るだけ。そのパターンはたいていは大脳皮質に蓄えられている。

——↓高所恐怖症ってその人の想像にすぎないんですか。落ちたことがないのに、高いところがこわいというのは。

それはわからないな。ただひとつ言えるのは、生まれたばかりのヒヨコを高い台に置くと、やっぱりこわがる、すくみあがるんだよ。

僕の実家は犬を飼っていたんだけど、まだ飼い犬がちっちゃかったとき、急な坂道を自分でトコトコトコと上がっていっちゃった。いざ、そこで振り返ってみると、もうこわくて下りられなかった。そういうのを見ると、高所をこわく感じるという感情は、たぶん生まれながらにして持っているんだろうね。
→「こわい」という感情は動物は持ってないんですか。
僕が想像するに、たぶん持っている。ただ、感情の多くは、つまりクオリアの多くは言語の産物だろうから、人間ほど豊かな感情は持っていないと僕は考えている。
→さっきの説明を伺っていて、扁桃体を切る切らないにかかわらず、「こわい」という感情を動物は持っていない、と思ってしまったんですけど。
いや、そうではなくて、動物だと検証しようがないと。言葉をしゃべってくれないから、「俺、こわいよお」と言ってくれないという意味。
→ホントかウソかわからないけれども、動物も悲しいと涙が出るって聞いたことがあるんですけど、扁桃体は「こわい」という感じで、それと同じようにたとえば「悲しい」という感情は、扁桃体じゃなくて別に場所があるんでしょうか……。
「悲しい」という感情のメカニズムはわかっていないんだ、じつは。でも、きっと脳のどこかにあるはずだよね、悲しみの脳部位って。でも、ここでも神経の活動と感情は分けて考えるべき。

感情があるのは間違いない。僕らは現にいきいきとした感覚のなかを生きてるからね。でも、先ほど例を挙げたことからもわかるように、感情があるから動いているというよりも、感情より先に体が反応しちゃう……。

→扁桃体みたいなものがあって、それが主導して……。

そう、何かがあって、ということだね。

あ、感情が脳の副産物だからといって、何も役立たずの無用なものだと主張してるわけではないよ。感情があるということは、明らかに人間の世界観に色彩を添えたり、他人の感覚を想像したり共感したりと、きっと役には立ってる。役には立ってるんだけれども、でも、感情というクオリアは脳の活動をダイレクトには決定していないと考えたほうがいいということだ。

2—27　脳の構造は先天的か後天的か

→ちょっと質問をしたいのですが、ほかの動物、たとえばイルカの脳を人間に移植することはできるのでしょうか。免疫システムを破壊して、無菌室で、まだ胎児の間に脳を移植して神経組織をちゃんとつなぐ……、そんなことは理論上できるんですか。

うーん、いつかできるかもしれないな……。でも、そういうことやる人いるかな。

→そういうことをやってみた人がいないとしたら、何か問題があるのですか……。

技術的な面を別にすれば、多くは倫理上の問題だろうね。だって、胎児にだってきちんと〈人権〉を認めようってことになっているでしょ。つい先週もアメリカで、医者の忠告を無視して「お腹に傷跡を残したくないから」と帝王切開を拒んだせいで、お産の時に胎児を死なせてしまった女性が「殺人罪」で起訴されていたよね。

→クローンはまだ大丈夫なんですか。

クローンで脳をつくって、ということ？

→いや、クローン羊のドリーをつくるということは。

クローン動物をつくることはどうかということ？　クローン作成を禁止されている動物はいまはヒトだけだね。

→だったら、種族間でヒツジとイヌとか。

クローンを？　でも、それは無理だな。交配しても子孫ができないというのが動物の〈種〉を分ける基準にもなっているんだよ。イヌとネコは何が決定的に違うかというと、相互に交尾しても子どもができない。

→キメラとかつくれるって……。

そうそう、キメラができないというのが種の違いの基準。

→ラバみたいな……。

あはは。あれは違う〈種〉なんだよ。ロバもウマも同じ〈奇蹄目《きていもく》ウマ科〉だけど〈種〉が違うから、その掛け合わせであるラバ同士には子どもができないの。一方、たとえば、〈イヌ〉は、ポメラニアンとかブルドッグとかセントバーナードとか、見かけは相当違うけどみんなイヌだよね。かれらは同じ〈種〉だから、交配すれば繁殖力のある健全な子どもができる。

――→見た目が違ってて、でも生殖器が似てて、遺伝子の配列も似てるような生き物というのは、脳の形成まで変わっちゃうほどの差違は生じない……。

うーん、むずかしい。でも、それはおもしろいアイディアだよな。確かめることはできないけど。比較学の観点から言えば、僕の考えは半分半分かな。遺伝子が似ていれば、およその脳は似てくるだろうとは思うんだけど、でもその一方で、前回の講義でもやったように、脳は体が決めているわけだから、見かけ、つまり体の形が違ったら、脳の地図は変わってきちゃうだろうな。そしたら、脳の機能もきっと変わるよね。

あと、これはすごい最先端の研究の話だけど、脳の視覚野の大脳皮質と、聴覚野の大脳皮質は、構造としては同じ6層をしているんだけど、でも、顕微鏡で細かく見ていくとやっぱり微妙に違うらしいんだよ。そうなると、役割分担を切り替えるのにもある程度限界があるような気がするよね。

ただ、ここで問題になるのは、視覚の場所になったから自然と6層の構造がほかとは微妙に変わったのか、それとも遺伝子のレベルからもともと違って、ものを見るための専門器官として特定の6層に発達したのかという疑問だ。この因果関係がまだわかんないのね。

──胎児のある段階で脳ができて、言葉や視覚の機能にそって分化して、その6層に違いが出てくるのか、それとも後天的なのか……。

そうだね、そういうのはこれから調べないといけないよね。近い将来にきっと発表があると思うね。

──だれかやってるかもしれない。

うん、実際にやってはいる。遺伝子の違いを調べている人もいるし、あと、いま始まっているのがサルのクローン。サルのクローンをつくって、違う経験をさせて育てて、大脳皮質の違いを調べる。まさにいまやってる途中なんだ。遺伝子で決まっているのか（先天的か）、経験で決まっているのか（後天的か）、あるいはその中間か。というのを調べるには、クローンは強力な武器だ。

──バイオロジーの視点から見ると、いまいる人間というのは経験を積むことで成り立つわけだから、まったく同じクローンをつくっても、経験の積み方が違えばまったく違う人間がつくれるという感じではある……。

その通り。思考パターンとかは一卵性双生児でも違うよね。だから、脳もまったく同じじゃないだろうことは明らかだ。でも、たとえば視覚野の微細な構造のレベルでどのくらい違うのとか、はたまた、どのくらい一緒とかね。色に反応する神経はいつも視覚野の特定の場所にあるんだけれども、個々の神経細胞1個のレベルでみたら動物によってずいぶんと違うんだよ。それがクローンだったらどのくらい違うのかはやっぱり興味あるところだね。

——↓クローンに同じ経験をさせたら、視覚野はやっぱり同じところにできちゃうのか……。

そう、そういう話。ただ、同じ経験ってできないよね（笑）。だから、逆にどのぐらいバラつくかというのもおもしろいわけだ。ここ1〜2年の間でいまホットな話題。さて、時間だし今日はここまでにしようか。

第三章

人間は
あいまいな
記憶しかもてない

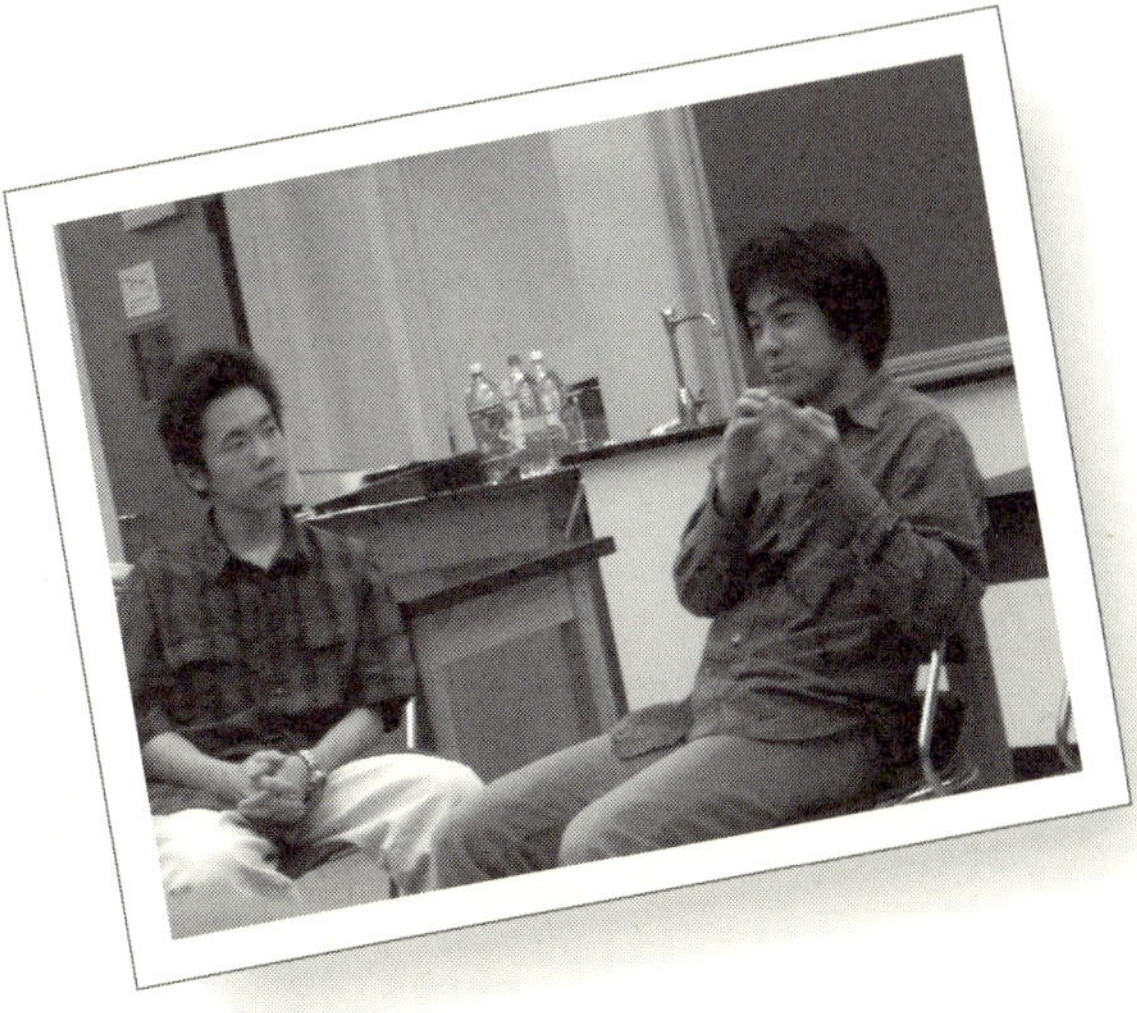

3―1 「あいまい」な記憶が役に立つ!?

宿題を出してたんだけども、どう、考えてみた? この前の宿題では、単語のリストをダーッと見せて（図25、100ページ）、その中に入っていたものは「堅い 味 甘い」でどれでしょうか、と言ったら、すべての人が、「甘い」と答えた。あれはじつは僕も引っかかったんだ。んで、宿題は「何のために脳は『甘い』と思うのか」という話だったね。考えてみた人いる?

――→情報を整理するため。たくさんの単語のリストが並んだときに、それがどういう連繫《れんけい》のしかたをしているのかなと考える。甘いものに関係する単語がたくさんあって、そのとき〈これらは全部甘いものだ〉というのを意識してしまう。チョコレート、これも甘い、蜂蜜、これも甘い……そういう操作をずっとしたせいで、「甘い」ということに反応する脳細胞が活発になったのか、よくわからないけど、そんな感じです……。

そういうのはあるだろうね、きっと。

――→それで3つの単語を見せられたときに、じゃあどれが正解かと思ったかというと「甘い」だった。

たぶんそうだね。それは僕も正しいと思う。確かにひとつの側面だ。

ただ、今回の質問の意図はそうではなくて、「何のためにそういうことをしてるのか」ということ。なぜか記憶はあいまいになってしまう。わざわざあいまいにするには何かワケがあるのではないかって思うよね。その理由は何だろうか。どう？　むずかしいこと訊いてないよ。すごく簡単な答えだと思うな。

→たくさんの情報がいっぺんに入ってきたときに、脳がどうものごとを一つひとつ整理しているのかという段階で……。

んで、なんで整理するのかな。その目的は？

→なるべく多くの情報を覚えるため。

そうだね、それもひとつの答えだね。それと？

→迅速に処理するため。

おお、それもひとつだね。ほかに？

「おれって記憶力ないなあ」と思ったことある人いる？　手を挙げてみて。……ほう、3分の2ぐらい。あとの人はおれは大丈夫だ、完璧だ、という感じ？　でもね、じつは記憶は完璧だと困るんだよ。なんででしょ。

→悪い経験を忘れない。

それ、たしかにイヤだな、一生ずっと忌まわしいこと覚えてるのも。でも、それだけが理由だったら、楽しかったことだってずっと覚えてられるからいいじゃん、とも言えるね。

——全部覚えていたら収拾がつかない。

うん、それもひとつあるね。脳のキャパシティなんて限られてるよな。いくら神経細胞の数が多いといったって、世の中のことすべて覚え切れないし。

——完璧な記憶だと現実と区別がつかないとか。

おおーっ……それはね、じつは前回か前々回の講義でしゃべりたかった内容だね。でもいま話したいことは、そっちの方向じゃないんだ。

パシャッと写真に撮ったかのように覚えるというのはコンピュータだったらできることなんだけど、それを写しとったところで逆に一体どういう意味があるのか、という話をしたいんだよね。そんなことをして何の役に立つのかということだ。

少なくとも脳はそういうことをしてないわけだよね。むしろ、そこにある何らかの特徴とかルールとか、ともかく〈パッと見〉の下にひそんでいる基礎の共通項みたいなものを自動的に選びだしてるわけ。前回の宿題の例で言えば、「甘い」というのは一種の共通項でしょ。そういうのを選びだしているわけで、写真のような覚え方は決してしてないんだよね。

なんでかわかる？　記憶というのは正確じゃダメで、あいまいであることが絶対必要。

たとえば僕は今日この緑色のチェック柄の服を着てるね。そしてこんな髪型だね。もし記憶が完璧だったら、次に僕と会ったときに、着てる服が違ったり、髪に寝癖がついていたりしたら別人になっちゃうんじゃない。

――１００％そのままではないけど、それでもやっぱり声色《こわいろ》とか、そこまでは変わらないんじゃないですか。顔の形とか……。

そう、だから脳はそういう特徴を抽出してるんだ。完全に覚えるのでもなく、また、完全に忘れちゃうんでもなく、不変の共通項を記憶しているんだ。「あのとき池谷がリストアップした単語の中で共通してる項目は『甘い』というキーワードだな」というふうに必須のファクターだけを抜きだすのよ。

今日の僕の姿をすべて写真のように覚えていたら、次回の講義の僕は別人になっちゃうわけだ。違う服着るしね、髪型も変わってるだろうし、さらに何年も経てば老けるわけだ。それに、後ろ姿からその人だと気づかなきゃいけないこともあるわけでしょ。そういうときに１００％完璧な記憶というのは意味がない。だって、同じ状況というのはもう二度とはこないんだから。環境は絶えず変化する。

だから、人間というのは見たものそのものを覚えるんじゃなくて、そこに共通している何かを無意識に選びだそうとする。

通学路だってそうでしょ。だって、朝の風景と夕方の風景、夜の風景は違う。でも、ここを曲がれば学校にたどり着けるとわかる。ということは、景色を写真のまま頭に描いて道を選んでいるんじゃなくて、そこに何か共通する特徴を頼りにしながら通学してるんだね。

もっと端的な例では、文字がそうだ。僕が黒板に書いた字は汚い。でも、みんな読めるよね。

これだって、「文字の特徴はこうだ」という共通したルールがあるから読めるんだよね。なんとなくわかってきたかな。基本的に完璧な記憶というのは役に立たないんだ。それで、脳というのはあいまいにものを蓄えようとしているんだね。

3-2 なかなか覚えられない脳

ちょっとおもしろい実験があって、こういう絵を覚えてもらう。この三角形、ちょっといびつだけどね。それで1ヵ月後に「あのとき池谷が黒板に描いた絵を描いてください」というと、ほとんどの人は正三角形に描く（図40）。右辺の真ん中が微妙にへこんでたとか、そういうことは無視しちゃう。細部は切り捨てて、正三角形を、自分の理想のイメージにフィットさせて描くんだね。

たぶん脳の中にはプロトタイプ（原型）というのかな、プラトン言うところの「イデア」みたいな……リンゴだったら〈理想のリンゴ〉みたいなのがきっとあって、それと照らし合わせて「あっ、これは三角形だ」とか「あっ、これはリンゴだ」とかと。リンゴって一個一個形が違うけど、どれも〈リンゴ〉ってわかるでしょ。まさか、世の中に存在するすべての〈リンゴ〉のパターンが脳の中に完璧に準備されていて、そのつど目の前にある現実の〈リンゴ〉と照合しながら判断しているわけじゃない。世の中のリンゴは多すぎる。むしろ、脳の中にはきっとリンゴの

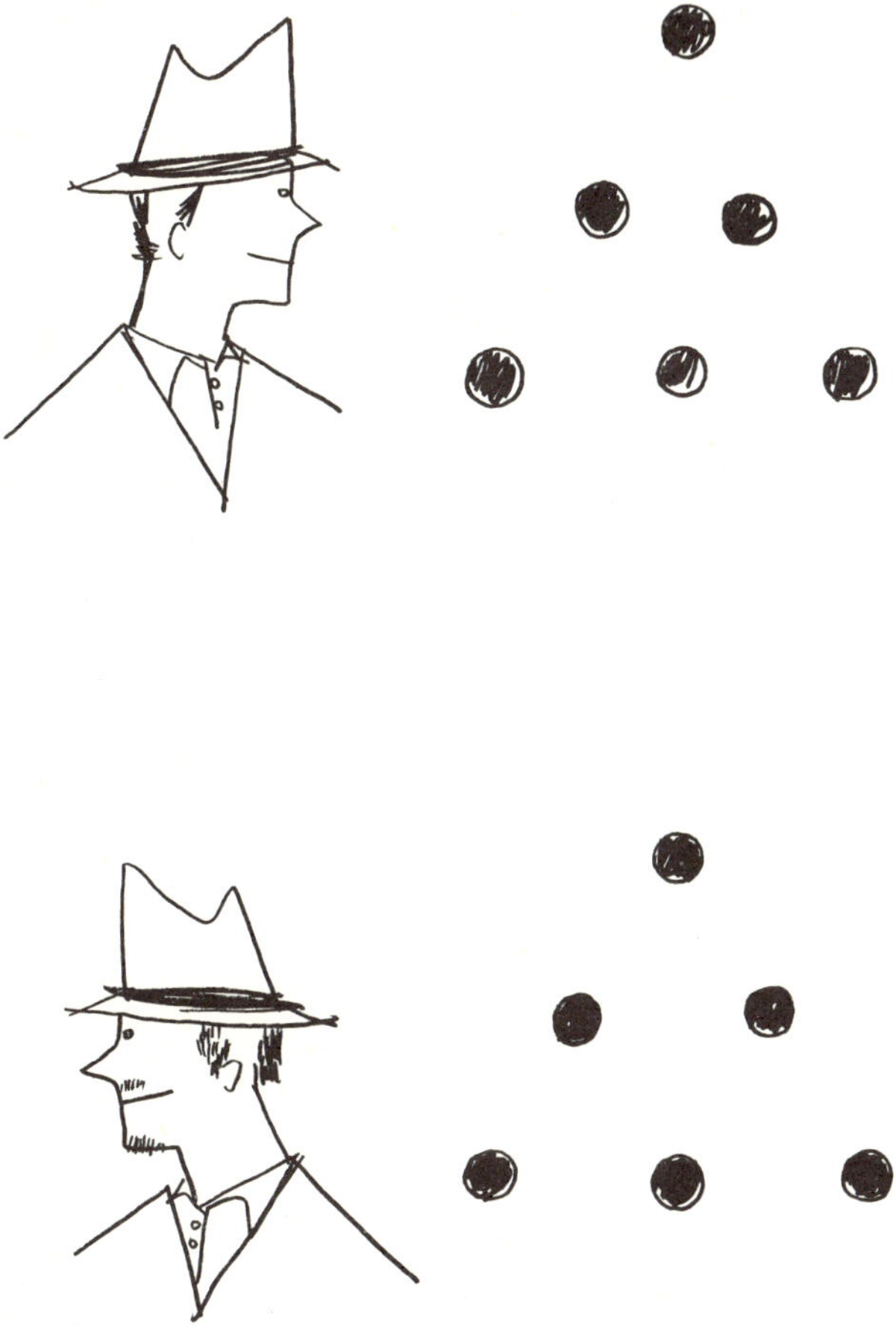

図40　いびつな三角形も1ヵ月後には
上の三角形を1ヵ月後に再現しようとすると、正三角形の理想のイメージにフィットさせ、下のように描いてしまう。

モデル（理想のリンゴ）があって、ある最低の条件を満たせば、いま見ているものをリンゴだと判断できるようになっているんだと思う。

この図形なんか典型的な例だね。６つの点の正確な位置関係を暗記するんじゃなくて、〈６個の点からなる正三角形〉みたいな覚え方で記憶するわけだ。

だけど、おもしろいことに、この絵を鳥に見せるとね、そう、鳥というのは記憶力がすごいんだよ。写真のように覚える。だから、鳥にとって、この三角形はいつまでも正三角形とは違う図形なんだ。

動物相手に実験しているとわかるんだけど、下等な動物ほど記憶が正確でね、つまり融通《ゆうずう》が利《き》かない。しかも一回覚えた記憶はなかなか消えない。「雀百まで踊り忘れず」という言葉もあって、うわぁ、すごい記憶力だな……と、一瞬尊敬に近い気持ちも生まれるかもしれないけど、そういう記憶は基本的に役に立たないと思ってもらったほうがいい。だって、応用が利かないんだから。

記憶があいまいであることは応用という観点から重要なポイント。人間の脳では記憶はほかの動物に例を見ないほどあいまいでいい加減なんだけど、それこそが人間の臨機応変な適応力の源にもなっているわけだ。

そのあいまい性を確保するために、脳は何をしているかというと、ものごとをゆっくり学習するようにしているんだよね。学習の速度がある程度遅いというのが重要なの、特徴を抽出するために。

——↓いろんなものを見て、その共通している特徴を……？

そうそう。そのためには学習のスピードがあまりにも速いと、特徴を抽出できない。たとえば、きみらが池谷という人間を記憶する過程を考えてみようかな。いま僕は正面を向いて立っているでしょ。その姿だけを見て「これが池谷」というのを写真のように覚えちゃったとするでしょ。そうすると、次に僕が右を向いたら、その姿は別人になっちゃうよね。そこで、「右を向いた姿こそが池谷だ」と、もう一回完璧に覚え直してもらったら、こんどは右向きの姿だけが池谷になっちゃって、正面姿は違う人になっちゃうでしょ。わかるかな。

ふたつの姿を結びつけるためには、〈記憶の保留〉が必要なんだ。つまり、正面姿の池谷を見ても「これは池谷かもしれないけど、ここは判断を保留しておこう」。そして、右を向いた池谷を見て「ふーん、これも池谷なんだな。ということはさっきの正面姿との共通点は何だろうか」とまたも記憶を保留する。そうやって、ゆっくりゆっくり脳は判断していくんだ。もちろん無意識にね。

もし、学習のスピードが速いと、表面に見えている浅い情報だけに振り回されてしまって、その奥にひそんでいるものが見えてこなくなっちゃうのね。

みんな勉強してて、なかなか覚えられないな、と苦労することがあるかもしれないけれども、それはこの脳の作用の裏返しなんだよね。しょうがないんだ。ものごとの裏にひそんでいるルールを確実に抽出して学習するためには、学習スピードが遅いことが必須条件なんだ。そして繰り返し勉強することもまた必要なんだね。

コンピュータはなかなかそういうのがむずかしい。そういうプログラムを組めば多少はできるんだけれども、相当凝《こ》ったプログラムを組まない限り、そんな学習はできないんだ。

ともかく、表面に見えているものに振り回されないためには、学習スピードの遅さがキーになる。ゆっくり覚えてはじめてルールの抽出ができる。つまり、授業で先生に「まだ覚えられないのか！」と怒られても、それは脳がそうなってるからしょうがないんだよね。これからは怒られても、そうやって先生に言い返せばいいからね。……あれれ。なぜかみんな、あちらの日本史の先生のほうを見てるね。

――→……………(笑)。

3－3　言葉によって生み出された幽霊

共通のルールを見つけ出す、つまり、一般化する、これを「汎化《はんか》」と言うんだったね。

論理的思考法には大きく2種類あるというのは聞いたことあるかな。帰納《きのう》法と演繹《えんえき》法というのは知らない？　数学的帰納法というのを習ったような気がする？

数学というのは基本的にすべて演繹法なのね。「まず定理、つまり絶対的なルールがはじめからあって、そのルールから導かれる個々の結果はつねに正しい」という論法。たとえば、人はみな死ぬ、だから、私もいつか死ぬ、という考え方。こういう演繹法はまさに数学のやること。数学的帰納法だって、帰納法という名前がついているけど、本質的にはもちろん演繹法だ。

でも人間の脳はそんなことできない。だって脳は解釈するだけだもん。世界は広すぎるから全部は調べられない。だから、ある程度限られた例数のなかからルールを見つけて、それを一般化する。こういうのを帰納法って言ったよね。つまり、脳のやり方は「帰納法」なんだ。

そういう意味では、〈汎化〉と〈帰納法〉は同義語だね。

そして、汎化のために有利なプロセスこそが、「抽象化」なんだよ。抽象化すると、いろんなことに応用が利く。数学や物理なんてまさに抽象の世界だけど、応用範囲が広いよね。ものごとを個別に考えるんではなくて、一歩下がって「これらを結びつけるものは何なんだろう」という抽象的な考え方ができるからこそ、脳は〈汎化〉ができる……。何となくイメージつかめる？

抽象的な考え方ができればできるほど、〈汎化〉が得意になる。そして汎化によってルールを知れば、新しい状況・環境になっても応用が利くでしょ。人間がほかの動物に比べて、著しく応用力が高いのは、抽象的な思考ができるからだろうね。

ところで、人間が抽象的な思考ができるのはなんでだっけ？　人間は何を持っているからだっけ？　そう、「言語」を持ってるからだったね。人間は言葉を持っているから抽象的な思考ができる。言葉がないと抽象的な思考ってむずかしい。……そういう話をしたよね。

これでわかると思うけども、意識とか心というのは多くの場合、言葉によって生まれている。意識や心は言語がつくり上げた幽霊、つまり抽象だ。こう考えると、ひとつの結論にたどり着く。そう、意識とか心は〈汎化〉の手助けをしているんだよ。わかるかな。

つまり、「言葉→心→汎化」だ。人に心がある〈理由〉はきっと言葉があるからだけど、人に心がある〈目的〉は汎化するためなんだろうね。汎化がいかに重要なファクターかは、すでに話した通り。その議論を拡張すれば、人にとって〈心〉もまた重要なファクターになるわけだ。

人間以外の動物にどこまで心があるかはわからない。もしかしたら、いわゆる〈心〉と呼ぶにふさわしいものがないという可能性だってある。でも、だからと言って、〈心〉が生命に不要なものかというと、そんなことはない。〈心〉は人間の生活の飾りなんかじゃない。人間には〈心〉を活用して抽象的な思考をして、そして周囲の環境から基底ルールを抽出して、それを未来に向けて蓄えて、応用して、環境に適応しているんだ。

ちょっとまとめようか。〈汎化〉が言葉によって生まれるとしたら、言葉にはおそらくふたつの側面がある。

ひとつはコミュニケーションの手段、伝達のための信号・記号だね。もうひとつは抽象的思考をするための道具、考えるためのツールとしての側面だ。

人間はこの両方をうまく使っている。多くの動物は、（仮に言葉があったとしても）記号的な使い方しかしていない。それでは「言語」とは呼べないと思う。

人間について言うのなら、「言語を操るようになった」＝「それをツールとして抽象的思考が扱うようになった」＝「応用力・環境適応力の高い動物になった」……と言えるんじゃないかな。

3－4　記憶の「あいまいさ」はどこから生まれる？

ここで今日の本題に入ろう。記憶はあいまいだと言ったじゃない？　その「あいまいさ」はどこから生まれるのだろう。この問いについて考えるのが今日の講義の核だ。

コンピュータはあいまい？　いや、正確だよね。いつも必ず正しい答えを返してくれる。むしろ融通が利かないぐらいに正確。でも、人間には柔軟性がある。つまり、脳はあいまいで不正確なんだ。どうして？　それは脳の仕組みのどこから生まれるんだろう。

──→記憶の脳細胞が破壊されて、古い記憶はどんどん消えていって、新しい細胞が……。

なるほどね。神経細胞はどんどん減っていくってよく言われているよね。それによってあいまいになる……。それは一部正しいな。だけど、神経細胞の数は限られてるから、記憶をあいまいにするという目的だけで神経細胞を殺すというのは、ちょっと効率が悪いというか、そういう消費型というのはどんなもんだろうね。まあ、ともかくその答えは一部当たっている。

ちょっと別の考え方をしてみようか。記憶があいまいだと、カン違いしたりとか、記憶が入れ違っちゃったり、置き忘れしちゃって悪い面もあるかもしれないけれども、記憶があいまいであること自体は決して悪い話じゃない、ということをいま話してきたね。それは脳の応用力の源だったね。

もう一歩突き詰めて考えると、記憶があいまいだから、いままで思いもよらなかった別々の記憶がポンとつながったりもするわけだ。これは「ソウゾウ」そのものなんじゃないのかな。「ソウゾウ」というのは両方の意味ね、イマジネーション（想像）もそうだけれども、新しいものをクリエイト（創造）するのも、いま自分が蓄えている記憶が、あるときふとつながったり、何かのきっかけで結びついたりしてできるんだよね。それは新しい記憶だよね。こういうのも「あいまいさ」があるからこそできることじゃないかな。

コンピュータの記憶はいつも正確に、ピシッピシッと整理された棚に置かれるみたいにハードディスクに蓄えられていくでしょ。ああいうのって記憶が相互作用しないから、いつでも完璧に取り出せはするんだけれども、コンピュータにソウゾウ性が欠如しているのは、あいまいな記憶がないからだとも言える。つまり記憶が正確すぎるということ。

その観点からいくと、人の記憶は変わるかもしれない。でも、記憶が「あいまいだ」ということは、記憶が「減っていく」のとはイコールじゃないんだ。それは意味が違う。あいまいだからといって記憶が消えてなくなっちゃうわけじゃない。

さっきの質問の答え、つまり脳細胞が破壊されるからという考え方は、たとえば記憶力が失われていく病気とかを考えていく上ではすごく大切なんだけれども、普段僕たち健康な人間の記憶があいまいだということの根拠にするには、１００％十分だとは言えないね。言ってることわかる？　神経細胞が減っちゃうことだけでは、おそらく人間の記憶のあいまい性を完全には説明できないんじゃないかということだ。

そうすると、ほかに記憶のあいまいさを何に求めたらいいだろう。

――→脳が記憶をあるところに入れる。ただ丸ごと入れるんじゃなくて、あるネットワークをつなげながら記憶を共有することによって、丸覚えじゃなくて、何かつながりを共有して容量を減らして、それによってさらにつながりができる。そういうつながり方があるからあいまいになっちゃう。ほかのが混ざっちゃう。

雑居して蓄えられるから相互作用しちゃうということだね。同じ場所にまとめて蓄えられるから。うん、それもひとつの答えとして正解だね。いい答えだ。

ただ、雑居して蓄えられていたものが、普段はきちんと思い出せるんだから、つまり再抽出って可能なんだよね。その再抽出の過程で、あるときはできない、あるときはできる、というそのあいまい性を生み出すのは何だろう。

3-5　神経細胞に電気が流れる!?

じつはね、それを説明するためには、ちゃんと神経の仕組みを教えていかなきゃいけないんだな。図4（31ページ）の画像を見て。

これは神経細胞ね。大脳皮質の神経細胞。いっぱい映ってるね。いっぱい映りすぎちゃってよくわからないので、ひとつだけ取り出してみると、こんな感じ（図41-A）。

生物の授業で「細胞」の構造についてはある程度習ってるんだね。神経も細胞の一種だから、基本構造は一緒なんだ。細胞にはまず細胞体がある。丸く風船状に膨《ふく》らんだ部分が神経の細胞体だ。このなかにDNAとか核とかが入っている。でも、神経細胞がほかの細胞とパッと見で決定的に異なるのは、細い神経線維、つまりケーブルを出しているところ。これが決定的に異なる。

そのケーブルを使って神経細胞同士がネットワークをつくっているんだね。つまり、細胞体が電話だとすれば、電話が電話回線網を伝わって世界中の電話機とつながっている……。そうイメージしてもらえばいいんじゃないか。

下の画像はちょっと見にくいけど、わかるかな（図41-B）。神経細胞を斜め上から見たところで、しかもこれは脳の中の神経細胞じゃなくて、脳から取り出してシャーレの上で飼ってるんだな。つまり神経細胞を培養《ばいよう》しているわけ。

図A

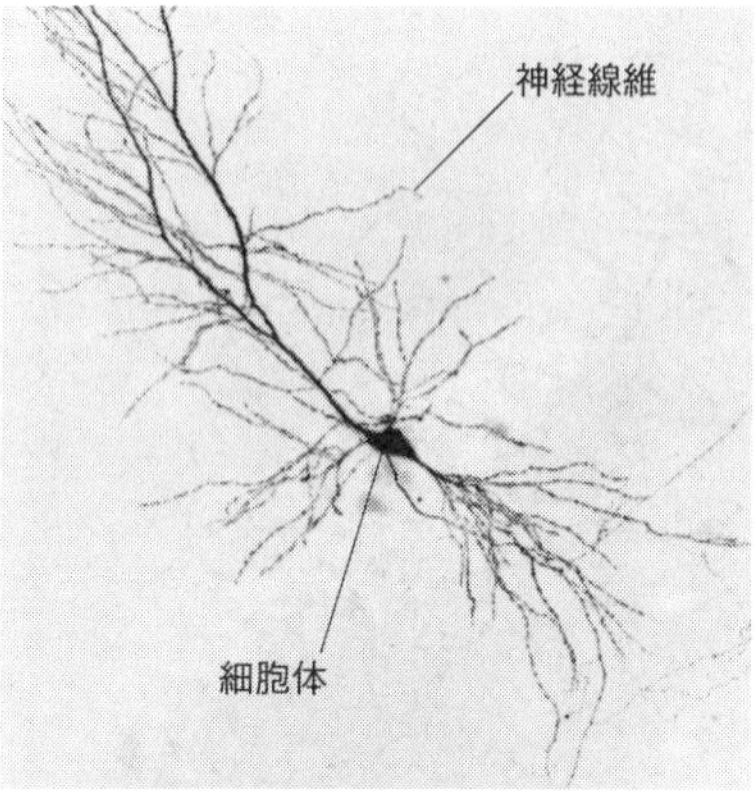

図B

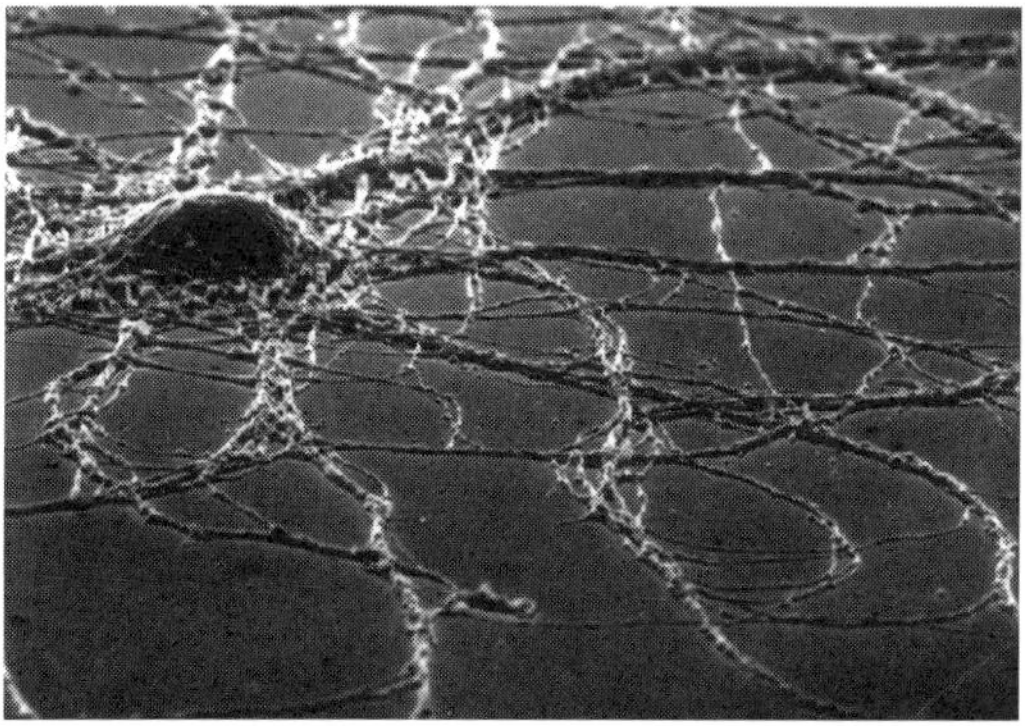

図41　大脳皮質の神経細胞

図A：色素を注入してひとつだけ浮かび上がらせた神経細胞。神経細胞がほかの細胞の外見と決定的に異なるのは、細い神経線維を出していること。

提供：上野さやか氏（東京大学大学院薬学系研究科）

図B：神経細胞をシャーレの上で培養した様子。

Reproduced by permission from C. Verderio, et al., "Synaptogenesis in hippocampal cultures", p. 1449, fig. 1, in *Cellular and Molecular LifeSciences*, Vol.55 (No.11, September 1999). ©1999 by C. Verderio, et al.

——培養できるんですか？

できるんだよ。

——増えるんですか？

増えない。神経細胞は増殖はしないんだ。

——神経線維が見える……。

そう。取り出すときはね、細胞体だけ取り出してくるんだ。この写真の中心付近にある膨らんだ部分が細胞体だね。斜め上から見てる像だよ。そうすると写真のようにシャーレの上に縦横無《じゅうおうむ》尽《じん》に神経線維が張り巡らされる。神経線維がいっぱい見えるでしょ。シャーレの上に置かれても、やっぱり神経細胞はネットワークをがんばってつくろうとするんだ。つまり、神経細胞の本性というか、神経細胞が神経細胞であるひとつのキーポイントは、神経突起をつくって、ほかの細胞と連絡をし合うということだってことだ。

神経細胞の培養は簡単なのでだれにでもできるよ。みんなもちょっと習うとすぐできる。この神経細胞のもともとの持ち主だった動物は、気の毒だけど、脳が取り出された時点で死んじゃってる。でも、その神経細胞はシャーレのなかで2年近くも生きているんだよ。こうしてネットワークをつくって、シャーレのなかでその独自の活動を始めるんだ。

その活動の媒体というか、活動の実体が一体何なのかという話をこれからしていこうね。初日の講義だったかな、ちらっとだけ言ったけれども、神経細胞が隣の細胞とやりとりする情報の実体というのは電気だ。「電気」と言うとびっくりする人がいるんだけど、……あれ、びっくりしないかな。

だって、「電気が流れるのは伝導体《でんどうたい》である」って理科の授業で習ったでしょ。そして、「絶縁体《ぜつえんたい》には電気は流れない」って。でも、神経細胞は別に金属でできているわけじゃないよね。脳が針金でできているなんて話は聞いたことないでしょ。神経線維はほとんど脂肪とタンパク質でできあがっているんだ。絶縁体だよ。にもかかわらず、なんで電気が流れうるんだと思う。さあ、どうしてだろう。

それはね、流れている電気の実体が、金属の電気コードとは全然違うからなんだ。電気コードの中には「電子」が流れているよね。でも、神経線維に流れているものは電子じゃない。ほかに電気になりうるものって何がある？　流れうるもの、何だと思う？

……………。

イオンだよ。イオンが流れているんだよ。

陽イオン、陰イオンとかってあるでしょ。神経線維にはイオンが流れて、そのイオンの流れが電気信号になって、あっちこっちに伝わっていくんだ。

3-6　神経細胞は増殖してはいけない

→神経細胞って何でできているんですか。

いろんなものだな。でも主にタンパク質、脂肪、糖でできている。

→そこら辺がわからないんですけど。

理科の授業で、細胞膜とか細胞核とか習った？

→はい、やりました。

細胞膜は習ってる。そう、神経細胞も液体が膜で囲まれて細胞になっているのね。普通の細胞と同じ。ただ、その膜の一部が異常に伸びて、つまり突起が出て、それが神経線維になっているだけなの。

→その中に遺伝子とかミトコンドリアとかあるんですよね。

うん、入ってる。

→じゃあ、何で増殖しないんですか。

増殖するためには、そのための特別な遺伝子が働かなきゃいけないんだけど、神経細胞ではそれが抑制されてるんだ。

→その理由は？

その理由はいま少しずつわかってきているんだけど……。あ、でも、分子メカニズムっていう意味じゃなくて、増殖しない利点は、とかそういう意味での質問かな？　人間の体って細胞がいくつあるか知ってる？

——60兆……。

そう、60兆ある。でも、その60兆の細胞は、じつは、意外なほど速いスピードで入れ替わってる。皮膚の細胞とかは増殖がとくに速いよ。爪や髪の毛はどんどん伸びて、消えていくでしょ。そんな感じで体の細胞は2～3ヵ月も経つとかなり入れ替わっちゃう。ということは、2～3ヵ月経ったら、乗り物としての自分が変わっちゃってるんだよ。それでもやっぱり自分は自分のままでしょ。自分の心まで入れ替わっちゃったら自分じゃなくなっちゃうもんね。当たり前だけど。

脳はそれを排除してるんだよ。入れ替わらないように、つまり自分がいつまでも自分であり続けるために神経細胞は増殖をしないんだ。だって、「自分を生み出す脳」までが入れ替わっちゃったら自分じゃなくなっちゃうじゃん。

——でも、入れ替わらなくても、分裂したもとのを残したまま増殖……。

増殖して全体として数が増えるってこと？　そういうのはほんの一部の脳の場所ではあるんだけれども、でも、脳は容量が決まっちゃってて、ほら、脳は頭蓋骨っていうヘルメットのなかに入ってるでしょ。そのなかで増殖しちゃったらどうなる？

――パンク。

うん。増殖して新しいのをつけ加えるよりも、入れ替わらないことの利点のほうが大きかったから、たぶん入れ替わらないことを採用してきたんだろうね。

――でも、実験的に遺伝子の抑制を取っぱらって、アルツハイマー病の患者に入れてみたら治りませんか、理論上。

うん、できるでしょ。そういうのをまさにやっている人がいて、今月の『ネイチャー』誌でも、神経細胞を抑制している遺伝子をリセットすると増殖できるようになる、という論文があった。それに神経細胞が増殖するだけじゃなくて、その神経細胞からクローンまでつくれるっていうんだ[1]。神経細胞からクローンができるのは画期的な話で、いままでのクローンはほかの体細胞から取ってたでしょ。普段分裂している体の細胞から取ってたんだけど、もう分裂をやめてるはずの細胞からクローンができたんだ。ま、それはともかく、それを治療に活かすのはひとつのよいアイディアだね。

――クローンって元の情報も含んでますか。『らせん』『リング』で貞子のクローンができる。あれで記憶も複製できるんでしょうか？　たとえば脳細胞のクローンを一個一個つくったら、できちゃうんですか。

つまり、細胞一個一個をバラバラにつくって集めるということか。それはどうだろうなあ（笑）。いまは神経細胞を受精卵に戻して、それをもう一回お母さんのおなかに戻して赤ちゃんが生まれて、大人になるという方法くらいしかないけど、どうかなあ……人工子宮。

3－7　暗記そのものは生命の目的にはなりえない

→遺伝子しか複製できない？　情報はクローンにならないんですか？脳の記憶を移せるかってこと？　それはできなさそうだね。

→獲得形質の遺伝なんて読むと、できないのかなって思うんですけど。

たとえば、きみは僕の名前を「池谷裕二」だと覚えてるかもしれないけど、それは遺伝子に書かれているとは思えないでしょ。生まれる前から僕のことを知っていたわけじゃないからさ。こういう記憶を遺伝子として移植できるかどうかという話だね。遺伝子としては、まあ、不可能なんだけど、でも、遺伝子でなければ、もしかしたら可能かもしれない。実際、下等な動物のレベルだったらすでに記憶移植実験があるんだ。(2)

その実験は金魚を使ってやったんだ。バケツのなかに金魚を入れるのね。金魚を入れてボールを落とす。ボールを落とすと、金魚はこわいから逃げる。当たり前だね、ボールと反対側に逃げるんだよ。耳に〈ポチャン〉と音が聞こえたら、その神経が体の反対側の筋肉をギュッと締める。そうすると耳と反対側の筋肉がグッと収縮するわけだから、ボールとは反対側に逃げられる。そういう仕組みになってるのね。いわゆる反射だ。

でも、ボールを何度も落とし続けると、「なあんだ、このボールはこわくないじゃないか」ということで金魚は逃げなくなるんだよ。これ、いわば記憶だね。「ボールは安全だ」という記憶。

この神経メカニズムはちゃんとわかってる。脳のどこがどうなって記憶ができるかというのがわかってるんだよ。そこでその部分を人工的に刺激したら、記憶を植えつけることができた、ということなんだ。ボールが落ちてきてもこわくないというのをまだ知らない金魚（つまり、こわがる金魚）に、あらかじめ刺激して記憶を植えつけておいたら、ボールが落ちてきても最初から逃げないんだよ。記憶の移植だ。そういう実験だったらもうすでに成功している。

――↓でも、ボールが一度当たったら、それは「こわい」と感じる……。

当たったらどうだろうね。いまのは〈ポチャン〉という水の震動だけだから。音と回避の神経に関してはいまのように実験できてるんだけど。でも、音以外にいろんな種類の記憶に拡張できたら、きみたちも試験で苦労しないよね。もう受験に必要な知識なんか保健室に行くとビビッと脳コピー機で植えつけてくれて……。そういうふうになれば面白いな。

そうなったらすごいと思うよ。だって、勉強に時間を費やすのはかなりの労力。ああいう苦労も大切なこととは思うけど、でも、いまの受験勉強は、必要以上の労力が要求されるよね。ああいうのはもし植えられるものだったら植えちゃったほうが、有意義な時間の使い方もできるだろうしね。

——学習するという過程を通りすぎて覚えるわけじゃないですか。でもいま言ったようなことになると、〈学習する〉ということを学習しなくなるんじゃないですか。

うん、そう。それはダメなのね。だけど、僕がいま言いたいのは、いまの受験戦争はちょっと行き過ぎかなと思っているわけ。ほら、僕だって一応は大学受験を経験しているからさ、15年くらい前だけど。おっと、きみらが生まれたころの昔話だね（笑）。ま、いずれにしても、学習するくせをつけるとか、学習のやり方とか、学習したことによって得る達成感とか、そういったものは学んでおく必要があるのは確かだよ。

——小学校ぐらいで、知識だけだったら入れてもいいと思う。基礎的な知識は別としても、応用とかさらにその上の記号としての知識だったら全部入れても……。

そう、たとえば九九《くく》とか年号ね。そんなのは学習刺激装置で丸暗記しちゃえばいいさ、別に苦労する必要ないよね（笑）。……という考え方はありえる。

——何でも入っちゃうんだったら、コンピュータいらなくなっちゃうんじゃないかな。

そうなんだよ。あ、でも、これは人間の脳がコンピュータそのものになるっていうことではないよ。そこで個性を出さなきゃいけないんだね。つまり、覚えることよりも、覚えたものをいかに応用するかのほうが重要なんじゃないの。

——ほんと自己満足になっちゃいますよね。

ただ覚えただけだと？　……そうそう。その通り。覚えても活用できないんだったら、それは円周率を何万桁暗記したぞって自慢しているのと同じでしょ。あ、なにも僕は円周率の暗記競争がダメだと言ってるんじゃなくて、自己満足なのね、あれは。趣味ならいいんだよ。でも、暗記そのものは生命の目的にはなりえないよね。

――↓アウトプットしないと。

そう、そういうこと。アウトプットのしかたが重要なの。

――↓あと、何か新しくつくったり。

うん、クリエイティヴにね。

3－8　細胞は内側がマイナス、外側がプラス

続きの話をしよう。神経細胞は電気で情報をやりとりしている。その電気の実体は、コンピュータみたいに「電子」ではなくて、「イオン」だという話だったね。

ちょっぴりむずかしい分子の話題になるけれども、避けては通れないから丁寧に話をしよう。みなさん理系だし、ついてこれるよね。

イオンって世の中にいっぱいあるけれども、神経細胞は全部を利用しているわけじゃなくて、ほんとに限られたイオンしか利用していない。そのイオンは何か想像つくかな？

――↓水素イオンとか……。

水素イオンは神経細胞の電気としてはほとんど使ってないなあ。それに水素イオンは「酸性」のモトなのでちょっと扱いにくい。あ、でも、ミトコンドリアがＡＴＰ（アデノシン三燐酸《さんりんさん》）をつくるときに水素イオンを使ってるけどね。

神経細胞にとってもっとも重要なイオンは「ナトリウム」なんだ。なんでナトリウムイオンが重要かというのは、はっきりはわからない。でも、おそらく生命が誕生したときにナトリウムイオンがまわりにいっぱいあった。そう、海だね。生命は海で誕生したと言われているけれども、そのときにもっとも利用しやすかったのがナトリウムイオンだったんだと思う。

それを考えてみるとわかるけれども、塩「NaCl」のうちの「Na」じゃないほう、つまり「Cl」、塩素イオンも神経細胞は使っているんだ。あともうひとつ、カリウムイオン。その3つを神経細胞は大量に使って、それをうまく組み合わせて「電気」を起こしているんだ。

——→ポタシウムは「K」……？

うん、ポタシウムは「K」、つまりカリウムだ。そうか、きみらは授業は英語で習っているんだったね。

細胞は細胞膜というのに囲まれていて、その細胞膜を使って、明確に細胞の内と外を分けているわけ（図42）。神経細胞も理科の授業で習った普通の細胞と基本的に同じ。ただ、細い突起があるだけなんだね。

ところで、カリウムイオンの量は細胞の内と外で全然違うんだ。これは神経細胞に限らずなん

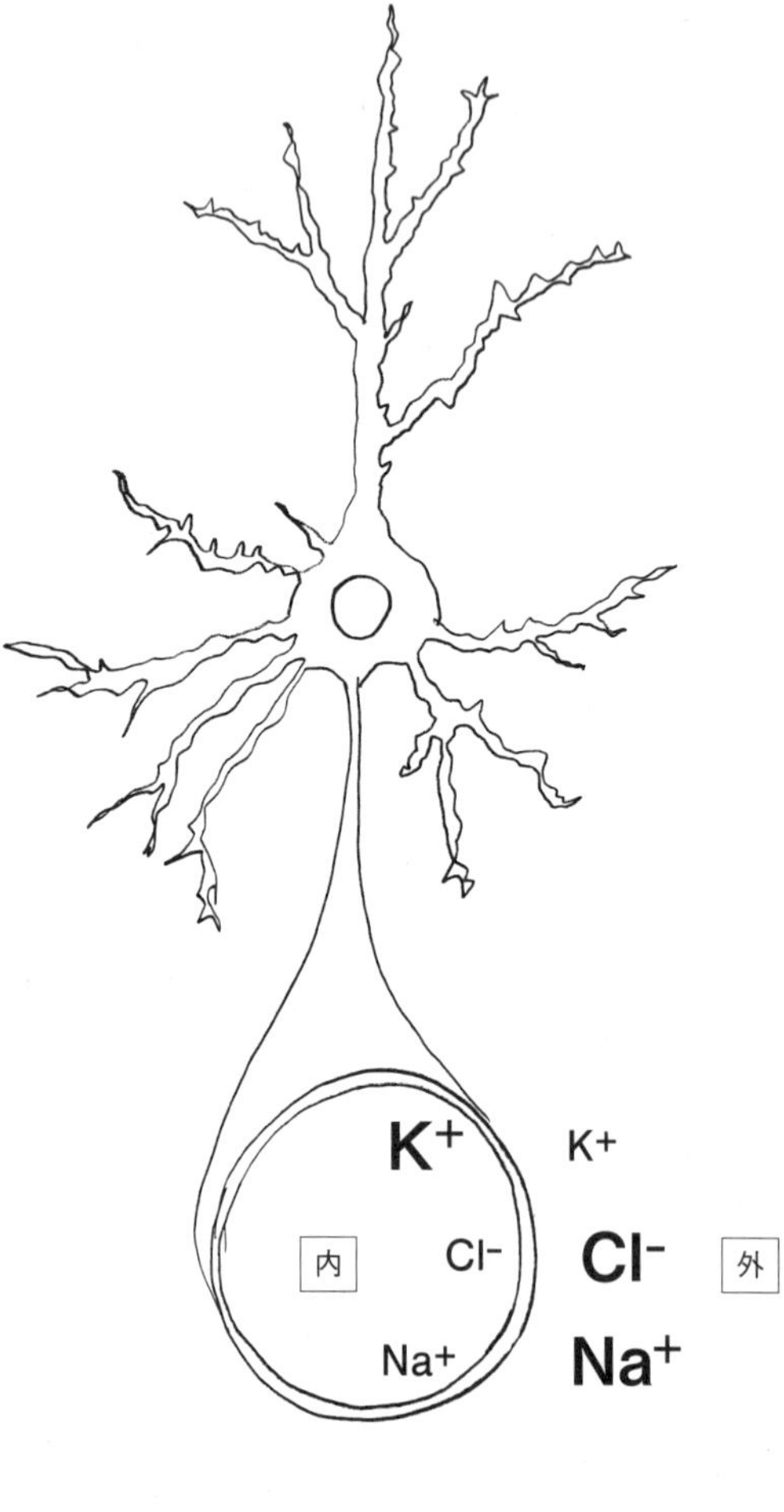

図42 神経細胞の内と外で、イオンの分布は異なる
カリウムイオン（K^+）は細胞の内側に多く、ナトリウムイオン（Na^+）、塩素イオン（Cl^-）は細胞の外側に多い。

だけれども、内側のほうが数十倍は多い。じつはこれがポイントなんだ。

――ハイパートニックは……。

ハイパートニック（＝高浸透圧）……。ああ、それが気になったのね。それはちゃんと細胞が浸透圧で破裂しないように、外側は海の成分であるナトリウムイオンや塩素イオンが多くて、バランスがとれているんだ。イオン全体としてバランスがとれて、うまく破裂しないようになっている。


いまは、他のイオンはちょっと無視して、ポタシウムだけを考えてみよう、カリウムイオン（K^+）だけ。話をすごく単純にするために、水槽があってここに水が入っているとする（図43A）。真ん中に「細胞膜」を置いて、水槽を左右に仕切ってみよう。この膜は水を通さない。そう、防水加工だ。そして、水槽の左側だけに、たくさんカリウムイオンを入れたと考えよう。つまり細胞の内側ってわけだ。実際には、カリウムイオンだけ入れるのは不可能だから、ここでは塩化カリウム「KCl」を溶かしたとしよう（図43B）。


どういうわけかわからないんだけど、カリウムイオンは細胞膜をスカスカに通り抜けるんだ。ほかのイオンはあまり通らないんだけどね。だから、これもそういう状態だと考えてみる。水は行き来できないよ。カリウムイオンだけが自由に行き来できるような状態を考えてみよう。さて、どうなる。

――なかのほうが濃度高いんですよね、内側が。

左側（＝内側）のほうがカリウムイオンの濃度が高い。そうするとどうなる？　もちろん均等に行こうとするよね。だけども、この膜は「K^+」しか通らない、さあどうなるかな？

――→イオンバランスが必要なだけ右側に……。

うん、その通り。

もう一回まとめると、まず濃度が違うから、カリウムイオンは右側、つまり細胞の外側に行こうとするでしょ（図43C）。右側（＝外側）に「K^+」がどんどん移って、最終的には濃度は一定になるはずだよね。でも、現実にはそうはいかないんだ。濃度だけの観点から言えば、たしかに同じ濃度になるまで移動した方がバランスがいいんだけれども、でも、カリウムイオンが右側（＝外側）に移動すれば移動するほど、左側（＝内側）の電位がマイナスになっちゃうんだ（図43D）。

だって、カリウムイオンってプラスの電荷《でんか》をもっているでしょ。それが減っちゃうわけだからね。逆に右側（＝外側）は、どんどんプラスが入ってくるから、プラスに帯電《たいでん》してくるよね。すると、しだいにカリウムイオンは移動しにくくなる。だって、プラスとプラス同士で反発しちゃうからね。つまり、ほんとは濃度としては右側（＝外側）に行きたいんだけど、でも、プラスの電気がじゃまして行けなくなる。

つまり、濃度としては「K^+」はなるべく右側（＝外側）に行きたい。でも、電荷（プラス／マイナス）としては「K^+」はなるべく左側（＝内側）に行きたいわけよ。じつはね、細胞というの

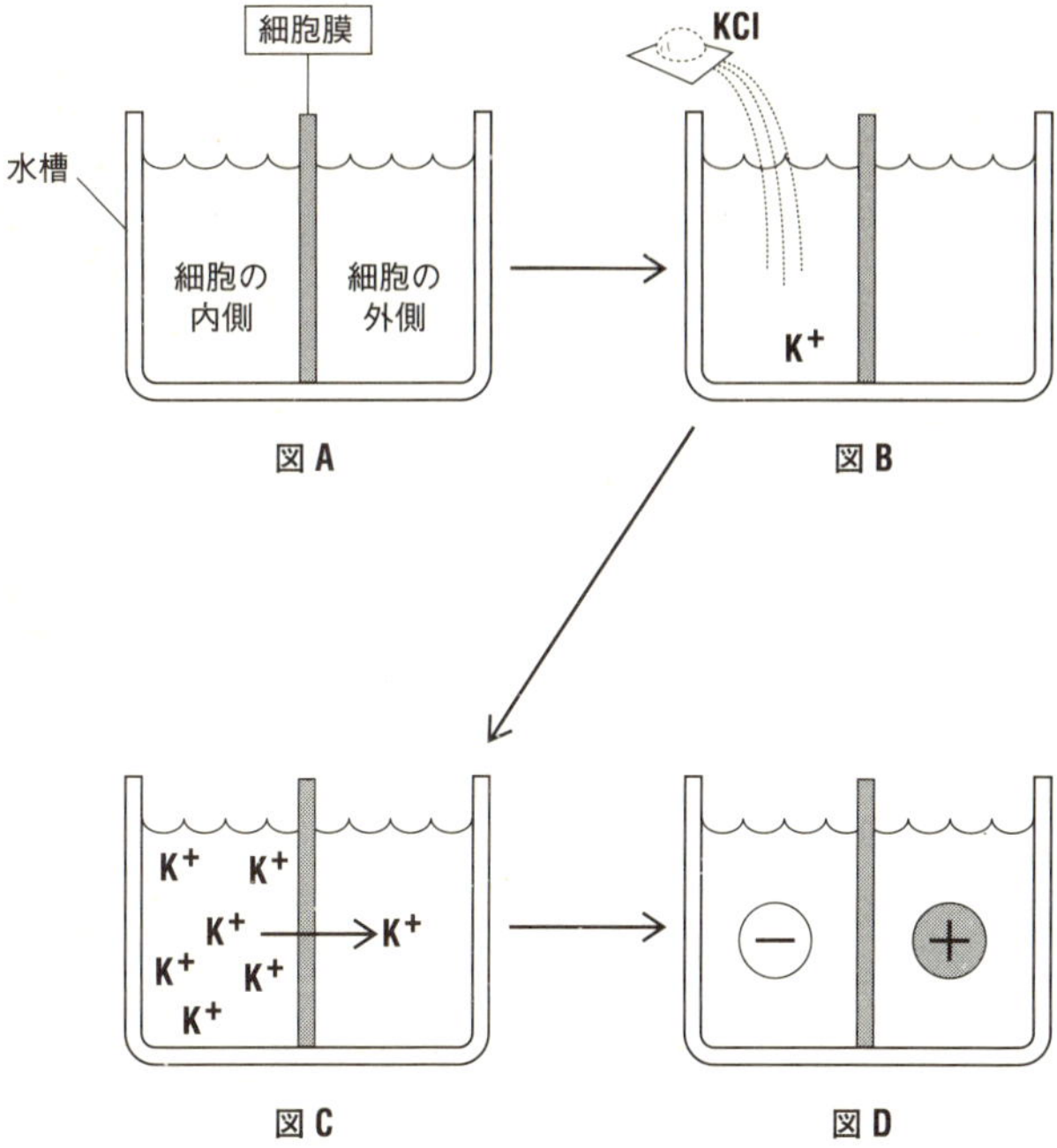

図43　水槽をモデルにした細胞膜の模式図
図 A：細胞膜（K^+ だけを通す）で仕切った水槽。左側が細胞の内側、右側が細胞の外側という設定。
図 B：左側（＝内側）にだけ KCl を加えると何が起こる？
図 C：K^+ は適度なバランスをとるために右に移る。すると、
図 D：K^+ はプラスに帯電しているので、移動した分だけ左がマイナス、右がプラスに分極する。

はいつもこういう状態にあるんだ。内側にたくさんの「K^+」があって、外側に少ない。濃度の差があるということは、つまり、内と外でプラスとマイナスの差があるってわけ。電位の差がある。電位差が自然にできてしまう。世の中のありとあらゆる細胞は、すべて内側がマイナス、外側がプラスになっている。

どのくらいマイナスかと言うと、普通の細胞はマイナス90ミリボルトくらい内側がマイナスなんだ。神経細胞の場合はもうちょっとこのマイナスの度合いが少なくて——えっと、マイナスの度合いが少ないことを「浅い」と言うんだけど、つまり、もう少し電位が浅くて、マイナス60からマイナス70ミリボルトぐらいだ。ともかく細胞ってやつはみな、内側の方が電位が低いってわけだ。ここまでが基礎知識ね。

さて、そこから何が起こるかというと、次なる登場人物はナトリウムイオンだ。

3-9 神経の信号の実体は「ナトリウムイオンの波」

神経細胞はほかの細胞と違って、細胞膜にナトリウムイオンを通す穴をたくさん持ってる。その穴を表したのが図44だ。

ななめ上から見たところ。横に広がっているのが細胞膜だ。そして、その上側が細胞の外側で、下側が内側。

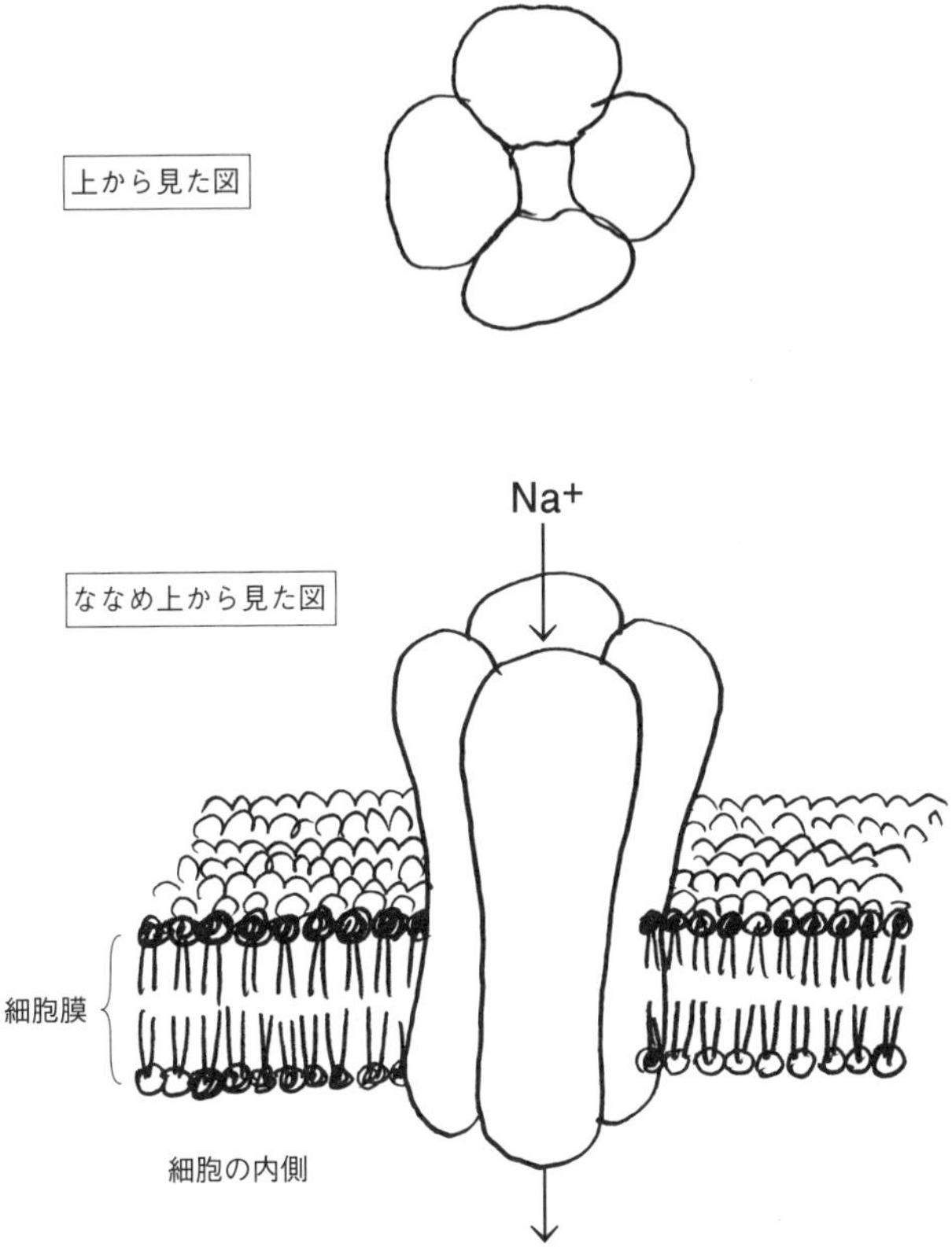

図44　ナトリウムイオンを通す穴
神経細胞はほかの細胞と違い、細胞膜にナトリウムイオン（Na^+）を通す穴（チャネル）を持っている。

中心が穴になっているのが見えるよね。穴のなかがトンネルになっていて細胞膜を貫いている。そこをナトリウムイオンが通るんだ。このトンネルはタンパク質でできている。すごく巨大なタンパク質。よーく見ると、このトンネルはボコボコしていて、1個、2個、3個、4個と大きな山が4つ見えるね。この4つのユニットが円形に集まって、その中心が穴になっているんだ。全部あわせると分子量が20万もある。20万ダルトン。すごくでかい。

——うーん。

あはは。みんなが化学で習っているのは分子量100とか200とか、そのぐらいでヒーヒー言ってるでしょ。でもナトリウムのトンネルは20万もあるんだ。そんな穴が神経細胞にはいっぱい開いている。

神経細胞はナトリウムイオンを通すための穴を持っている。これがほかの細胞と違うところ。

さて、細胞の内側はマイナスだったね。でも、ナトリウムイオンを通す穴が開いているということは、ナトリウムイオンは細胞の外側にいっぱいあるから、外からガーッと入ることになるね。するとどうなるかな?

そうすると、もともと内側がマイナスだったところに、プラスのイオンが入り込んでくるから、打ち消しあって、穴が開いているところだけはプラスとマイナスの差が減っちゃうね。イオンのバランスが崩れるんだ。わかるね。

もう一回言うと、神経細胞にはナトリウムイオンを通すための穴があるので、その穴のすぐ下ではマイナスの度合いが小さい。これが神経の仕組みのポイント、その1。

ポイントその2もある。それはね、このナトリウムイオンの穴が「いつでも開いてるってわけじゃない」ということ。ある瞬間だけ開くんだ。ある瞬間とはどういうときかというと、細胞内外のプラスとマイナスの差がちょっと弱まったときだ。じつはね、プラスとマイナスの差は、いつも一定ではなくて、ときどき崩れるんだ。その理由はまた後で話すね。

いま重要なことは、その差が小さくなったときに、ナトリウムイオンの穴が開くということ。そして、ナトリウムイオンがどっと入ってくる。ということはどういうことかわかるかな。そう、電位差が消えかけると、もっと、それがもっと促進されちゃうということだ。電気のバランスが崩れると、細胞膜にさらに穴が開いてナトリウムイオンが流れるから、このプラス・マイナスの電位差がもっと減るんだ。

穴にはそれを察知するセンサーがついている。この穴のことを「チャネル」と言うんだけど、チャネルには電位の差を感じるセンサーがついていて、電位の差が少なくなったなと感知したらチャネルを開くってわけだ。ゲートを開けてバーッとナトリウムイオンを通す。

そうすると……ちょっとわかってきたかな。穴は細胞膜のそこらじゅうにあるんだけど、普段は全部が閉じているんだ。休止状態。でも、細胞のどこかの電位が局部的に崩れると、そこの穴がグワッと開く。すると、その電位はもっと崩れちゃってひどい状態になる。これがポイントその2。

ポイントその3は、そのあとどうなるかっていうこと。そこまで電位崩壊がひどくなると、今度はすぐ隣の場所にあったチャネルも「あっ、崩れてるな」と検知できるから、またここも開く。そして、そこからもナトリウムイオンが入る。そうすると、そこも電位が崩れるから、そのまた隣のチャネルも開いちゃうよね。結局、イオンの流れの波が細胞膜を次から次へと連鎖《れんさ》反応で伝わっていくでしょ。まるで、火事が隣家から隣家へとどんどん伝わっていくように。

おもしろいことに、このチャネルは開いている時間がとっても短い。1000分の1秒ぐらいしか開いてない。パッと開いたら、またすぐ閉じる。つまり、並んだチャネルが次から次へ開いていって、次から次へと閉じていく。こうやって、ナトリウムイオンの流れる場所が、神経線維に沿って、突起の端まで伝わっていくんだ。これが神経の活動の実体ってわけだ。

ちょっとムービーを見せようか。きっとイメージがわきやすくなる。

これがムービーだ（http://www.mssm.edu/cnic/modeling.html　2段目の"Simulated change……"とある画像をクリック）。神経細胞が1個だけ見えているね。左下のあたりが細胞体。緑色のところが正常の電位差の場所。赤いところが電位の差が少ないところ。つまりナトリウムイオンが流れている場所だ。これを見るとわかるはずだけれども……。じゃあ、スタートするよ。

ほら、わかった？　いま、画面左下のほうから上に向かって動いていったでしょ……もう一回見せようか。細胞体からスタートして突起の先の方向へ、ナトリウムイオンが内側に向かって入ってくる場所が移動しているよね。こうして電気が神経細胞の隅々まで伝わるわけ。このムービーは見やすいようにスローモーションで表示しているんだけど、実際の電位の移動はとってても速いんだよ。速い場合だと新幹線のスピードくらいある。

――ナトリウムイオンは細胞の外から入ってくるんですよね。

そう。

――なんで外から入ってきたものが情報を送れるんですか。

ナトリウムイオン自身は情報じゃないんだ。ナトリウムイオンが内側に入ることによって、内と外の電位差が小さくなるのはわかったよね。その電位の差が小さくなること、それが情報なの。電位差の小さくなる部分が少しずつ横方向に雪崩《なだれ》のように伝わっていく、それこそが情報の移動だ。ナトリウムイオン自身はただその場で神経細胞のなかに入るだけ。

で、ナトリウムイオンはリサイクルされるから、神経細胞のなかに入ったらまたすぐ外に出る。外に出すポンプがあるんだ。ナトリウムイオンは内と外を行き来する。つまり、ナトリウムイオンは神経細胞を伝わって動くんじゃなくて、内と外をその場で行ったり来たりしてるだけ。ドミノ倒しみたいなもんだよ。ドミノ自体は移動しないけど、倒れる場所は次々に移動するよね。

電線の電流のなかの電子を考えると、どうしてもナトリウムイオン自身が神経細胞を伝わって徐々に移動しているかのように錯覚しちゃうけど、実際に移動しているわけじゃなくて、電位差が弱まった場所が動いていくんだね。海の波とかとおんなじだ。水の分子はその場で上下しているだけでしょ。

さて、ひとつ名前を覚えてほしいんだけど、神経細胞の線維を伝わっていった〈電位差が崩れる場所〉のことを「スパイク」って言うんだ。もしくは、「活動電位」とも言う。電位が動いているから、活動しているからね。

つまり、神経細胞のネットワークのなかでは「スパイク」があっちこっちに走り回って情報をやりとりしている、ということになる。いいかな。神経の信号の実体は「電気の動き」、そして、その電気の実体は「ナトリウムイオンの波」ってわけだ。これがポイントその3。

3-10 神経細胞と神経細胞のすき間

さて、ここから今日の講義のメインがスタートだ。

神経細胞というのは、神経線維を介してつながってネットワーク（神経回路）をつくっているよね。でも、実際には細胞の一個一個はつながっていなくて、物理的には離れている。これは神経だけじゃなくて、体の細胞はみんなそうだよね。だから1個、2個、3個と数えられる。筋肉みたいな特殊なやつは、つながっちゃってる細胞もあるんだけど、それは例外だ。ふつうの細胞はみんな離れている。神経細胞も互いに離れている。

つまり、神経細胞というのは突起がいっぱいあって、以前の写真（図4、31ページ）で見たように、一見すると、その線維が隣の細胞と絡《から》みあって接しているように見えるかもしれないけれども、拡大して見ると線維と線維にはすき間がある（図45）。どんなに神経線維と神経線維が接近しているように見えても、やっぱりすき間がある。その極端に狭くなった場所で、神経細胞どうしが情報をやりとりしているんだ。その場所を「シナプス」と呼ぶ。情報が乗り換えられる場所、つまり、神経どうしが会話をする場所。

シナプスというのはものすごくいっぱいあって、ひとつの神経細胞あたり1万ぐらいある。つまり、神経突起の上のあちこちに豊富に存在している。

さて、シナプスに向かって電気情報が流れてくる。ナトリウムイオンの電位差の流れが伝わってくる。神経と神経の距離、つまりシナプスのすき間というのはすごく狭くて、1ミリメートルの5万分の1。つまり、20ナノメートル。すっごく狭い。でも、狭くてもすき間はすき間だから、もちろん電気が渡れるはずがない。

で、何をする？　何かしなきゃいけないね。だって、情報を次の細胞に伝えなきゃいけない。活動電位（スパイク）がそこまで伝わってきているんだから、次の細胞にその情報を伝えないといけない。でないと情報としての意味がない。でも、残念ながらそこにはすき間がある。いくら幅が狭いといっても、電気は伝わらない。活動電位が伝わらないんだ。

——それが神経線維じゃないんですか。

いやいや、神経線維はスパイク（活動電位）が伝わる場所のことだよ。つまり1個の細胞だ。

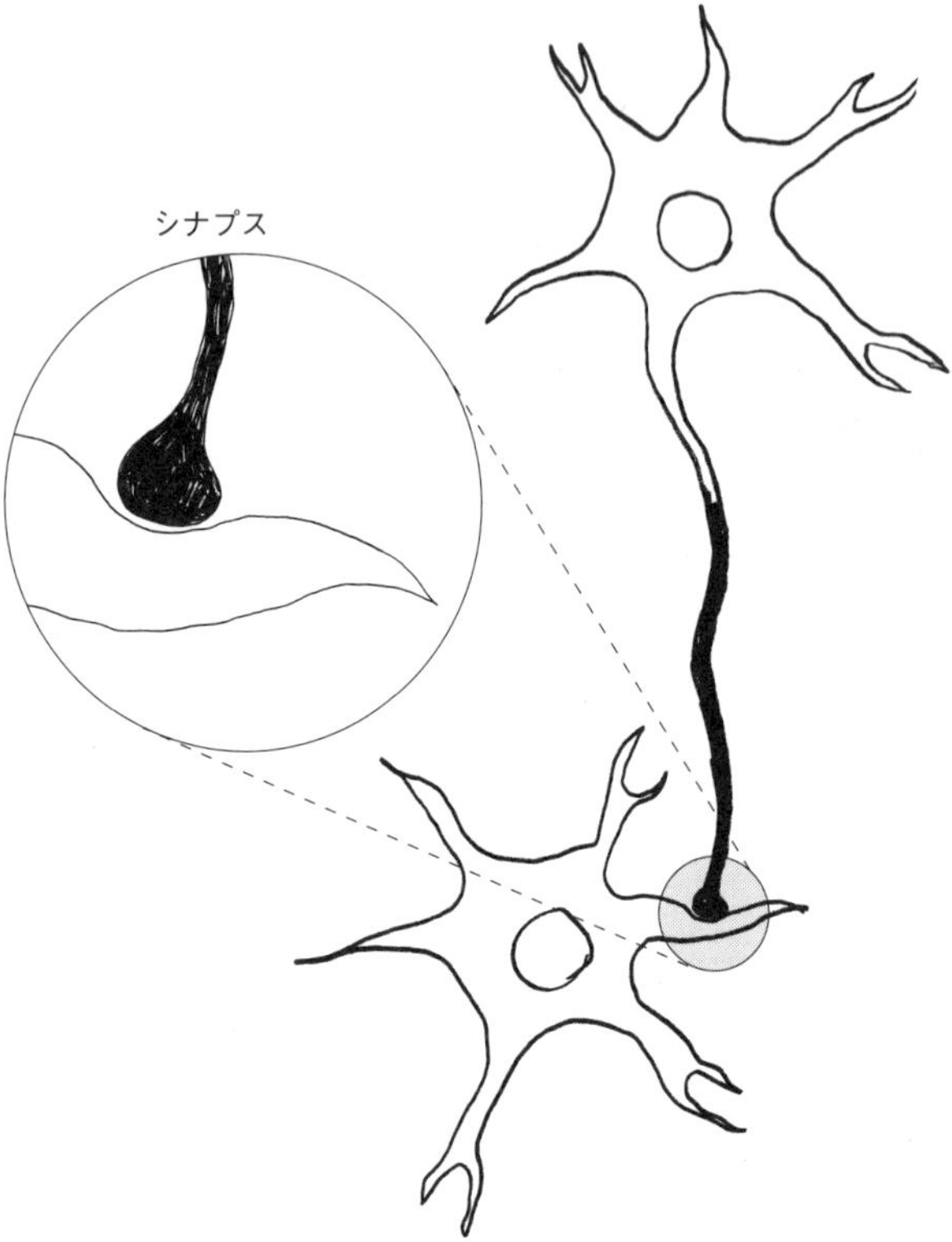

図45　神経細胞どうしは離れている
神経細胞がネットワークをつくるといっても、神経線維と神経線維のあいだにはすき間がある。それが極端に狭くなった場所（シナプス）で情報をやりとりする。

ひとつの細胞の中ではスパイクは隅々まで伝わるけど、でも、隣の神経細胞の線維とは独立した存在。絡《から》まってはいるんだけど、物理的にはすき間があるんだ。そのすき間でどうやって情報をやりとりするかという話。

飛脚《ひきゃく》（スパイク）が手紙（電位差）を持って道路（神経線維）を走っていたら、突然、目の前に川（シナプス）が現れて渡れなかったようなもんだよ。手紙は渡せない。そうしたらしょうがないから、そこから先は電気じゃなくて別の方法を取るしかないね。

——↓物質を出して、それで……。

3-11　シナプスが神経伝達物質を次の細胞に放出する

うん、その通り。すき間にはどうしても電気が伝わらない。行き止まっちゃう。だから、物質を出せばいいんだよ。実際、シナプスにはそういう装置が備わっているんだ。

——↓シナプスって、すき間のことを言うんですか。

シナプスというのは、すき間や、物質放出装置まで含めた全体のことを言う。つまり、神経線維と神経線維の接近したその周辺のことを指している。

図46を見て。これがシナプスの全体像だ。

上側からナトリウムの信号が流れてくる。スパイクがくる。下側が相手側、つまり、情報を送らなきゃいけない相手だね。上側が送信側で、下側が受信側なんだけれども、ここにはすき間がある。電気が通らないから、さっき言ってくれたように、物質のやりとりに切り替えるんだ。

図46のなかに丸い袋が見えるでしょ。この中に物質がいっぱい入っている。ここに活動電位（スパイク）が来ると、その物質がパアーッと放出されるんだ。袋に入ってたのがガッと出る。出てくる物質のことを、神経が情報を伝えるための物質ということで「神経伝達物質」と言う。「神経伝達物質」ってはじめて聞く言葉かな。神経伝達物質にはいろんな種類があるんだけど、その種類のいくつかは聞いたことがあるものじゃないかな。

——それって分子レベルですか。

うん、分子レベル。だいたい分子量100とか200とか、わりと軽い物質が入っている。

——ブドウ糖……？

たしかに神経はブドウ糖を使っている。でも、それは栄養としてだ。神経伝達物質ではないんだ。

そうだなあ、「ドーパミン」とか聞いたことある？　それから「セロトニン」は聞いたことない？

うーん、じゃあ「アドレナリン」はある？　……聞いたことのない人もいるし、聞いたことある人もいる。ここで構造式を見せてもいいんだけど、見てもしょうがないか。ま、ともかく、そういう名前がついた物質がシナプスの袋の中に入っているんだ。

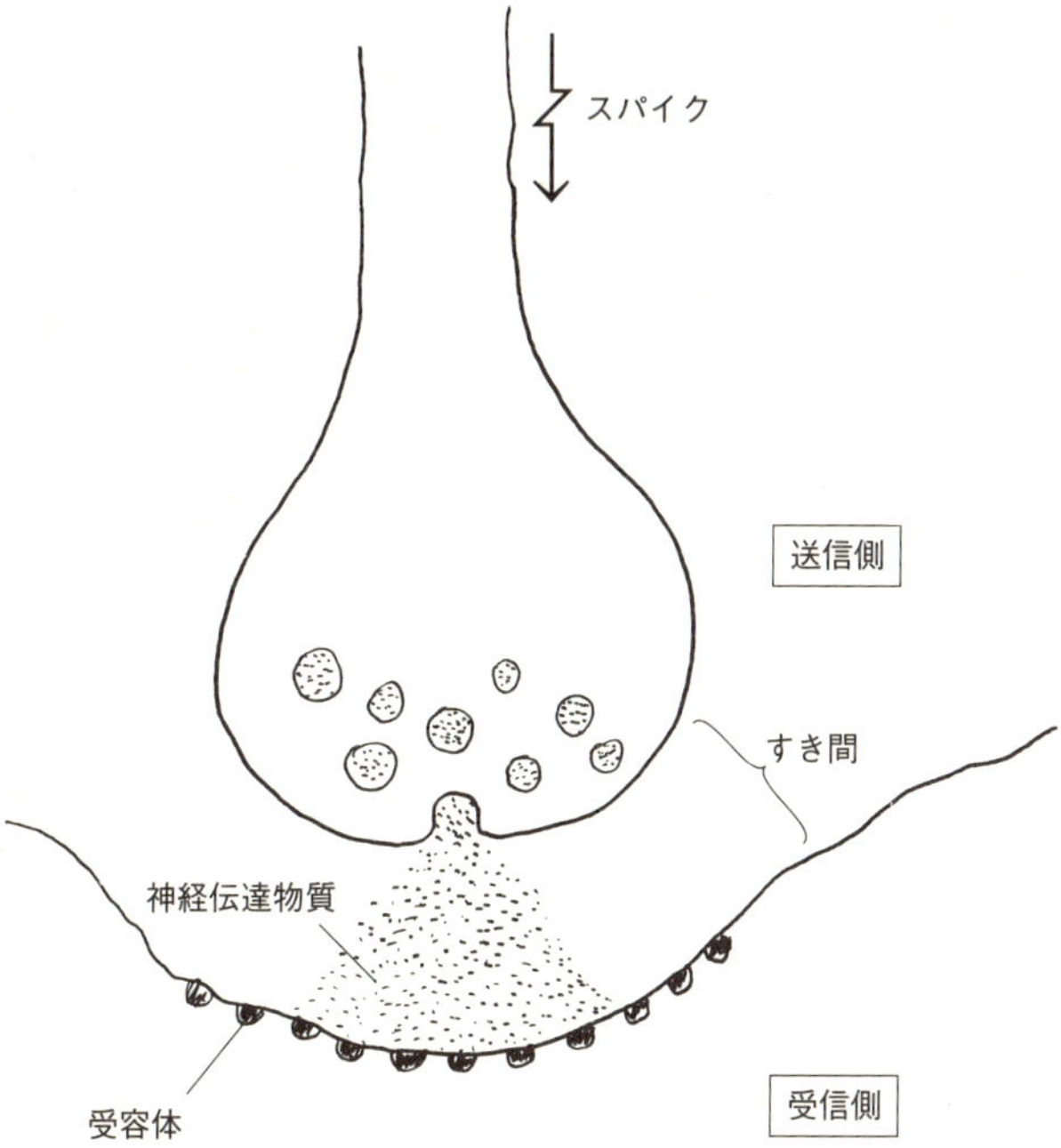

図46　神経細胞のすき間（シナプス）でどうやって情報を伝達するか
活動電位（スパイク）がくると、図の丸い袋の部分に入っていた「神経伝達物質」が放出される。神経細胞は絶縁体なので電気を通さない。情報を伝えるために、電気信号ではなく物質が受け渡される仕組み。

ひとつの袋の中に数千個から、多いと1万個ぐらいもぎっしり詰まっていて、それがスパイクがやってくるとドバーッと放出される。で、それを相手側の神経が受け取るわけだ。

――どの神経細胞から来たかというのは、その場合関係するんですか。

関係する。どの神経細胞から来たかというのと、どういう神経伝達物質を使っているかというのは密接に関係しているんだ。神経伝達物質っていまわかっているだけで100種類ぐらいある。ひとつの神経細胞は決められた1種類(場合によっては2~3種類)の神経伝達物質だけを使っている。アドレナリンを使っている神経細胞はアドレナリンだけを出すんだ。だから、受け手からすると、いまもらったのがアドレナリンだなとわかれば、どこから来たというのはだいたいわかるよね。

――でも、神経細胞はいっぱいあるから、それが複数重なってもおかしくない……。

その通り。それは話しはじめるとすごく複雑になっちゃうんだけど、つまり、シナプスはいっぱいあるけれども、どの物質がどこから来ているかという話と関連してくる。

それぞれの神経伝達物質は脳のどこから来ているか、それから神経のどこにシナプスをつくりやすいかっていう法則があるのね。だいたいは決まっているんだ。

ただ、あんまり厳密じゃない。そもそも脳の構造というのはじつはあんまり決定的じゃなくて、結構いいかげんにできている部分もある。そこがたぶん、脳が脳らしくあるためのポイントのひとつなんだよ。

——↓それもあやふやな原因のひとつ……。

そう、あやふやな原因のひとつ。いま、神経の仕組みについて、こうして詳しく話している理由は、この「ファジー」の起源について考えることだったね。いま指摘してもらった「あやふやさ」は構造としてのあいまいさだ。おもしろいことに脳は構造としてだけでなく、機能としてもあいまいなんだ。

3－12　シナプスこそが脳のあやふやさの原因だった

人間の記憶や思考がこんなにあいまいなのはなぜか。その原因は何か。じつはその理由はシナプスにあるんだ。僕はさっき何気なく「スパイクが来たら、物質が放出されます」と言ったでしょ。ところが、この放出は〈確率的〉なものなんだ。スパイクが来たら必ず放出されるんじゃない。確率で決まっているんだ。つまり、場合によるんだな。あるときは出したり、あるときは出さなかったりする。しかも、その確率がシナプスによって違う。

たとえば筋肉をつかさどっている運動系のシナプスがあるね。あれはすごく確率が高い。ほぼ100％の確率で出る。なんでかわかるでしょ。だって、筋肉を動かそうと思ったときに、ある確率で動いたり動かなかったりしたらまずい。筋肉を動かす神経の場合は、スパイクが来たら必ず伝達物質が出るようになっているわけだ。ちゃんと目的にかなった仕組みになっている。

だけど、大脳の細胞なんかは確率がすごく低くて、場合によっては20%ぐらいの確率でしか伝達物質の放出が起こらないようなシナプスもある。

——→だから、何回も思い出そうとがんばって……。

あはは、そういうこともあるかもしれないね。

いま僕はスパイクが1個の話しかしてないけれども、スパイクというのは何発も連続で来ることもある。2発来ると2発目には確率が高くなるとか、3発来たらやっと出るとか、逆に2発来たら2発目は出にくくなるとか、そういうふうに確率に時間が関係してくるシナプスも多い。これも脳の場所によって違ってるし、一個一個細胞によって個性があって違う。逆に言えば調べがいがあるんだけど。

とにかく、そういう複雑なシナプスがいっぱい集まってできたのが脳なんだ。

脳のなかにシナプスの数はどのぐらいあるか想像つくかな。神経細胞の数は1000億と一説では言われてる。大脳皮質だけでも140億ぐらいある。そもそも1000億ってどのぐらい多い？　たとえば世界の人口は何人？

——→62億……。

おお、そうなんだ。知らなかった。まあ、だいたい60億ぐらいと言われてるでしょ。世界の人口全部合わせても60億しかないんだよ。だけど、人間たったひとりのなかに1000億の神経細胞がある。地球15個分以上の人口に相当する数、それが神経細胞の数なんだね。その神経細胞一個一個がそれぞれシナプスを1万つくっているわけ。はい、だれか計算して。1000億×1万は？

――↓たくさん……。

そう、たくさんなんだよ。シナプスの総数なんて、もう教えきれない。

――↓…………（笑）。

数えきれないぐらいのシナプスがあって、そのシナプスに一個一個、個性がある。というわけで、脳科学者にも何が起こっているかようわからんわけよ。はっきり言ってお手上げ。

――↓たくさんのシナプスのなかを伝達物質が伝わっていくなかで、何がどこに行っちゃうのか……。

その通り。あ、そうだ。シナプスの部分をもう少し詳しく説明しようか。出された物質がどこに行くかというのは、また説明するとして、じゃあ、どうやって次の細胞に伝わるの？　物質が出されただけじゃ何にも起こらないよね。受け手側がその伝言を受け取らないとね。つまりなんらかのセンサーがなきゃいけないでしょ。センサーはどうなっていると思う？

センサーを図で見せようか（図47）。受け手側の神経細胞の細胞膜の上にあるものを拡大してみたんだ。これ、さっき見たナトリウムイオンを通す穴と似てない？　似てるでしょ。ただこの穴は、5つのユニットから成り立っていて、真ん中に穴が開いている。分子量はだいたい29万くらい。

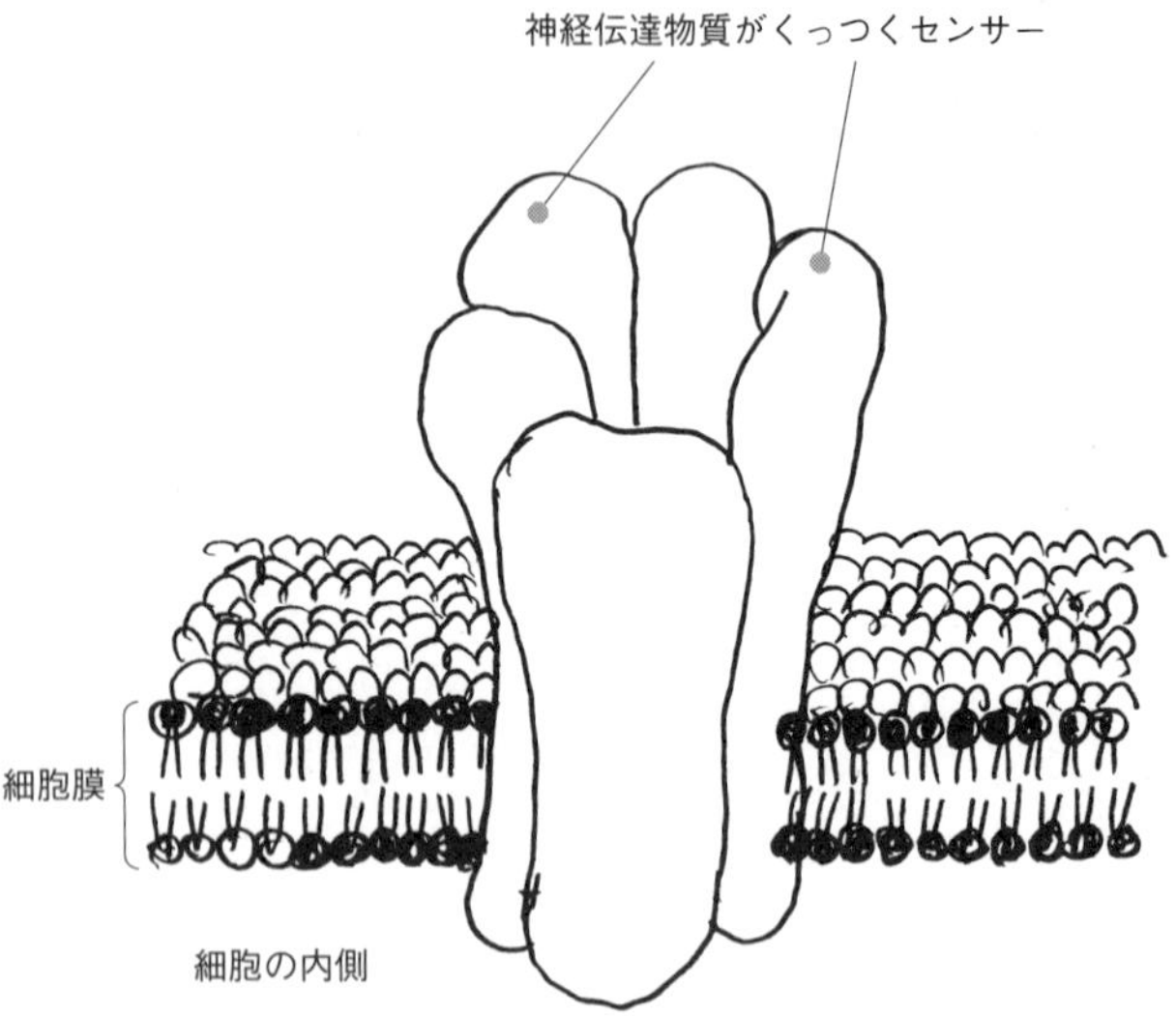

図47 受け手側の細胞膜にあるセンサー
5つのユニットから成り、神経伝達物質が来たときに真ん中の穴が開く。

ただし、さっきのこのナトリウムを通すイオンのチャネル（穴）は、センサーが電位差に反応するようになっていて、電位が崩れたときに開く。でも、こっちはそうじゃなくて、神経伝達物質が来たときに開くようになっている。電位には関係ない。

情報の送り手側から、神経伝達物質が数千から1万個ぐらいドッと出て、送られてくるんだけど、この5つのユニットのうちのふたつに神経伝達物質がくっつくと、中心の穴がガッと開く。ここを通るイオンもまたナトリウム。

——↓電位差が変わる。

その通り。このナトリウムイオンが入ることで、受け手側では物質の信号が電気の信号に戻ったでしょ。

シナプスって何をやっているかというと、スパイク（活動電位）がやってきたら、神経伝達物質がシナプスの間に放出される。受け手のアンテナのことを「受容体」と言うんだけど、伝達物質がこの受容体に伝わって、また電気に戻るんだ。ということは、電気信号が化学信号に変わって、もう一回電気信号に戻る。こういうプロセスをやっているのがシナプスなんだ。

この複雑な工程をシナプスはたった1000分の1秒でやる。ムッチャ速い。

――1000分の1秒でやったり、やらなかったりする……。

やったり、やらなかったりする。怠慢《たいまん》なシナプスはしばしばやらない。

――どの神経伝達物質が来たかという情報は、電気信号に変わった時点でもうなくなっちゃうんですか。

いいところに気づくね。神経伝達物質によって流れるイオンが違うんだ。

――ナトリウムじゃないんですか。

ナトリウムが流れるのは……そうだな、ちょっと話を戻そう。

3―13　ナトリウムイオンはアクセル、塩素イオンはブレーキ

脳のなかでもっともよく使われる神経伝達物質は「グルタミン酸」というアミノ酸だ。それは

ナトリウムの信号をつくる。グルタミン酸の分子式はみんな書けるね。んで、次にもうひとつ覚えてほしいのは「γ《ガンマ》アミノ酪酸《らくさん》」といって、通称「GABA《ギャバ》」という物質。グルタミン酸とGABAは、量でいえば、脳のほぼすべてを握っていると思ってもらっていいくらい重要。

グルタミン酸はナトリウムイオン。でも、GABAは違う。GABAは塩素イオン「Cl^-」を流すんだ。塩素イオンが流れるとどうなる？　ナトリウムイオンは外側に多かったから、穴を内側に向かって流れたよね。同じように、塩素イオンも外側に多いから内側に向かって流れるんだ。でも、塩素イオンは電荷《でんか》がプラスじゃなくて、マイナスでしょ。

――→電位差が広がる。

その通り、電位差が広がっちゃう。すると、ちょっとわかってきたことがあるね。塩素イオンが入ると、受け手の細胞は、電位差が広がっちゃうから、スパイクが起こりにくくなる。だって、スパイクが起こるというのは電位差が少なくなることでできるんだったね。電位差が少なくなることがスパイクでしょ。でも、塩素イオンが流れると、反対に電位差が広がっちゃうんだから、スパイクと向きが逆。だから、GABAが来たらスパイクが起こりにくくなる。

つまり、グルタミン酸とGABAというのは、アクセルとブレーキみたいなもんだ。グルタミン酸がアクセルで、GABAがブレーキね。そういうふうに神経細胞がいつ活動したらいいか、いつ活動すべきじゃないかを、シナプスを通じて次の細胞は教えられているんだね。つまり、自分が神経細胞だったとして……。

――→塩素イオン「Cl^-」が入ってきたら、バランスするためにカリウムイオン「K^+」が出ますよね。細胞の中にはカリウムイオンが多いとさっき言ってて、その理由がバランスをするためだと。イオンバランスをするためだったら、「Cl^-」が増えたら「K^+」が……。

いままでの話をちょっとまとめよう。最初に「K^+」の話をしたね。カリウムイオンの話は細胞全体の話なの。ものすごい広い話。だけど、いま話しているナトリウムとか塩素イオンの話というのは、ほんとに狭い領域の話なのね。ナトリウムイオンはちょっとだけ入る。ほんのちょっとだけ。それがスパイク。入ったナトリウムイオンはすぐ外に出されちゃう。だから、全体の「K^+」のイオンバランスにはまったくと言っていいほど影響を与えないんだ。

塩素イオンも同じ。塩素イオンも入ってくるんだけど、シナプスの部分だけの話でしかない。だから、全体と言うよりも、シナプス周辺だけブレーキがかかるわけだ。

図48をちょっと見てほしいんだけど、これもやっぱり神経細胞の一部の模式図。先週、『ネイチャー神経科学』という雑誌に報告された論文。(3) 図は神経の線維だ。影を付けた部分がシナプスなんだけど、そのうちのグルタミン酸を使っているシナプスと、GABAを使っているシナプスを染め分けてみたっていう図だ。薄い灰色がグルタミン酸、濃い灰色がGABA。つまり、薄い方がアクセルで、濃い方がブレーキ。こんな感じで、ひとつの線維の上に、アクセルを踏むのと

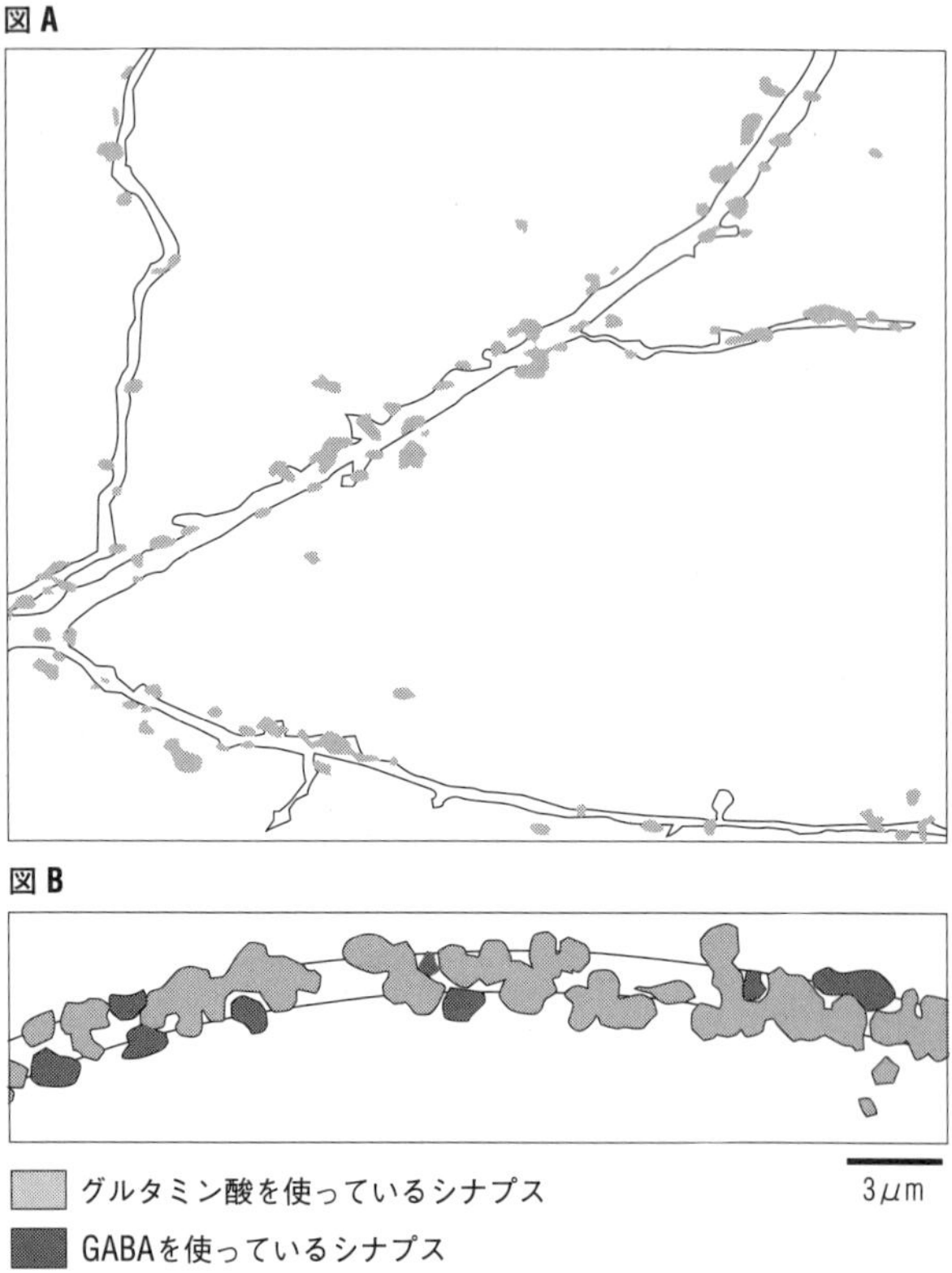

図48　グルタミン酸を使うシナプスとGABAを使うシナプスの混在

樹状の神経線維（[図A]）のうち、ひとつの線維を拡大（[図B]）。薄い灰色がグルタミン酸を使っているシナプス（アクセルの働き）、濃い灰色がGABAを使っているシナプス（ブレーキの働き）。ひとつの神経線維の上にアクセルとブレーキが混在している。

Reproduced by permission from Guosong Liu, "Local structural balance and functional interaction of excitatory and inhibitory synapses in hippocampal dendrites", p. 374, fig. 1(a) (c), in *Nature NEUROSCIENCE*, Vol. 7 (No. 4, April 2004). © 2004 by Guosong Liu.

ブレーキを踏むのがこうやって混在している。

──→何でブレーキが必要なんですか。最初から情報を送ろうとしなきゃいいのに、なんでわざわざ「Cl-」を送って、スパイク（活動電位）を止める必要があるのか。

それはね、そのほうが情報にバラエティが出るから。これについてはもっと後で説明しよう。

3-14　神経細胞は出口と入り口を持っている

シナプスの構造を見てもらって、気づいた人もいると思うけれども、シナプスというのは信号の伝わる向きが一方通行なんだ、いつも必ずね。袋が入っているほうから、センサーのあるほうにしか伝わらない。つまり、袋が入っているほうが必ず送り手で、受容体（アンテナ）のあるのが受け手ってわけ。

ということは、神経細胞には回路をつくるための線維がたくさん出ているけれども、それには出口と入り口があるってわけだ。

つまり、それぞれの線維は出口専用、入り口専用と決まっている。図49で見えているのはほとんど入り口専用。つまり受け手、アンテナ側。んで、1本だけ見えている細いやつ、これが出口なんだ。……なんて言うか、不思議に思わないかい（笑）。

──→ひとつの神経細胞の中で出口と入り口があるんですか。

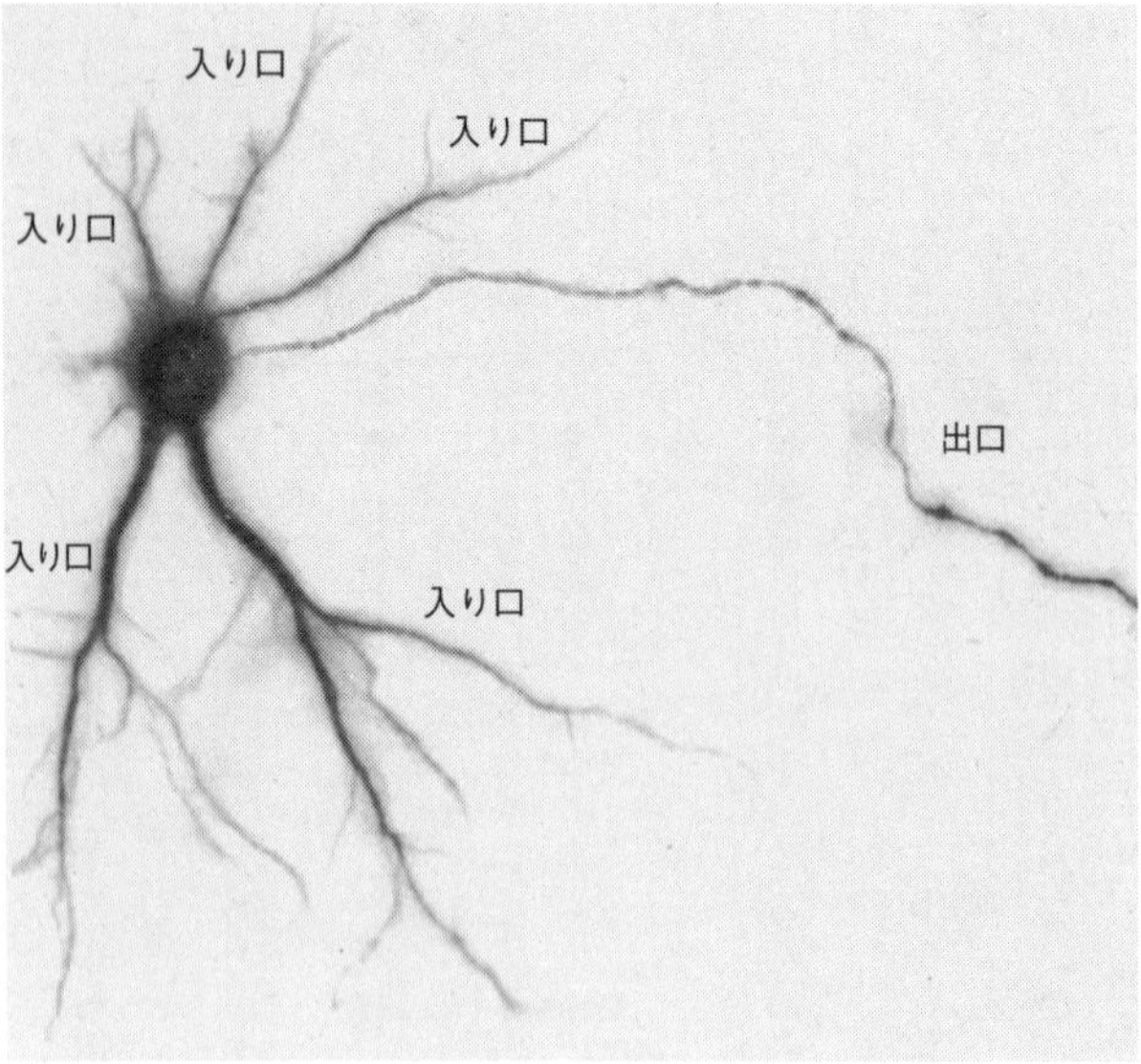

図49　**神経線維の出口と入り口**

シナプスでは信号は一方向に伝わる。神経伝達物質の袋がある方が送り手、受容体があるほうが受け手となる。神経細胞からは神経線維がたくさん出ているが、「出口専用」あるいは「入り口専用」に役割が分かれている。

提供：金貞娥氏（東京大学大学院薬学系研究科）

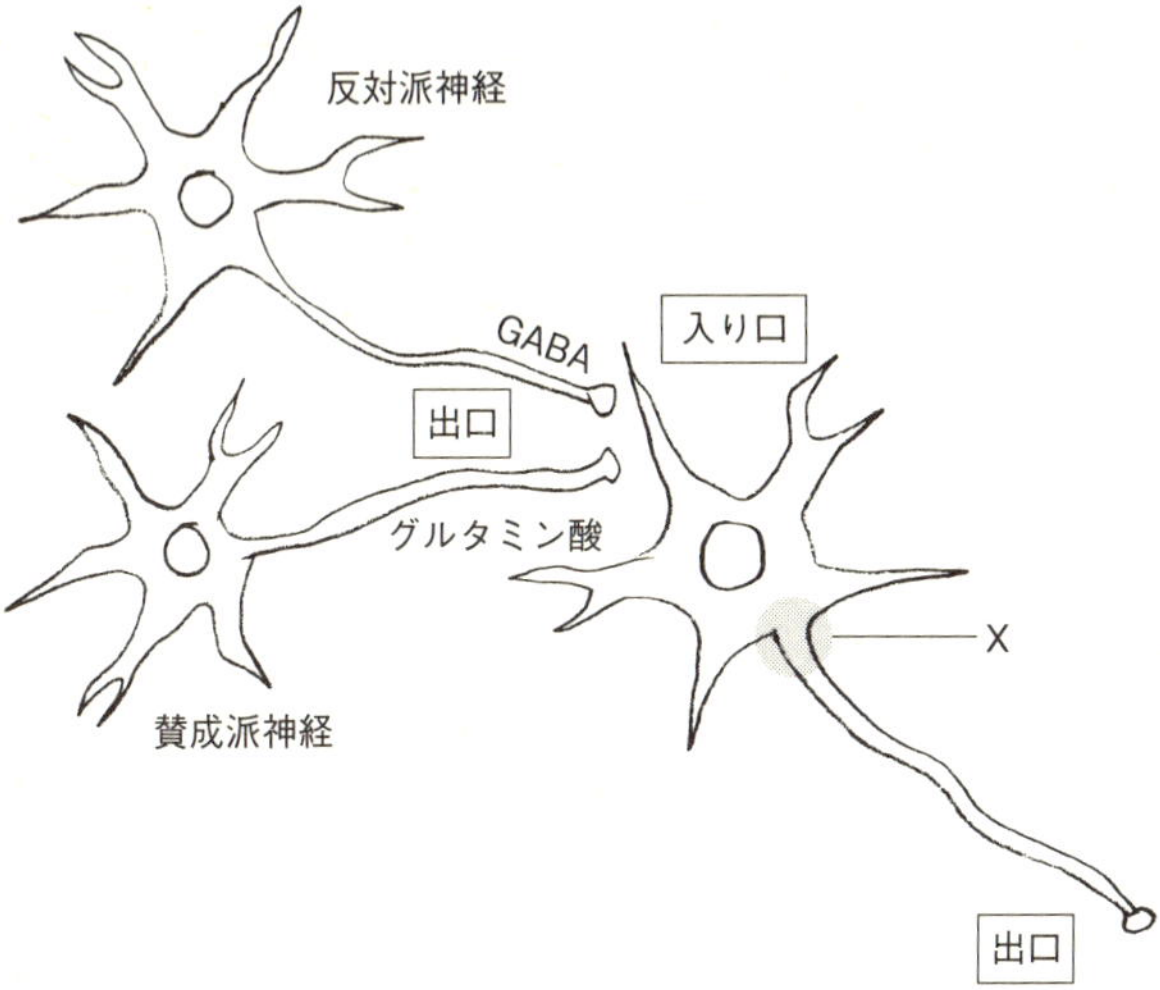

図50　スパイクの出力
活動電位（スパイク）は出口の線維の根元の部分（図のX）からスタートする。賛成派（アクセル＝グルタミン酸を使うシナプス）と反対派（ブレーキ＝GABAを使うシナプス）があり、最終的にスパイクを起こすかどうか（＝発火）はこの根元部分で決める。

そう、その通り。

→同じ情報を送っているんじゃないですよね。

送っているんじゃなくて、太いのは全部情報の受け手なの。

→つまり、細いほうが出していて、結局、太いほうが受け取るわけですね。

そう、ほかの細胞に移るときに太いほうが受け取る。こういうのを他の細胞に「投射する」と言うんだけど、つまり細い線維は情報を送っているわけ。

ちょっと黒板を書き直そうか（図50）。神経には細胞体がある。そこには太い線維がいっぱい出ていて、この太いやつが情報の入り口の役割をしている。出口の線維は細くてひょろひょろひょろと出ている。んで、この出口の線維は、終点に近づくと、たくさん枝分かれして、別の細胞の太い線維に近づいているんだ。そのすき間、それがシナプスってわけだね。もちろん、この細胞自身の太い線維も別の細胞の細い線維からシナプスによって入力を受けている。そうやって太い線維と細い線維はペアになって、全体として大きなネットワークをつくっているんだ。シナプスには2種類あると言ったね。「グルタミン酸」＝アクセルを踏むのと、それから「ＧＡＢＡ」＝ブレーキをかけるやつね。

そして、スパイク（活動電位）はスタートする場所が決まっている。それはここ（図50のX）から始まる。出口の線維の根元の部分からスタートする。

神経細胞全体をひとつの「会議場」だと思ってみて。国会議事堂みたいなやつ。そこには賛成派（アクセル＝グルタミン酸）と反対派（ブレーキ＝ＧＡＢＡ）がある。与党と野党でもいいや。それで最終的に出力をするかしないか、つまり、スパイクを起こすかどうか……スパイクを起こすことを「発火《はっか》」と言うんだけど、発火させるかしないかは出口の根元の部分で決めるんだ。

――それも確率ですか。

うん。賛成の意見が多ければ起こりやすい。反対の意見が多ければ抑制される。

――議長みたいなもんですね。

そう、たとえがうまいね。ここは議長の役割だ。クラスで言えば学級委員長だよ。でも、この

「会議」の規模がでかいのはわかるよね。議員（シナプス）が1万人いるんだ。1万人いて、なかに与党と野党がいる。比率は反対派（野党）のほうが少なくて、全体の10％か20％ぐらいしかいない。賛成派（与党）がほとんどなんだ。

でも、反対派は声がでかくて活動もはげしいんだよ。つまり、塩素イオンはたくさん流れる。だから、数は少ないけれども影響力が強い。賛成派は数は多いけれども、ナトリウムイオンがちょっとしか流れない。というので、うまくバランスがとれているんだ。

これが全部賛成だったら……さっきの質問のように、なんでシナプスがアクセルだけじゃないのかという話で、全部賛成だったらいつでもゴーになっちゃうでしょ。どんな法案でも可決されちゃう。それはまずいんだね。

実際、そうなってしまう病気がある。てんかんだ。ケイレン発作が起こる。反対の意見がうまく活動しない人は、すべての神経のスイッチがオンになってしまって、ケイレンが起こってしまう。てんかんってそんな感じで、ミクロのレベルに原因があるんだ。

——体の部分を抑制できない……。

そう。基本的に人間の行動というのは普段から抑制と興奮のバランスで成り立ってるのね。たとえば荷物をグッと持ちあげるときに、筋肉に「持て」という力と「持つな」という力が両方あって、「持て」という力のほうが強いから持ちあがるという仕組みになっている。持ちあがるんだけど、それと同時に「持つな」という力もここに働いてるの。そういうバランスがとれている。

そのバランスを崩すこともできて、そうすると馬鹿力が出るんだよね。重量挙げの選手は、そういうバランスを訓練によって崩すことができる。あと、〈火事場の馬鹿力〉ってあるでしょ。ああいうのはおそらくこの抑制が一瞬切れるんだよ。そうすると、本来持っている力がそのまま100％出る。

あれ？　何の話をしようとしたんだっけ。話したいことはいっぱいあるんだけど……。

3―15 「脳がいかにあいまいであるか」のミクロな理由

ま、ともかくシナプスというやつは、コンピュータのように正確じゃなくて、すごくあいまいだ。コンピュータの正確無比さに比べて、シナプスの正確性は驚くほど悪くて、10の9乗ぐらい確度が低いと言われている。コンピュータのほうがシナプスよりも9桁くらい正確度が高い。これがおそらく「脳がいかにあいまいであるか」のミクロな理由だ。

→たとえばアドレナリンは、どういう役割をするんですか。

おお、いい質問だけど、いまはちょっと込み入った話になっちゃうな。じつは、アドレナリンやドーパミンやセロトニンなどの神経伝達物質を受け取ったセンサーは、イオンを流さないいんだ。じゃあ何をしてるかというと、ふたつ役割がある。ひとつは、賛成派とか反対派のどちらかの活動を強める。つまり間接的にシナプスに影響を与えるんだ。裏金を渡すとか、そういうやつ。

——→…………（笑）。

もうひとつは議長そのものに裏金を渡すケース。「いまは賛成派が多数だけど、ちょっとスパイク起こすのをやめといてもらえる？」みたいな、そういう役割をしている。

ここでちょっと気づいてほしいんだけど、結局、この議長は情報（スパイク＝活動電位）を出すか出さないかだけを決めているわけだね。スパイクが出ちゃえば、あとは自動的にダーッと最後まで行き着いちゃう。出た信号は途中では止められない。出口の線維には制御するものがないから。

ということは、スパイクを出すか出さないかというのは神経にとってムチャクチャ重要な決定なわけ。でも逆に言うと、神経細胞ってすごく単純で、スパイクを出すか出さないかしかない。「1」か「0」の信号なんだよ。コンピュータとすごくそっくりじゃない。コンピュータも「1」か「0」でしょ。そういうところはコンピュータと似ている。ただし、神経ではその「1」か「0」の決まり方があいまいなわけだ。

さてと、以上がいま話せる神経の仕組みの全貌《ぜんぼう》。細かいこと言い始めたらきりがないけど、まあ、だいたいいまの脳科学にわかっているのはせいぜいこんなところだ。なぜかって言うと、シナプスというのが神経の最小の機能単位だからなんだ。神経をこれ以上分解しても、機能としては意味がない。だからシナプスの正体が解明できたいま、神経というのはこれ以上でも以下でもない存在になるわけだ。わかるかな。

3－16 分解したら「わかった」と言えるのだろうか

んで、ここから何を言いたいかというと、「これでわかったような気分になったか?」ということ(笑)。理系の人の特徴なんだけど、何かを知りたいと思ったら、やたらと分解したがるんだよね。機器装置の中身はどうなっているかなとか、経験ある人いるかもしれないね。

――→バラしますね。

バラすでしょ。

歴史的に見ても、化学者は物質をバラバラにして分子を発見して、分子がわかったら、次に分子は何からできてるかと、原子を見つけたよね。こんどは物理学者が出てきて、原子が何からできてるかと調べていって、原子核と電子からできているのを見つけた。近代物理学はもっとすごくて、原子核が何からできてるかって、陽子や中性子に行き着いた。それらをもっと分解してクオークにたどり着いた。

そうやって細かく細かく分解していく。これ以上分解できないというところまで行って、物質の本質的な〈要素〉を見つけた時点で、何かもうわかったような気分になっているのね。それは理系の特徴なのかもしれない。でも、ほんとにそれでわかったと言えるのかな。

神経細胞1個がこうなっているというのはいままでの研究でかなりわかっている。でも、いま僕が言いたいのは、神経細胞1個の仕組みがわかったら、もう脳についてわかったと言えるだろうか、という話。だって神経1個だけじゃ脳としては機能しないでしょ。

まあ、実際、神経細胞がふたつ集まった集団ぐらいまでだったら生理学の実験からもわかるのね。神経細胞がもう1個つながっている状態を考えればいいわけで、ふたつぐらいまでだったらどう活動するかは理解できる。

でも、世の中に「三体問題《さんたい》」という問題があるの知ってる？　……学校では習ってないか。「ニュートンの力学方程式」ってあるでしょ――加速度がどうのこうのというやつ、あれはすごく万能で、いろんなことを記述できる。ものの落下とか、投げたものがどこに落ちるかとか、そういう日常の現象から、宇宙の天体の運行までも記述できる。でも、じつはけっこう簡単なことがわからないんだよ。

物理の授業で習ったと思うんだけど「振り子の運動」ってあるでしょ。学校で習った「振り子のテスト問題」って完璧に記述できるよね、物理の法則を使えば。

でも、振り子の先に、もう1個振り子をつなげて揺らしたらどうなる？

――↓もとの振り子に共振して動く……。

あはは。そんな単純じゃないんだよ。やってみるとわかる、実験としては簡単だから。でも結果はすごく複雑で予測できないんだ。方程式で解けない。

こういう「解けない」っていう話が最初に出てきたのは、天体の運動からなんだ。太陽のまわりを地球が回っているよね。これは簡単にわかる。でも、地球のまわりには月が回っているよね。そうすると、全体としてこの3つの天体がどう運動するのかが予測できないんだ。月食が何年後に起こるとか、そのぐらいのレベルでは予測できるんだけど、でも式で書いてもそれが完全には解けない。物体がふたつだったら解けるけど、3つになったら急に方程式が解けなくなっちゃう。これを「三体問題」と言うんだ。

神経でもこれは似ていて、ひとつだったら何とかわかる。ふたつでもかろうじて実験できる。でも、3つになると何が起こるかもう予測できない。強引にやれば近似の方程式はつくれるかもしれないけれども、でもやっぱり何が起こるかはやってみなきゃわからないってわけだ。

鳥が巣に帰っていくのを見たことあるよね。群れをなして、みんな同じ方向に飛んでいくでしょ。ああいうのも一匹一匹の鳥の動きを数式を使って書こうとしたらむずかしいんだ。魚の群れも同じ。ああいうのはむずかしい。というか厳密に言えば、記述不可能だということがむしろ証明されているぐらい。

ところが、最近数学に大きな変化があって……。

——複雑系。

その通り。よく知ってるね。「複雑系」という分野が出てきた。アメリカで生まれて、サンタフェ研究所というのがアメリカにあるんだけど、そこを中心に世界中で発展した研究。「複雑系」の話をちょっとしようか。

3-17　全体として秩序が起こること——自己組織化

僕は釣りが好きなので、例として魚の話にしよう。魚はどうやって群れを作るか、そしてどうしてある一定の方向にみんなで泳げるのかという話。

魚をじっくり観察したことある人、いる？　鳥と違って、魚にはリーダーがいないんだよ。リーダーがいれば簡単だよね。リーダーが完璧に情報を知っていて、地図もわかっていて、そっちの方向に向かって泳いでいって、みんながついて行けばいいんだけど、魚にはリーダーがいないんだ。

魚の群れというのは、ある魚が先頭になったり、別の魚が先頭になったりで、メチャクチャに泳いでいるように見えるんだけれども、でも、全体としてはちゃんとした方向に進んでいける。そういうのはいままではまったく数式で記述できなかったんだけれども、じつは魚のたった3つの性質を考えれば説明できることがわかった。

それは何かと言うと、ひとつは、なるべく群れから離れないように、隣の魚に近づこうとする癖《くせ》。ふたつ目は、逆に近づきすぎてぶつかっちゃうと泳ぎにくいから、ある一定以上近づいたら離れようとする癖。クセね、性癖《せいへき》。それと、最後の1個は、隣の魚と同じ方向に泳ごうとする癖。その3つの癖さえあれば群れができるということが証明できるんだ。

実際にシミュレーションしたデータが僕のパソコンに入っている。えっと、これだ。この画面全体を海だと思ってね。白いやつ一匹一匹が魚ね。目印のために緑色の魚と黄色の魚を1匹ずつ混ぜておいた。最初の状態、最初はバラバラの方向を向いているでしょ。でも、いま言った〈3つの力〉を入れてシミュレーションしただけでこうなる。ほら、どう……？　ちゃんと群れをなして泳ぎ始めたでしょ。黄色い魚を見てほしいんだけど、緑でもいいよ。じっと着目してごらん。あるときは群れの先頭に行ったり、あるときは後ろのほうに行ったり。

――→なんで方向転換できるかがわからない。だって、もし方向転換しようとしても、ほかの魚と同じにするんだったら、またまっすぐに戻るんじゃないか……。

この場合は単にランダムで方向が決まってくる。でもさあ、逆に全員がまっすぐに直線状に進むほうが気持ち悪くない？

――→これって何回やっても同じ結果には……。

ならない。それはまさに魚の行動と一緒だよね。二度と同じ行動というのはできない。でも、全体としては統一した群れとしての動きが毎回生じてくる。個々で見たら何だかよくわからないけど、全体として秩序が起こる。

何が言いたいかというと、「ものごとはバラバラにしただけじゃわかんない」と言いたいんだ。

——全体で見ないとわからない、組織を見ないと……。

そういうこと。バラバラにして細部を解析していこうという考え方を「還元主義《かんげん》」と言うんだけど、それはわかったような気分にひたっているだけ。実際には、集団になるとまったく思いもよらなかった行動が現れたりする。

社会の動きなんかは、まさにそうだよね。株価とか為替《かわせ》とか。それに宗教とかも。人間って個々のときと集団のときと全然行動が違うでしょ。そういうのも「複雑系」を考えないとダメなんだ。

だれかこのパソコンの「Ｐ」のボタン押してもらえる？　「Ｐ」は魚の群れに石を投げ込むコマンド。ほらね。もう一回やってみて。ほら、一瞬魚が散るけど、やっぱり群れをなそうと戻ってくるね。

でもこの魚たちは本当は群れをなそうとはしてないんだよ。さっきも言ったけど、個々の魚に群れをなす習性は備わっていない。そりゃそうだよね。だってさ、何万匹、何十万匹というでかい群れだったら、群れの端がどうなっているかなんて泳いでいる魚にはわからないじゃない。自分に見えるのは隣の魚くらいよ。

個々の魚のやっていることは、隣の魚に近寄ろうとする、でも近寄りすぎたら離れようとする、そして隣の魚と同じ方向に泳ごうとする、この３つの行動だけなんだ。だけど、全体として群れができて、ある一定の方向に秩序を持って進んでいく。これは「BOID《ボイド》」と呼ばれる集団運動のシステムで、「複雑系」の行動の典型例だ。

ここではイメージをつかんでもらえば十分。複雑系の詳しい話はさすがにむずかしくなっちゃうから。

神経細胞も間違いなく「複雑系」で動いている。1個の細胞だったら、きれいに数式で記述できる。はじめて神経の挙動を数式で表す方法を編み出した人は、その業績でノーベル賞をもらっているんだけど、そのくらい美しい数式がたしかにある。逆に言えば、神経というやつは、数式で完璧に記述できてしまうくらい、シンプルで素直な挙動しか示さないユニットだと言える。でも、これがたくさん集まったらどうなるかわからない。実際、神経回路のモデルをつくってシミュレーションすると、思いもよらないさまざまな現象がそこから起こり得るんだということがいまわかりつつある。いまの脳科学というのはまだまだそんな段階なんだ。これからの脳科学で「複雑系」というのはひとつのキーワードになっていくんじゃないかなと思う。

今日はもう時間がなくなってきたね。あとひとつだけ話そうかな。

いまの話で、神経というものは1個じゃダメで、脳のネットワーク全体を見なきゃダメだということになってきたね。脳には神経がいっぱいあって、それが密接にあちこちでつながっている。こういうネットワークとして考えなければ何も見えてこないんだ。

3−18　しびれるくらい美しいメカニズム──「ヘブの法則」

さっきだれかが言ってくれたけれども、記憶はすべて神経ネットワークの中に蓄えられる。同じネットワークの中に雑居して、いろんな情報が入る。そういう事実が実験的に、そしてまた数理的にも証明されてきている。つまり、ネットワークに情報を蓄えるために絶対に必要なファクターというのがわかってきている。最後にその話をしたい。

つまり、法則があるんだ。ネットワークに情報を蓄えるために必要な法則。それは「ヘブの法則（ヘブ則）」と呼ばれている。ヘブという人が1949年に提唱した、当時は机上《きじょう》の理論だったんだけれども、いまではそれは実験でも確かめられている。それを説明しよう。

たとえばふたつの神経細胞をA、Bとしようか。ヘブは何と言ったかというと、「AとBの神経が同時に活動したら、そのふたつの神経の結合力が強くなる」というふうに予言したんだ。図51を見て。この図のAが情報の送り手で、Bが受け手だとする。AとBの間にシナプスがある。ヘブの言ったこととは、AとBにスパイクが同時に起きたら、シナプスのつながりが強くなる、ということだ。

ヘブは脳が記憶するためには、この「ヘブ則」が必要だと言った。その話を詳しくしよう。「AとBの神経が同時に活動する」と僕は言ったけれども、これはそんな簡単な話じゃないね。

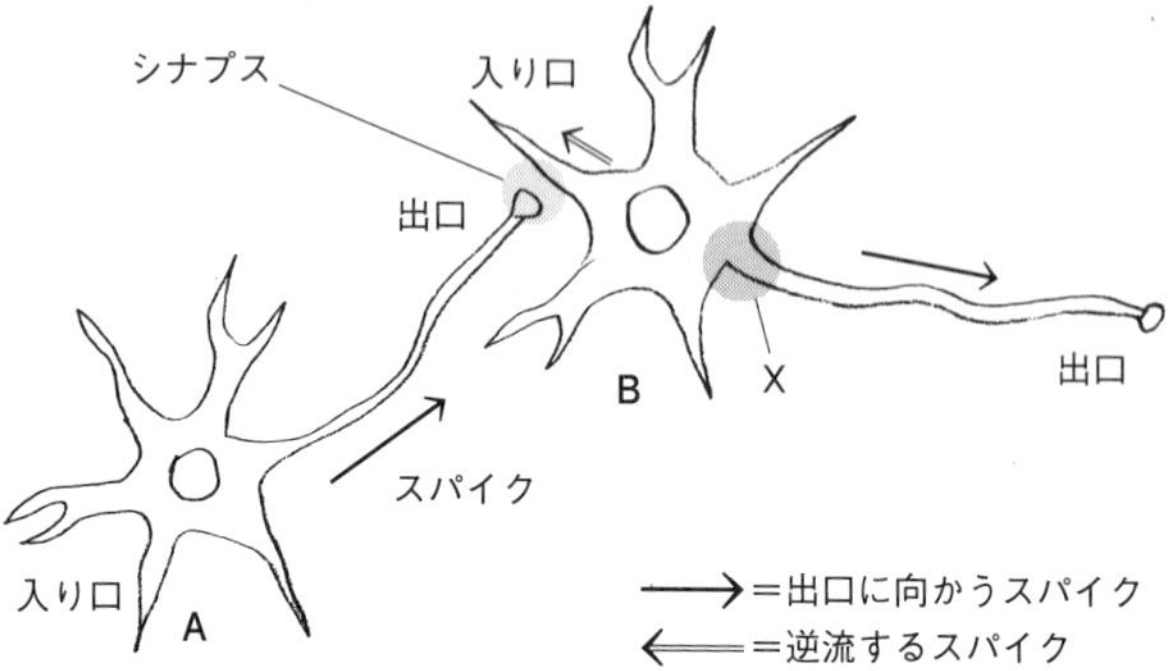

図51　ふたつの神経細胞が同時に活動する
神経細胞の根元でスタートしたスパイクは出口線維へだけでなく、入り口線維へも広がっていく。神経細胞Aから放出されたグルタミン酸によるナトリウムイオンの流れと、Bからのナトリウムイオンの逆流がシナプスで同時にぶつかり、電位差が通常より大きく崩れることになる。

ここにあるAという神経とBという神経。AとBが同時に活動するってどういうこと？
→同じ刺激に反応する。
そういうこともあるかもしれない。でも、いまはもっとミクロな目で見てみよう。たとえば、刺激がなかったとしても、神経細胞というのは自然の状態でも活動してるんだ。目をつぶっていても、寝ていても、元気いっぱいに活動している。活動電位（スパイク）の起こるタイミングが重要なんだ。そのタイミングによってあるときは体の運動になったり、あるときは記憶になったり、意識が生まれたり、そういうふうに変わる。

Aの細胞の議長はいつでも働いていて、つねに多数決を採っては行動している。Bの細胞もいつも多数決を採っては行動している。

ところが、AとBのシナプスが同時に活動したってどうやってわかるの？　そりゃ、もちろん外から見ている人にはわかるよ。記録している研究者にとってはね。でも、記録していなかったら、AとBの間のシナプスが同時に活動したって、だれが知るの。僕が見てれば、あっ、同時に動いた、このシナプスを強くしてやれ……と思うじゃん。でも、神経自身はどうやって第三者の手を借りずに「自分と相手が同時に動いた」って知ることができるわけ？　そう考えると不思議じゃない？　じつは、その仕組みが最近わかってきた。その話をしよう。

ここに、しびれるぐらい美しいメカニズムがあるんだ。Aの神経に活動電位がやってくる。Bの神経から活動電位が出る。もし、このふたつの現象が同時に起こるとシナプスは強化される、とヘブは言っている。でも、AのスパイクはBの入り口専用の線維に到達するわけだし、一方のBのスパイクは出口の線維の根元（図51のXの部分）からスタートして出口専用から出て行くわけだよね。それじゃあ、AとBのスパイクはいつまでたっても出会うことができない。でも、最近わかったんだ。ここ10年ぐらいの間に。[4]Bのスパイクは出口専用の線維を下って行くだけじゃなくて、なんと、そこから入り口専用の線維を逆流して伝わることができるんだ。

つまり、Bの神経線維の根元でスタートしたスパイクは入り口線維、出口線維の両方に広がっていくわけだ。そうすれば、AとBのあいだのシナプスで活動電位がぶつかり合うことができる。

そこで同時かどうかがわかるのは、こういうことだ。つまり、Aのシナプスの袋には神経伝達

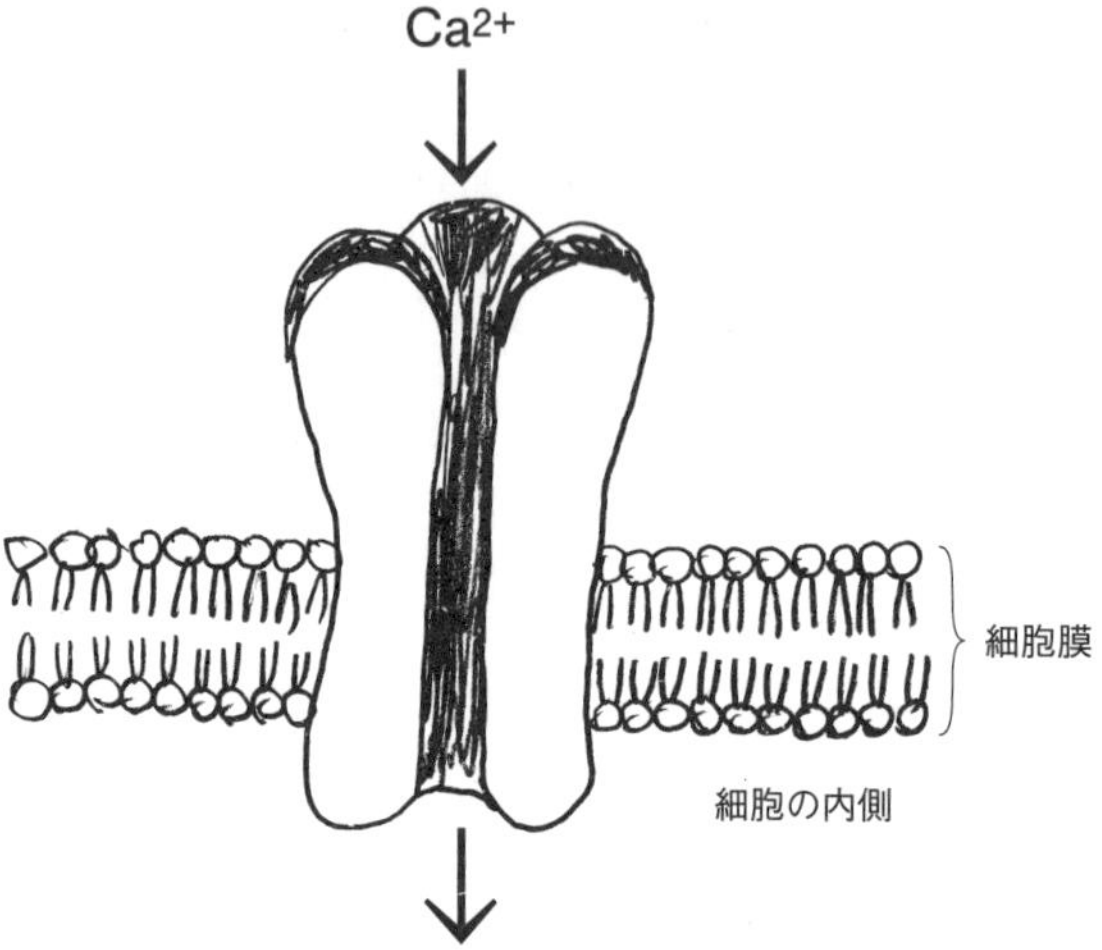

図52　NMDA受容体

ふたつの神経細胞が同時に活動し、通常よりナトリウムイオン（Na^{+}）が多く流れたことを感知すると、NMDA受容体は細胞にカルシウムイオン（Ca^{2+}）を流入させる。

物質のグルタミン酸が入っているよね。スパイクが来るとそれが放出される。すると、B側にはアンテナがあって、グルタミン酸が来たなと感知するとナトリウムイオンが入るでしょ。そのナトリウムイオンによって電位が崩されるわけだ。

でも、Bの神経もAと同時に活動したら、Bからもスパイク、つまりナトリウムイオンの入る波が逆流してくるよね。ということは、Aから来たグルタミン酸によるナトリウムイオンの流れと、Bの細胞体からやってきたスパイクによるナトリウムイオンの流れが、シナプスで同時にぶつかるね。すると、この瞬間にはナトリウムイオンがふだんよりも大量に流れることになる。

わかるかな？　AとBが同時に活動すると、シナプスのB側にいつもよりナトリウムイオンがたくさん流入する。たくさん入ると電位の差がたくさん崩れる。

それを感知するすばらしい別のセンサーがあるんだ。このセンサーの名前を、専門用語で「NMDAセンサー（NMDA受容体）」という（図52）。これはAのグルタミン酸とBのスパイクが合わさって、たくさんのナトリウムイオンが流れたってことを感知するセンサーだ。要するに、このセンサーは鈍感なわけよ。普段グルタミン酸だけのナトリウムイオン、もしくは、逆にスパイクだけのナトリウムイオンくらいの小さな電位変化では作動しないんだけれども、同時にふたつのナトリウムイオンの波が合流したときだけ、つまり、たくさん電位が崩れたときだけ反応するんだ。

3－19　ミクロがマクロを決定する

んで、ここで重要なことがある。NMDA受容体というセンサーもまたチャネルなんだ。イオンを通す穴。でも、このチャネルが通すイオンがちょっと特殊で、カルシウムイオンを通すんだな。つまり、NMDA受容体が、AとBが同時に活動したことを感知すると、カルシウムイオンが流れるんだ。

じゃあ、そのカルシウムイオンは何をしているか、という話になるよね。じつはね、カルシウムイオンが入ると、グルタミン酸を受け取るセンサー（受容体）の数が増えるんだ。(5)

——↓センサーってプロテインですか。

そう、これもプロテインだよ。グルタミン酸の受容体もNMDA受容体も全部、タンパク質（プロテイン）でできている。

もう一回説明するね。NMDA受容体はシナプスにあって、神経AとBが同時に活動したことを感知するセンサーだ。そのセンサーはタンパク質でできていて、そこにはカルシウムイオンを通す穴が開いている。つまり細胞のなかにカルシウムイオンが流れ込む。

細胞のなかには、さらに、カルシウムイオンを感知するセンサーがあって、カルシウムがやって来たことを検出すると、Bの細胞のなかにいっぱい蓄えられているグルタミン酸受容体を外に出す。つまり、ナトリウムを通すセンサーが細胞の上にいっぱいボコボコと出るってわけ。

ボコボコボコとたくさん出てきたらどうなる？　グルタミン酸のセンサーが増えたらさ、Aのスパイクが1発来ただけでもナトリウムイオンがたくさん入るでしょ。そうすると、さっきの議会の例で言えば、いままでは賛成1個分だったのが、賛成2個分にも3個分にもなるってわけだ。賛成派の声がでかくなるわけよ。それがシナプスの結びつきが〈強まった〉ということ。

ここからがすごい話なんだ。この「NMDA受容体」って何となくキーポイントだなとにおうよね。ある改造マウスをつくったの。「NMDA受容体」がないネズミ。(6)ネズミのシナプスにも

「ＮＭＤＡ受容体」があるんだけど、それを消しちゃったんだ。さて、どうなったでしょう。

──→学習しなくなった。

その通り。ものを覚えられなくなった。

つぎに、逆のタイプの改造マウスもつくってみた。「ＮＭＤＡ受容体」をたくさん持ったネズミをつくった。(7) どうなった？　……そう、記憶力がよくなったんだよ。

ここまでミクロな話を聞いてきたきみらは、そんな分子レベル、タンパク質レベルの話がどうしたのさって感じたかもしれないけど、こういうミクロで起こっていることは、結局は記憶などの行動レベルの現象、つまりマクロな問題を決定しているんだね。

──→人間も「ＮＭＤＡ受容体」を増やせば頭がよくなるんですか。

試されたことはまだないけど、ありうる話だね。

──→人間は一人ひとり違うんですか、「ＮＭＤＡ受容体」の数は？

ウーン……だいたいは一緒だろうと思うけど。

──→「ＮＭＤＡ受容体」が増えるということは……。

「ＮＭＤＡ受容体」はただのセンサーなんだ。数が増えるのはグルタミン酸のセンサーのほうだ。ＮＭＤＡ受容体が開くとカルシウムイオンが入って、そのカルシウムイオンがもともとのグルタミン酸のアンテナの数を増やす。そうするとそのシナプスは伝わりやすくなる。そのためのセンサーとして存在しているだけで、テスト勉強したからといって、ＮＭＤＡ受容体の数が増えるかどうかは……どうだろう、たぶんあまり変化しないだろうね。
──→AとBが同時に活動するというのは偶然ですか、それとも……。
これは鋭い質問だ。答えだけ言おうか。一部は偶然ではない。

3−20 神経の活動はランダムではない

シナプスは非常によくできていて、いま「同時」って話をしたでしょ。前回の講義で脳にとって「同時」とは何かという話をしたよね。スクリーン上で右左の窓に僅かな時間差でパネルを点灯させて、それを見た人が「同時だ」と感じるのは数十ミリ秒差までだという話をしたよね。意外なことに、シナプスでもまったく同じで、AとBという神経が「同時だ」と感じるのが数十ミリ秒差までなんだ(8)。

図53のグラフは横軸が「時間」、真ん中がゼロだとするね。この時間軸は何かと言うと、AとBの神経が活動する「時間差」だ。ゼロから右側、つまり正の方向が、先にAが活動している場合。左側はBが先に活動してる場合だ。そして、グラフの縦軸がグルタミン酸のセンサーが増える量だ。そうすると、このグラフはどうなるかというと、こうなるんだ。

これ、増えるだけじゃなくて、場合によっては減ることもある。シナプスの結びつきの強さというのは増減するんだ。いつも一定じゃない。これは微妙だよね。

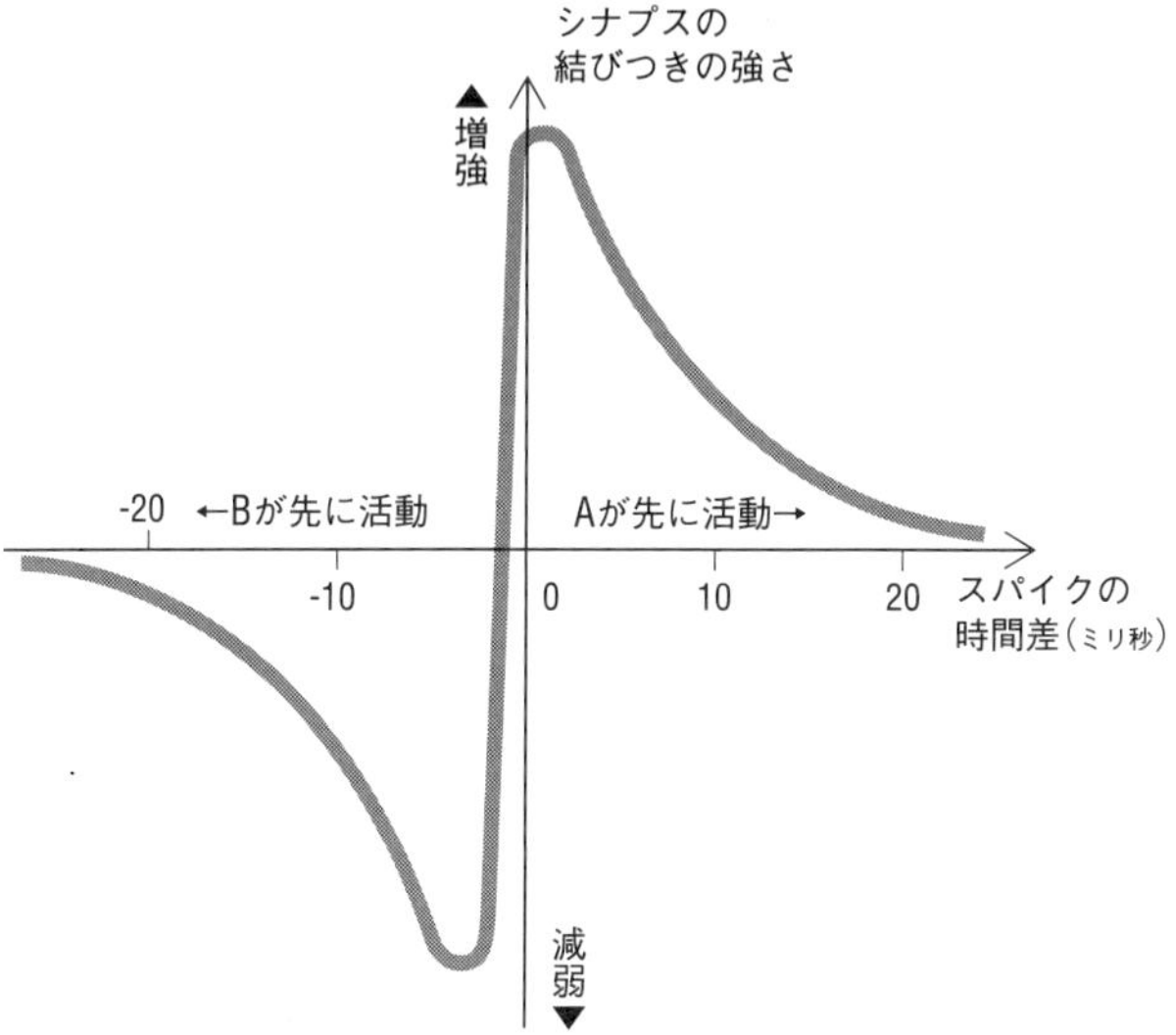

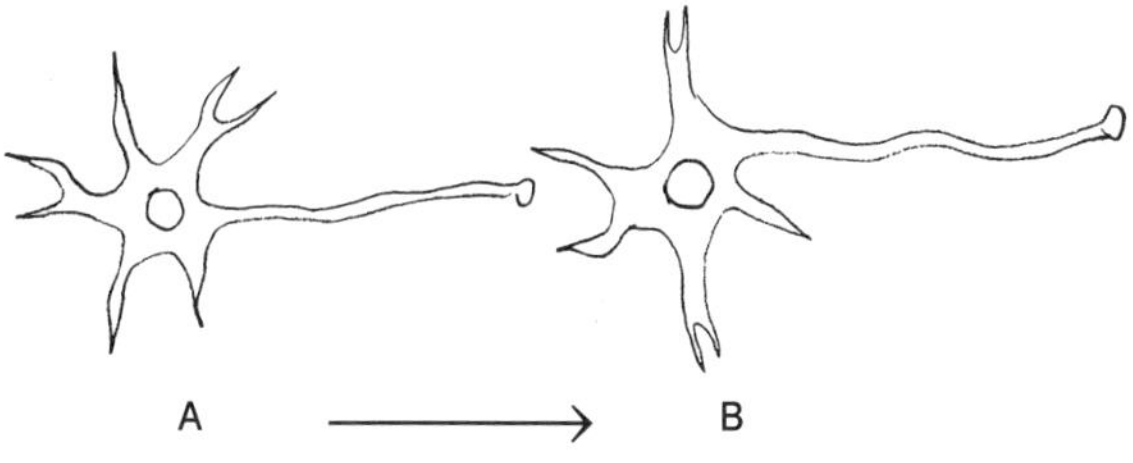

図53　スパイクの時間差とシナプスの結びつきの強さの関係
横軸は神経細胞AとBのスパイクの時間差を示す。正の方向（右側）に行くほどAが先に活動していることになる。縦軸はシナプスの結びつきの強弱を示す。言い換えるとグルタミン酸のセンサーの増減を示している。

正確に言いなおそう。ＡとＢが同時に活動したらセンサーはたくさん増えるんだよ。〈同時〉というのは、Ａが微妙に先に活動していてもＯＫ。〈微妙に〉というのは、ＡとＢの活動の時間差がだいたい20ミリ秒くらいかな。これなら脳にとっては同時なんだ。それだとグルタミン酸のセンサーの量が増える（結びつきが強まる）。逆に、Ｂの神経が先にスパイクを起こしちゃうと、今度は結びつきは弱まるんだね。

ということは、さっき言った、ランダムに偶然だけで活動したらどうなるかというと、結局、増えることも起こるし、減ることも起こる。どちらもランダムに起こるから、長い目で見るとプラス・マイナス変わらない。ということは、いつもＡＢ、ＡＢ、ＡＢと同じ順番で活動したときだけ結びつきは強くなる。学習というのはこの順番が重要なんだ。神経細胞のネットワークを情報が伝わっていく順番。ＡからＢに情報が伝わったときだけＡとＢの結びつきが強まるんだ。

→どうせプラマイゼロなら、「ＮＭＤＡ受容体」を取ったネズミも記憶力は変わらないんじゃないですか。

そう、もしランダムな活動をしているだけだったらプラマイゼロだよね。でも、神経の活動はランダムではない。じつは僕が最近その事実を証明した。[9]『サイエンス』という雑誌で来月その成果を発表する予定なんだ（図54）。

→ある一定のやつが……。

そう、同じ繰り返しのパターンがあるんだ。たとえばＡＢ、ＡＢ、ＡＢと来たら、結びつきが

RESEARCH ARTICLE

Synfire Chains and Cortical Songs: Temporal Modules of Cortical Activity

Yuji Ikegaya,[1*] Gloster Aaron,[1*] Rosa Cossart,[1] Dmitriy Aronov,[1] Ilan Lampl,[2] David Ferster,[2] Rafael Yuste[1†]

How can neural activity propagate through cortical networks built with weak, stochastic synapses? We find precise repetitions of spontaneous patterns of synaptic inputs in neocortical neurons in vivo and in vitro. These patterns repeat after minutes, maintaining millisecond accuracy. Calcium imaging of slices reveals reactivation of sequences of cells during the occurrence of repeated intracellular synaptic patterns. The spontaneous activity drifts with time, engaging different cells. Sequences of active neurons have distinct spatial structures and are repeated in the same order over tens of seconds, revealing modular temporal dynamics. Higher order sequences are replayed with compressed timing.

The essence of cortical function is the propagation and transformation of neuronal activity by the cortical circuit (*1*). How activity can propagate through a network composed of weak, stochastic, and depressing synapses is, however, poorly understood (*2–4*). It has been proposed that sequences of synchronous activity ("synfire chains") propagate through the cortical circuit with high temporal fidelity (*5*, *6*). Synchronous summation of excitatory postsynaptic potentials (EPSPs) could ensure postsynaptic firing and the nonlinear gain caused by the spike threshold could preserve temporal fidelity, so reactivations of the same chain would result in exact repetitions of precise firing patterns (*7*). Repetitions of temporally precise firing sequences of spikes have been reported (*7*, *8*), although their existence is controversial (*9*).

If synfire chains, or precisely timed repetitions of spike sequences, exist in cortical

www.sciencemag.org SCIENCE VOL 304 23 APRIL 2004 559

図54 「シンファイアーチェーン（同期発火連鎖）と大脳皮質の歌：皮質活動の時間モジュール」

『サイエンス』に掲載された論文の冒頭（2004年4月23日号掲載）。

強くなるってわけ。ヘブ則とは、そういう隠れたルールを抽出するためにあるんだ。

——学習のスピードが速くなるということですね。

うん、その通り。

——それって今日の講義の最初のほうで話した、学習のスピードが速くなると共通性を見いだしにくくなるという話と……。

そう。じつは、そこがまだ議論の分かれるところで、いまはネズミで試しているだけだし、しかも、すごく単純な試験しかやってない。これしたらこわいよとか、あっちに出口があるよとか、ともかく記憶する要素が1個か2個しかないような単純なテストしかやってなくて、その限りにおいては記憶力がよくなる。

でも、そんな単純な記憶だけで世の中の学習は成り立ってないよね、人間の記憶なんか特に。だから、「NMDA受容体」だけを変えちゃって、脳の全体の記憶力がどうなるか、知能のレベル全体がどうなるかというのは正直まだわからない。そういう意味ではやっぱり人間に試すにはまだ早いよね。

じゃあ、これで今日の話はおしまいにしよう。おしまいなんだけど、もし興味のある人がいたら、この後ちょっと残ってもらっていい？　おもしろい話をしよう。脳の真似《まね》をする行列（マトリックス）の話をしたいんだ。［巻末の「付論」をご参照ください——著者］

第四章

人間は進化のプロセスを進化させる

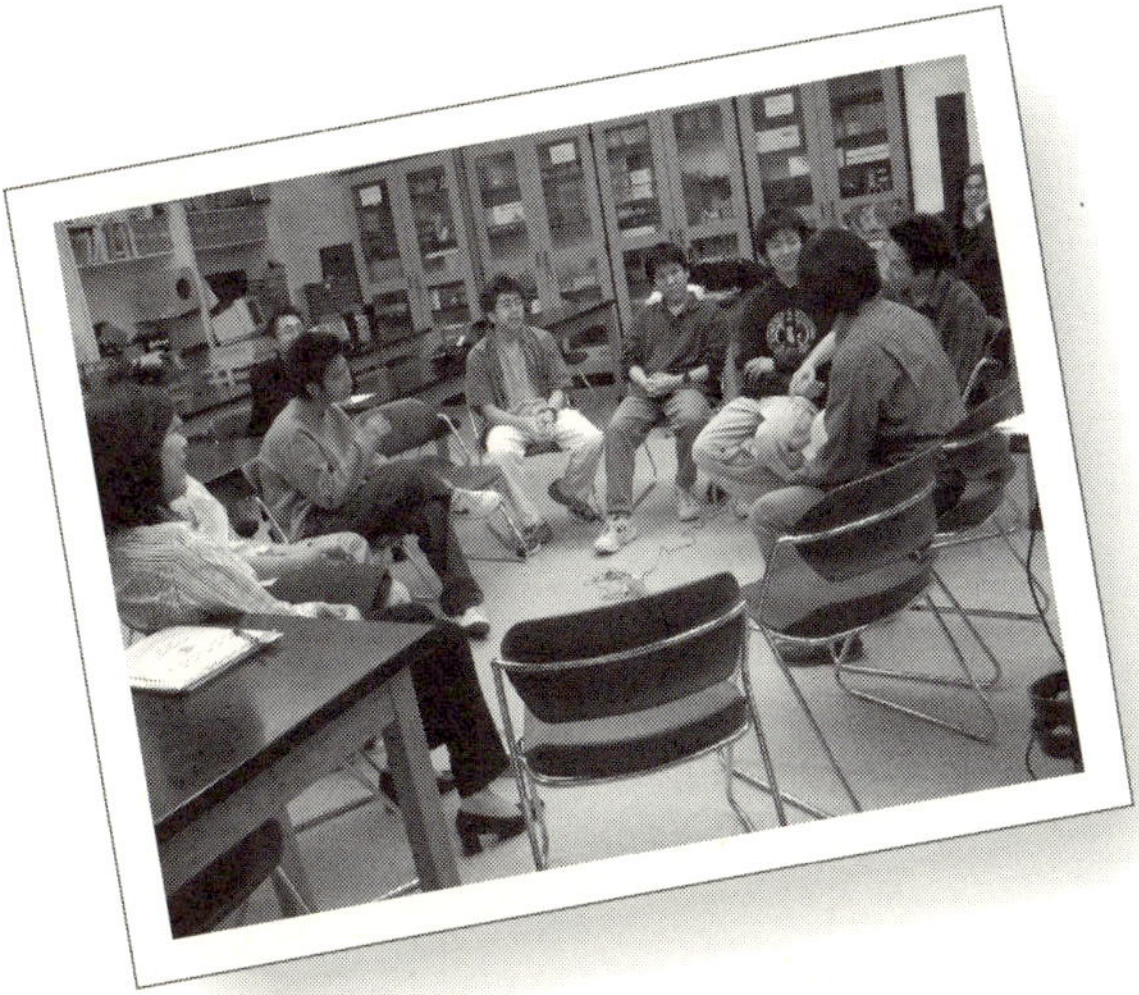

4-1 神経細胞の結びつきを決めるプログラム

前回の話は覚えてる？　前回は、脳をバラバラにしていったら、神経やシナプスといった微少なユニット（単位）に行き着いたという話だった。神経細胞のメカニズムを説明したよね。たとえば、細胞膜の上にはセンサーがあって、それがナトリウムイオンを通している穴になっているだとか。

でも、その一方で、神経だけを見てても何もわからないぞ、という話もしたね。神経は1個では何もできなくて、むしろ互いに連絡を取り合ってはじめて機能できるということ。単独では何もできなくて、集団になってはじめて行動する。ということは〈相互作用〉が重要だということ。だから、互いに連絡を取り合うときの、そのつながり方やつながりの強度が重要。つまり、神経の回路（ネットワーク）がどういう〈形〉をしているかが、脳の情報処理の重要なファクターになってくる。

実際に脳のなかでは、特に発達の段階で、「ここの神経はどこそこの神経と結びつきなさい」ということがプログラムで決まっていて、それを誘導するような分子メカニズムが備わっている。

どういうことかと言うとね、脳のなかにはいっぱい神経細胞がある。大脳皮質だけでも140億ある。その一個一個が（少なくとも大まかには）どの細胞と結びつくべきか知らなきゃいけないわけだ。そのための神経線維をガイドするような分子がだんだんわかってきている。いままさにわかりつつあるところ。

僕がアメリカに渡る前に日本でやっていた仕事の一部はこれに関係しているんだ。

簡単に言うと、「どの神経がどうやって相手を選ぶのか」ということ。近くにいる神経じゃなくて、時にはかなり遠くにいるやつをわざわざ選んだりすることもあるんだけど、そういうメカニズムがどうなっているかということを研究していたの。

4-2　ウサギのように歩くネズミ

そういう分子のなかには、いくつかおもしろいのがあるから、それを例にとってみようか。すでに講義に何度か出てきたけど、動物は左側の脳が右側を、右側の脳が左側の体をつかさどっている。だから、右側の脳から出た神経はどこかで左側に移って、手を動かしたり足を動かしたりするわけだよね。

ところで、神経線維は右と左がどこで交叉《こうさ》するか知ってる？　どこかで交叉しなきゃ反対側を支配できないでしょ。交叉点はどこだと思う？

——……………。

答えはおもに延髄《えんずい》や脊髄《せきずい》。そこで交叉するのね。交叉するのをコントロールする分子も発見されているんだよ。その分子に誘導されて神経線維が発達段階の時期に交叉する。

たとえば手足の運動神経が交叉するために使っている分子というのがある。その分子は遺伝子に書き込まれている。ということは、この遺伝子を壊して、人工的に神経の交叉に異常を起こすことができる。そういうネズミを実験的につくれるということだ。んで、それをやってしまった人がいる。1年前の『サイエンス』に報告された論文がそれだ(1)。

さて、そのネズミはどうなったと思う？　神経は交叉が変になっちゃって、脳の指令が手足にうまく伝わらない。

——前足と後ろ足が……。

うん、答えは、ウサギのように歩いた。ピョンピョンピョンとね。ネズミは、人間や馬と同じで、右前足（右手）と左後ろ足（左足）が同時に動く。手足を交互にして、こんな感じに歩くでしょ。だけど、このミュータント・ネズミはウサギのように、前足と後ろ足をそろえて歩くようになった。

神経線維をガイドするような分子が壊れると、全体としておかしな変化が起こってくるわけだ。

ウサギのように歩くようになったネズミの話は、比較的単純な話。それは脳の外の話だからね。脊髄というのは脳じゃない。

4-3　情報のループを描く脳——反《はん》回《かい》性《せい》回路

僕の講義ではあくまでも脳のなかのことを考えてみたいんだけど、脳のなかではもっと複雑なことが起こっている。ここでブラックボックスを考えてみようか。脳は言ってみればブラックボックスみたいなもの。何かわからない機械だ。機械には入り口と出口、つまりインプットとアウトプットがある。脳はそのインプットとアウトプットの関係を決める装置なんだ。

たとえば「先生に怒られるから、宿題をする」とか、「赤信号だから、道路を渡らない」というふうに、何かインプットが与えられたときに、どういうアウトプットをするべきかを決めるマシーンが脳だ。このブラックボックスのなかがどうなっているか、ということを考えればいいわけ。

脳をそういう「I／O装置」だと捉えて、入り口と出口をつなぐ神経がどうつながっているかを考える。もしインプットとアウトプットの関係が単純だったら、回路も複雑でないだろう。たとえば自動販売機を想像してみて。自動販売機みたいにコインを入れてボタンを押したら、いつもコーラが出てくる。そういう単純な回路だったら、一方通行の情報でいいし、構造も簡単だね。インプットとアウトプットはいつも一対一で決まっているから。

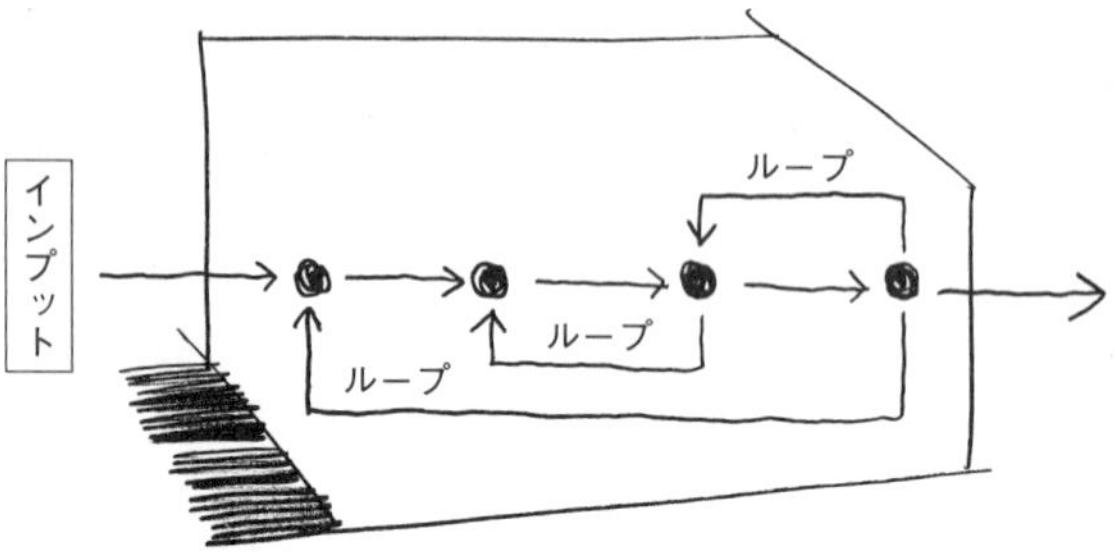

図55　反回性回路（フィードバック）
ある細胞からの情報はループを経てまた自分に返ってくる。つまり、情報の流れは一方通行ではない。この仕組みを「反回性回路（フィードバック）」という。

でも、人間の脳はそうはなっていないね。脳のようにインプットとアウトプットが一対一で決まっていない場合、一方通行の神経情報の伝達だけじゃあダメなんだ。それはわかるかな。もう少し説明が必要？

ブラックボックスに入ってきた情報が（多少は加工されるかもしれないけど）ただ一方通行に伝わっていくとすると、そういう装置は一対一の単調な結果しか出せない。じゃあ、これを一対一でなくするための絶対的に必要な条件って何だろう。それは「フィードバック」だ。

図示するとわかる（図55）。フィードバックというのは、一方通行だった情報の流れが、枝分かれして、前のほうに戻されたり、逆流したりする回路だ。こうなると、単純な一方通行とは違うやり方で情報が処理されるようになるよね。

一対一じゃない情報の伝達を支える仕組み、そう、脳のような複雑な装置に絶対に必要な条件が「フィードバック」ってわけ。日本語だと「反回性回路《はんかいせい》」とか「再帰型回路」などと言うんだけど、こうした情報が「行ったり来たり」する回転が最低限必要なの。それによって情報を分解したり、変調したり、統合したりできるってわけ。情報のループを描かないとブラックボックスはワンパターンの出力しかできない。

んで、実際に、脳にはこういうフィードバックの構造があるんだよ。

脳でどのぐらいこのループが密に発達しているか、いままで僕が教えてきた知識を総動員するとわかると思う。このフィードバックがどのぐらいたくさん脳にはあると思う?

──相当ある……。

うん、もちろん相当な数だよ。このフィードバックのループ、これが密であればあるほどより高度な行動ができるわけだから、相当数あるのは想像できるよね。

いままでの話を思い出してほしいんだけど、1個の神経はどのぐらいの数の神経と連絡をとっているんだっけ。

──1万。

そう、1万個。それがヒントだ。

1個の細胞が1万の細胞に情報を送っている。でも、その次の神経1個もまた1万個の神経細胞とつながっているわけだ。あ、これはあくまでも平均値としての話ね。そしたら、最初の層が1個だとして、次の2番目の層は1万になる。じゃあ、その次の層、第3層はいくつになる?

――→1億。

そう、1万掛ける1万で1億だ。ということは、その次の4層目はさらにその1万倍で1兆。こんな感じであっという間に膨大な数になる。

4－4　脳の情報処理には上限がある――100ステップ問題

ここで気づいてほしいことがある。ジレンマがあるでしょ。そう、そもそも大脳皮質にはこんなにたくさんの細胞はないよね。大脳皮質の細胞は140億と言われている。だから「1万倍の1万倍の1万倍の……」と繰り返していると、すぐ行き止まりになっちゃう。

これは何を意味しているかというと、いま自分が先頭の神経だったとして、次の神経に情報を送ったとする。次の神経もその次の神経に情報を送る。その次の神経も……、何回かやりとりをしていると、こうした情報の受け手のなかに必ず自分自身が含まれてるってことだよ。

だから、フィードバックのループ密度というのは、1個細胞があって、次があって、次があって、その次とシナプスを3回も介してやりとりすれば、その情報は自分にまた戻ってくることになる。わかるよね。つまり、そのくらい密な「反回性」の回路が大脳にはあるってことなんだ。

ちなみに、その反回性の回路が脳の中でもっとも密な場所は「海馬《かいば》」という部分なんだ。専門用語を出しちゃうと、海馬の「CA3野《や》」という場所が脳の中でもっともループをたくさん含んでいる。実際、CA3野は脳の記憶をつくるのに重要だと考えられているんだよ。

その次にループ回路が密にあるのが「前頭葉《ぜんとうよう》」、人間らしい心を生んでいると言われている場所だね。それから、目の情報をつかさどっている「視覚野《しかくや》」にも多いと言われている。

何となくわかるね。反回性回路が重要だというのはその概念から考えてもわかるし、実際脳のどこに多いかを調べていってもおのずとその重要性がわかる。やっぱり人間が考えたり、ものを覚えたりするのに大切な場所にちゃんと、ループがあるんだなということがわかるんだ。

ところで、一番最初に脳の外からの情報を受け取る神経、これは直接インプットを担う神経になるでしょ。つまり、見たものの情報が直接入ってくる神経、聞いたもの、触ったものの情報が直接入ってくる神経というやつだ。それから最後に脳の外に情報を送る神経、これはアウトプットの神経だね。筋肉を動かしたり、しゃべったりする出力の神経だね。脳にはそういう入力・出力に直接関係している神経がある。

それとは別に、入力・出力に直接関係していない神経もあるよね。たとえばループ回路専用の神経など。こういう入出力に直接関係していない神経回路のことを「内部層」と言うんだ。そして、内部層に使われている神経は、ヒトでは脳の全体の神経の99.99%も占めるんだよ。それが人間の脳の実態だ。

つまり、ほとんどの神経は直接には外とつながりは持っていなくて、脳の中だけで情報を一生懸命に処理しているんだ。そんな事実からも、ヒトの脳がいかに情報処理に特化している装置かがわかるよね。

ところで、脳が言葉を聞いて理解するまで、遅い場合だと0・5秒くらいかかるって話をしたよね。まあ普通だったら0・2秒とか0・3秒で理解できるから、僕がいまここで言っていることも、この瞬間から0・3秒後ぐらいにはみんなの脳は理解しているはずなのね。

そこで考えてほしいんだけど、シナプスが情報を受け渡すのにどのぐらいかかるんだっけ？

——→1000分の1秒。

そうだね。となると、情報のバトンタッチ1回で1000分の1秒かかるステップを使って、最終的には0・1秒の単位で処理が完了するわけだから、シナプスを100回ほども介せば脳の情報処理は完全に終了できるということが逆算できるよね。これは「脳の100ステップ問題」と言うんだ。

これはまさに脳科学者の重要な課題。「シナプスが100回も！」って、ある意味では多いような気もするけれども、でもよく考えてみると、たかだかシナプス100個程度のステップを通っただけで、こんなにも高度な人間の知能が生まれてくるんだから、やっぱり驚きだよね。

そして、この100個のシナプスが何をやっているかを知れば、逆に、人間の意識や心までもがわかってくるかもしれない。脳の情報処理ステップ数には上限がある、無限じゃないんだ。脳科学の旅は果てのない遠い旅路《たびじ》ではなく、意外や意外、たったの100ステップしかなくて、科学者の目的地は思ったほど遠くないいんじゃないかという、まあ、そういう希望が持てる話でもある。

ここまでが前回の講義のまとめ。

4-5　神経に直接効《き》く薬

さて、今日は何の話題をメインにしたいかというと、薬の話。薬とか病気の話。

みんなも薬は飲んだことがあると思うけど、薬のいくつかは神経に直接効くんだよ。知ってたかな?

――→アスピリン……。

アスピリンは頭痛を取り除いてくれるから神経に効《き》いているような気がするけども、じつは神経に直接効いてはいない。あれは血管などに作用して、痛みを生み出す物質を取り除いているんだ。痛みだから最終的には神経に効いているかもしれないけれども、でも直接の作用部位は神経ってわけじゃないんだ。

――→モルヒネは?

モルヒネはそう。神経に直接効いてるね。モルヒネの一番の重要な効能は、快楽としての麻薬としてじゃなくて、痛みを消す鎮痛《ちんつう》効果にある。痛みを軽減する回路が延髄《えんずい》にあるんだけど、その神経に直接作用する。ほかに何か知ってる?

——カフェインは？

カフェインはむずかしい。カフェインはたしかに神経に効いてはいる。神経細胞の内部の情報に作用して、結果として神経全体を興奮させる働きがあるんだ。ほかは？

——麻酔。

いいね、そう、麻酔もそうだね。麻酔にはいくつかの種類があるんだけれども、麻酔薬はどこに効いてるか知ってる人？

——神経。

もっと具体的に、神経のどこに効いてる？

——塗り麻酔ですか、注射で刺す麻酔ですか。

おお、いいポイントだ。塗り麻酔も注射麻酔もじつは成分は同じで、そういう体全体ではなくて、体の部分に効く麻酔のことを局所麻酔と呼ぶのだけど、こうした麻酔は神経のどこに効いてる？

ちゃんと解明されていて、前回の講義で話した神経のセンサーに効くんだよ。神経線維の上にナトリウムイオンを通すセンサー（穴）があったでしょ。あれに効いている。穴の内側からグッと押さえつけちゃって、センサーが働かなくなるようにしているんだ。そうすると神経に情報が伝わらなくなる。それで痛みの感覚が麻痺《まひ》しちゃうわけ。

——それは痛みの神経だけですか。

それは微妙な話。たぶん全部止めちゃう。でも、痛みの神経はどういうわけか特に麻痺しやすい。だから適量の麻酔薬を使えば、痛みだけを消すことができる。

——だから、麻酔をかけすぎると……。

うん、死んじゃう。

麻酔と同じ作用というか、同じところにくっつく物質ですごく有名なものがあるんだけど、何だと思う？　麻酔薬はセンサーにくっついて、麻酔が解けるときにはまた離れる。だから薬として使える。でも、1回くっついてもう離れないというすごいヤツがある。強烈だから全身が麻痺しちゃう。当然それは毒だ。フグの毒がそれ。

——テトロ……。

テトロドトキシン。フグの毒は、麻酔とおんなじで神経にあるナトリウムイオンを通すチャネルをブロックしちゃう。でも全部の神経を完全に阻害しちゃうのね。体の神経がまったく動かなくなっちゃうから、結局、全身麻痺で死んでしまう。

そんな感じで、薬や毒というのは神経の仕組みと密接に関係しているんだ。

たとえば前回の講義でも出てきた「GABA《ギャバ》」という物質。GABAは塩素イオンを動かして神経の活動を抑制するというブレーキの役割をしている神経伝達物質だったね。議会で言うところの反対派の人たちね。このGABAのセンサーに作用する薬もいっぱいあるんだよ。

ひとつは睡眠薬。これはGABAの作用を抑えるんじゃなくて、GABAの作用を強める。図

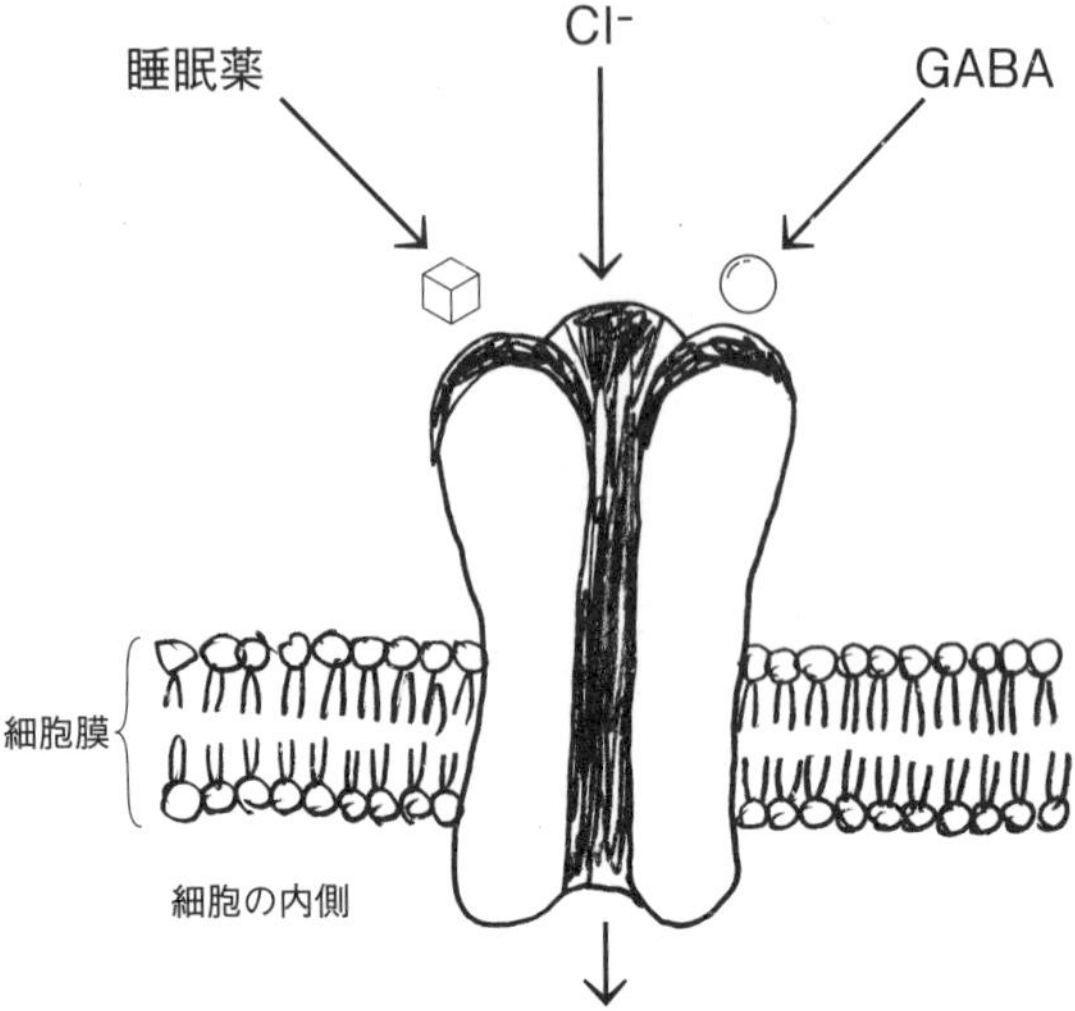

図56　GABAの作用を強める睡眠薬
GABAとともに睡眠薬が受容体につくと、受容体を通る塩素イオンの通りがよくなる。神経全体で「反対派」の意見が強くなり、活動が抑制される。これが、薬で強引に引き起こされた「睡眠」の状態。

示してみよう（図56）。GABAが受容体（センサー）にくっつくと……あ、受容体って10ナノメートルぐらいしかないちっぽけなもの。10ナノメートルっていうと、1ミリの1000分の1の、さらにその1000分の1、そのくらいちっちゃいもの。それにGABAがくっつくと、この筒のなかを塩素イオンが通るんだけれども、そのわきに睡眠薬がくっつく。

そうすると、塩素イオンの通りがよくなる。その結果、神経は全体としては反対の意見が強くなるから、活動しにくくなる。それが「睡眠」という状態なんだ。もちろん、薬で強引に引き起こした睡眠だから、自然な睡眠とはちょっと違うんだけど。

4-6 薬は「科学のツール」だった

いま僕はあたかもわかったかのように話をしているけれども、じつは神経という仕組みがわかって薬の仕組みがわかった、というのは大ウソなんだ。ここでは僕は、神経の仕組みをまず説明してから、薬がここに効いてるんだよ、と言ってるけど、そんなの本当はウソ。なぜかというと、神経の仕組みがわかったのはごく最近の話でしょ。だけど、それよりも前から薬は使われていた。そう考えてもわかるよね。薬が神経に効くことがわかるようになる前から、薬はずっと存在していたんだ。

薬が昔から存在してきたということが、科学に貢献してきたとも言える。薬は世の中にすでにあった。中国だったら漢方薬。これは4000年くらい前からあるわけだよね。ああいう伝統薬がなんで効くのかというのを科学者が調べていった。そしたら、何と行き着いたところが、こういう仕組みだった、というだけのこと。

薬が効く、ということがまず前提としてあって、じゃあ、この薬は何をしているのか、というふうに科学者は考えたんだ。それを通じて体の仕組みが理解されるようになった。それが正しい歴史的経緯で、僕の講義とは逆の流れだね。つまり、薬というのは人体の解明に一役買ってきた、一種の「科学のツール」だったというわけ。

脳の話に限定すると、うつ病は何で起こるかいまも詳しくはわかっていないけど、でも、うつ病に効く薬（抗うつ薬）は世の中にあるよね。

そういうのを調べてみると、だいたいどの薬もノルアドレナリンという神経伝達物質、それからセロトニンという神経伝達物質に効いているんだ。だから、うつ病はきっとノルアドレナリンやセロトニンのシステムがおかしくなって起こる病気だろうと、逆に推定できる。

それから「統合失調症」という病気を知っているかな。２００２年に「統合失調症」と名前が変わったんだけど、その前は「精神分裂病」と呼ばれていた病気。

統合失調症も、ある薬で治るということがわかって、その薬がどこに効いているか調べてみたら、ドーパミン受容体に効いてたんだ。こうして幻覚症状などはドーパミンが働きすぎることによって生まれるらしい、と薬を調べることでわかったんだね。こういう「薬を通して体を知る」というのも薬学部の大切な研究分野の一つだ。

4–7　アルツハイマー病は神経の病気

さて、今日はこの流れで「アルツハイマー病」の話をしようと思う。

「アルツハイマー病」という言葉を聞いたことある人？　はじめて聞く人もいるかな。一応は何となく聞いたことある？　じゃあ、「アルツハイマー病」って何かを知ってる人はいる？

――記憶が消えていく……。

そうだね。特に年をとった人に起こる、いわゆるお年寄りの老人ボケだね。痴呆《ちほう》の一種だ。おっと、その前に。「痴呆」という言葉は、漢字をみると「バカでアホ」という意味だね。軽蔑的な意味合いが入っていて誤解を与えやすいから、もしかしたら近い将来、この言葉は医療現場では使われなくなるかもしれない。そうなるべきだと少なくとも僕は思う。

※編集部注　著者が希望していた通り、2004年12月に「痴呆症」は「認知症」と改名されました。

それはともかく、いまはアルツハイマー病の話を続けよう。

昔、アルツハイマーさんという人がいた。この人は痴呆だったわけじゃない。アルツハイマーさんはお医者さんで、1907年、いまからほぼ100年前にこの疾患《しっかん》を発見した。彼にちなんで、この病気はアルツハイマー病と名付けられた。

一般に、老人性痴呆には原因として、大きくふたつのパターンがあると言われている。ひとつ目は、脳の血管が詰まって、そこに血液が通わなくなるから神経細胞が死んでしまい、その結果、ボケちゃうというパターン。そして、もうひとつがアルツハイマー病。

アルツハイマー病は老人性痴呆のうちの約80％を占めている。つまり、脳血管の障害によって起こるのが2割、アルツハイマー病によって起こるのが8割ってわけだ。日本だけでも100万人ぐらいアルツハイマー病の患者がいる。85歳を越えると5人に1人以上がアルツハイマー病だ。

ここでよく考えてみてほしいんだけど、アルツハイマー病以外のボケというのは血管が詰まることが原因。たとえばコレステロールの摂《と》りすぎで血管が詰まりやすくなったりして起こるんだけど、血管というのは体中にいっぱいあるでしょ。それがたまたま脳で起こっただけのことで、心臓で起これば心筋梗塞《しんきんこうそく》になるわけだね。だから、純粋な意味ではこれは脳の病気ではない。血管の病気だ。

そういう意味で、純粋に神経の病気として痴呆になるのは主にアルツハイマー病になる。アルツハイマー病の症状は徐々に進行するんだ。はじめは軽い物忘れから始まる。言葉が出てこないとか、置き忘れとかね。こういう症状が出たら要注意だな（笑）。そのうちに今朝食事をしたかどうかとか、自分の家への道順とか、家族の顔や名前などといった身近なものごとまで忘れてしまう。これが進行すると、人格が崩壊し始めるんだ。自分がいる場所や時間、さらには自分がだれかさえも判断できなくなる。最終的には歩くこともできなくなり死に至る。まさに悲劇。

きみらはまだ若いから、病気の話をしてもあまり実感わかないかもしれないけど、病気の話って自分にも関係あるんだよ。たとえばさ、若い世代の人にガンの話をしても、ふーん、と他人事のように聞いてる人が結構多いんだけど、いまガンで死ぬ人はどのぐらいいるか知ってる？　全体の死因のうちガンはどのぐらいを占めてるか。3割なんだよね。

その一方で、ガンが治る確率が50％ぐらい。だから、自分がガンになっても50％が治ると希望を持ったほうが逆にいいんだ。

んで、3割がガンで死ぬ。ガンにかかった人の50％が治るってことは、再発率を考えずに単純計算でいくと6割の人は一生のあいだにガンになるということだよね。だから、自分がガンになると思ってて確率的には決して間違ってないわけだね。だから、病気の話ってあんまり他人事じゃないんだよ。アルツハイマー病だって日本に100万人、アメリカに400万人。ものすごい人数の患者がいる。そう、自分が将来アルツハイマー病になっても全然おかしくないわけだ。

4－8　老人斑《ろうじんはん》に猛毒β《ベータ》アミロイドを発見

アルツハイマー病で亡くなった患者の脳を取り出してみると、すぐ気づくことがある。いまスクリーンで見てもらっているのは、脳の写真なんだけど、左側が健常な人の脳で、右側がアルツハイマー病患者の脳（図57）。見て一発でわかるよね。

アルツハイマー病の患者では脳が萎縮《いしゅく》している。小さくなっているでしょ。顕微鏡でもっと詳しく調べてみると、神経細胞の数が少ないことがわかる。もちろん年をとれば、神経細胞は正常でもゆっくりと減っていく。でも、減少するスピードがアルツハイマー病では異常に速いんだ。

これを顕微鏡で拡大した写真が次の図58。よく見えるようにちょっと教室を暗くしよう。

これは脳を薄く切って観察したところ。大脳皮質の写真だと思うんだけど、ほら、こういう茶

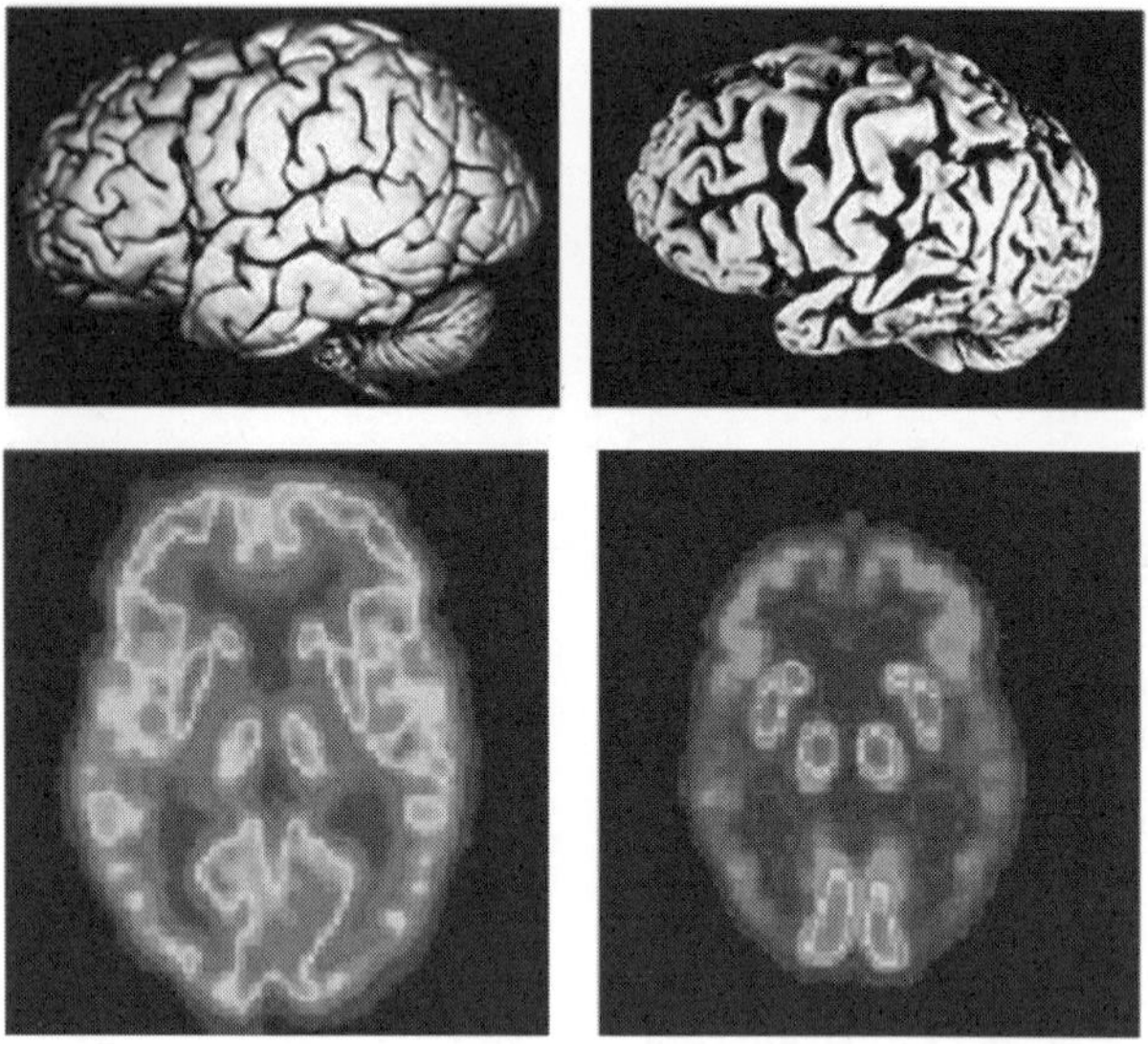

健常者の脳　　　　　アルツハイマー病患者の脳

図57　アルツハイマー病患者の脳と健常者の脳

アルツハイマー病の患者の脳は萎縮して小さくなっているのがわかる。

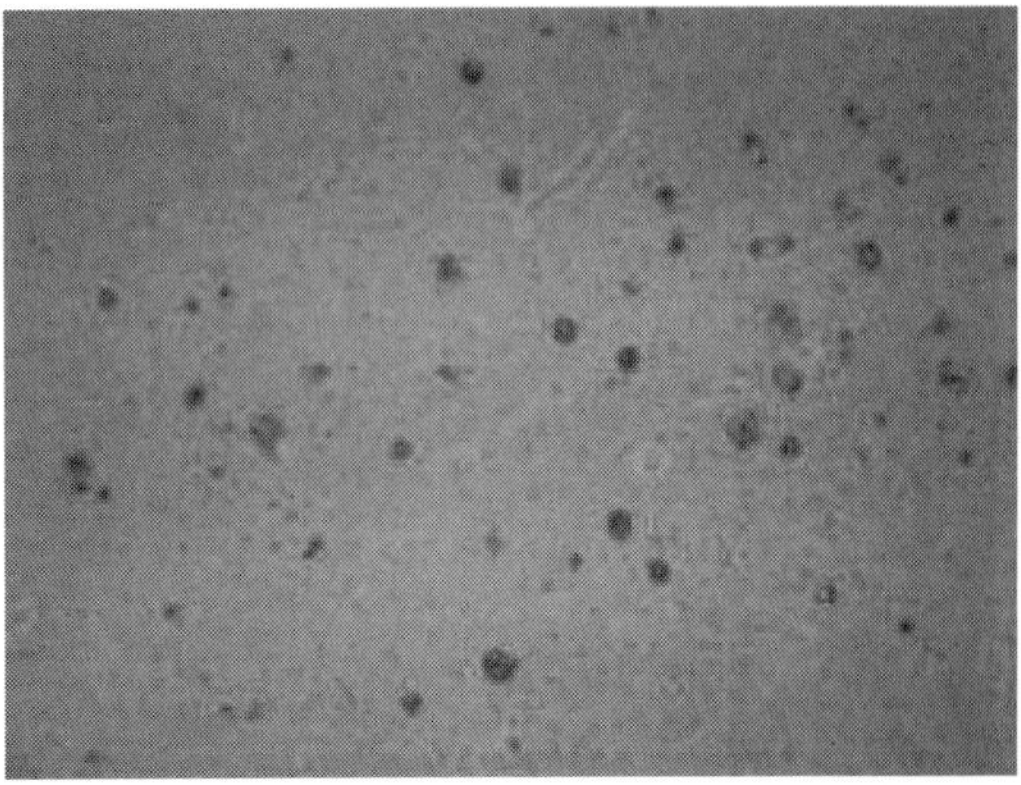

図58　**脳の薄片／老人斑《ろうじんはん》**
アルツハイマー病患者の脳に沈着した老人斑。老人斑には「βアミロイド」という物質が大量に含まれている。
提供：植木彰教授（自治医科大学大宮医療センター）

色いシミがあちこちに見えるね。このシミは健康な人では少ない。つまり、このシミの多さがアルツハイマー病を特徴づけているってわけだ。このシミは「老人斑《ろうじんはん》」と呼ばれている。老人の脳にある斑点《はんてん》だから「老人斑」。うーん、そのままだな（笑）。

アルツハイマー病の患者に特に多く老人斑があるということは、この老人斑こそがおそらく病気の原因と関係しているだろうと思うのが自然の発想だよね。それで、その老人斑のなかにどんなものが入っているか調べた人がいるんだ。そして、予想通りちゃんと特別な物質が見つかったからすごい[2]。

そこに含まれていた物質は……これは重要だから覚えといたほうがいい。「βアミロイド」という物質だ。βアミロイドが老人斑の中にたくさん含まれていた。

βアミロイドはアミノ酸からできている。アミノ酸が42個つながったペプチド。言ってみればちっちゃなタンパク質だ。だから人によっては「βタンパク」と言ったりすることもある。分子量は4000ぐらい。そういう物質が老人斑から大量に見つかったんだ。

問題は、これが何をしているかという話だね。何をしてると思う？

──→神経細胞を壊してる。

うん、その通り。神経細胞をシャーレの上で飼って、そしてβアミロイドをかけたら、あっという間に神経細胞は死ぬ。(3) そう、βアミロイドは猛毒なんだよ。この毒が脳の中で、理由はどうしてかはわからないけど、蓄積してしまって、それで神経細胞が死んじゃう……らしいと。

──→βアミロイドってどこから来るんですか。

いい質問だ。その話をこれからしていこう。脳科学者もそれが知りたいんだ。

4-9　βアミロイドはどこから生まれる？

βアミロイドというのは、僕も実験で使ったことがあるんだけど、とても水に溶けにくい。水に溶けないということは、つまりそこで沈澱《ちんでん》しちゃう。βアミロイド同士が互いに凝集《ぎょうしゅう》し合って沈澱しちゃうんだ。凝集して沈澱して……言ってみれば、脳にとってそれは「ゴミ」だ。ゴミがたまって、それによって物理的に殺しているんじゃないかなんて言う人もいる。何で殺しているかはいろんな説があって、まだはっきりしてない。何年か前にアルツハイマー病研究には大きなターニング・ポイントがあったんだけど、想像してみて。自分がアルツハイマー病の研究者だったとして、実験をしていてβアミロイドまで解明できたとき、次に何をしたいと思う？

——→どこからその物質が出てくるのか……。

知りたいよね。でも、それってわかんないじゃん。どうやって調べる？　川みたいに流れがあったら上流に行けばいいとわかる。だけど、βアミロイドが老人斑にたまっているのだけはわかるんだけど、それじゃあ何にも情報がないよね。

——→たまっている人と、たまってない人の体の違いを見る。

正解。このときにたまたま研究者にとって都合の良かったことにアルツハイマー病患者のなかには遺伝で起こる人がいたんだ。つまり血縁内でやたらとアルツハイマー病の多い家族がいた。もちろん、そういう家系はそれほど多くない。アルツハイマー病の全体の90％は、遺伝とは関係なく突然発生する。孤発的《こはってき》に起こるんだ。

でも、残りの10％は、10％以下だと言う人もいるけれども、ともかく一部のアルツハイマー病は遺伝で起こる。散発的に起こっているやつは調べにくいけれども、遺伝で起こるというんだったら、どの遺伝子が原因かを調べていけばいいから、手を付けやすいでしょ。だから、多くの研究者は、90％は脇に置いといて、10％の患者の脳で何が起こっているかに集中したんだ。そして原因の遺伝子がわかった。1991年のことだ。[4]　原因の遺伝子は染色体の21番目にあった。

ところで、ヒトの染色体は何本ある？

――→23。

うん、23。ふたつずつあるから両方合わせると46本だね。ほかの動物は染色体が何本あるか知ってる？　たとえばハエはいくつあるか知ってるかな。

――→16でしたっけ？

ハエは8本。蚊は？　……蚊はもっとハエより下等だね。

――→6個。

うん、よく知ってるね。6本だ。ちなみにネコは38本ある。ずいぶん人間と近いでしょ。でも、高等な動物のほうが遺伝子をたくさん持っているという考えはちょっと間違っていて、チンパンジーには48本あるんだ。人間より2本多いでしょ。

――→イルカは？

イルカは知らないなあ。調べてみないとね。でも、イヌは76本も持ってるんだよ。負けたな……って感じでしょ（笑）。フナ……フナが賢いとはとても思えないけど、フナは100本あるんだ。もっと言っちゃうと、山道を歩いていると足元によく見かけるシダ。ある種のシダ植物には500本以上もあるんだ。世界記録だね。染色体を1日1個失っていっても1年以上はもつ、そういう計算になるぐらい多い。

だから、染色体の数と、進化上の高等さはあまり関係ないんだ。むしろそこに書かれている情

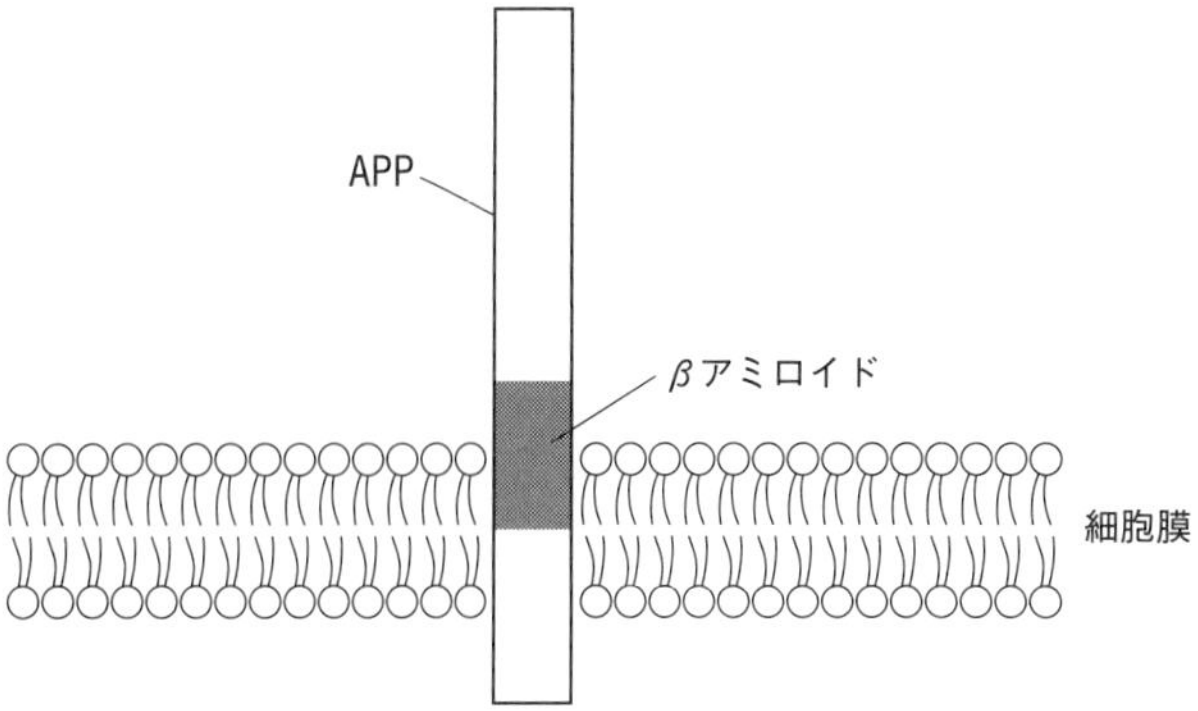

図59　細胞膜とAPP
APPは図のように細胞膜を貫いて存在しているタンパク質。APPには神経細胞を壊すβアミロイドに相当する42個のアミノ酸が含まれている。

報の質が重要ってわけ。厚い本ほど良いとは限らないのと同じだね。

おっと、話が完全に脱線した（笑）。

さっき言ったように、アルツハイマー病の家系でどの遺伝子を受け継いだら病気になるかというのを調べていったんだったね。こういうのを「連鎖《れんさ》解《かい》析《せき》」と言うんだけど、それをやって染色体の21番目に原因になる犯人遺伝子が見つかった[5]。その原因の遺伝子の名前は「ＡＰＰ」と言う。

遺伝子に書かれている情報はタンパク質だっていうのは授業で習った？　ＤＮＡの塩基が3つでアミノ酸1個に対応するんだったね。だから、遺伝子に原因があったということは、タンパク質に原因があるってことだ。もちろんＡＰＰもタンパク質だ。でも、このタンパク質がちょっとおもしろかった。

図59を見て。この図の横線が細胞膜だと思ってね。そうしたら、このＡＰＰというヤツは、ちょう

どこの細胞膜を貫いて存在しているタンパク質だったんだ。ＡＰＰはアミノ酸が８００から９００ぐらい連なった、サイズのでかいタンパク質。それがこうやって細胞膜を貫いて存在している。そのアミノ酸の配列をじっくり１個１個調べてみたら、なんとびっくり、ＡＰＰのアミノ酸の一部にさっき話した「βアミロイド」に相当する42個のアミノ酸が含まれていたんだよ。

ちょっと手がかりが見えてきたね。このタンパク質をなぜ「ＡＰＰ」と呼ぶかというと、正式には「アミロイド前駆体《ぜんくたい》タンパク質（Amyloid Precursor Protein）」といって、βアミロイドがつくられる原料になるタンパク質、という意味だ。正式名称だと舌を噛みそうなので、ここでは略してＡＰＰと呼ぼうね。

つまり、ＡＰＰの切れカスがβアミロイドだったというわけ。この切れカスが脳にたまっちゃうことで、神経細胞が死んで老人斑ができる。

遺伝性のアルツハイマー病では、８００から９００個あるＡＰＰのアミノ酸のほんの１ヵ所だけにミスがあるんだ。世界にはいろんなアルツハイマー病家系があって、アミノ酸のどこが間違ってるのかは家系によって違うんだけど、いずれにしてもそれがミスっていることで、βアミロイドが切り出されやすくなって、たくさんたまっちゃっていたというわけだったんだ。(6)じつは正常な脳でもおそらく少しずつβアミロイドは切り出されている。きみらの脳でも切り出されている。少しずつたまっていって、あるレベル＝臨界値《りんかいち》を超えると病気になっちゃうのね。

ところが、ＡＰＰ遺伝子に欠陥や変異がある患者は、βアミロイドの生み出されるスピードが速いので、若い時期（30代から40代）で早くも症状が出てくることがある。いわゆる若年性アルツハイマー病だ。

たとえば、こういうことをやった研究者がいる。患者から見つかった変異APPをネズミに組み込んだらどうなるかな、という実験をやったんだ。[7]

——染色体って違う動物にも移せるんですか。

染色体を移すんじゃないんだよ。ヒトの21番染色体の中でも、APP遺伝子の場所だけを取ってきてネズミに入れたんだ。

——何番目とか気にしなくていいんですか。

うん、気にしなくて、ただ当てずっぽうで組み込んでみたの。

ふつうのネズミは痴呆にならない。年をとるとちょっとは記憶力が落ちるんだけど、基本的に痴呆のレベルとは違うもの。でもね、この改造ネズミは、気の毒なことに生まれて数ヵ月で痴呆になっちゃったんだ。記憶力がひどく低下しちゃった。脳を開いて見てみたら、老人斑もできていた。これでもう決定的だね。βアミロイドが原因だということは明らかだ。

4–10　プレセニリンがβアミロイドを生み出している

でも、ひとつ問題があったんだ。遺伝性アルツハイマー病の家系はいっぱいあるんだけれども、そのうちの1％程度しか染色体の21番目に変異はなかった。つまりＡＰＰの異常だけでは説明できないアルツハイマー病のほうが大多数であるらしいことがわかったんだ。

そこで、ＡＰＰ異常以外の多くの患者でも、同じようにして遺伝子を調べていったら、やはりある遺伝子に行きついた。[8] １９９５年の話だ。予想通りＡＰＰじゃないほかの遺伝子がおかしかったんだよ。

今度は染色体の14番目から発見された。それは「プレセニリン」と名付けられた。いや、本当を言うと見つかる前から「プレセニリン」と呼ぼうと決まっていたらしい。14番目がおかしいとわかった時点で、これを「プレセニリン」と呼ぼうと決まっていて、見事に遺伝子が取れたので、いまでは正式に「プレセニリン」と呼ばれているってわけだ。

この名前の由来はわかるかな。〈pre〉というのは「前」だね。〈senile〉というのは「老人」という意味だ。つまり、プレセニリンとは〈老化の前段階〉という意味で、ちょっとおしゃれな名前になっている（笑）。

でもね、このタンパク質が発見された当初、これが何の役目をしているのか全然わからなかったんだ。似たタンパク質をほかに探してみたら、なんと虫の遺伝子にこれと似たものがあったんだな。しかも、虫の精子をつくるために必要なタンパク質だったの。

虫といっても、線虫《せんちゅう》というんだけど、ミミズのちっちゃい版で、顕微鏡で見なきゃわからないような、そういう原始的な動物の精子をつくるタンパク質として重要だと言われていたものと、

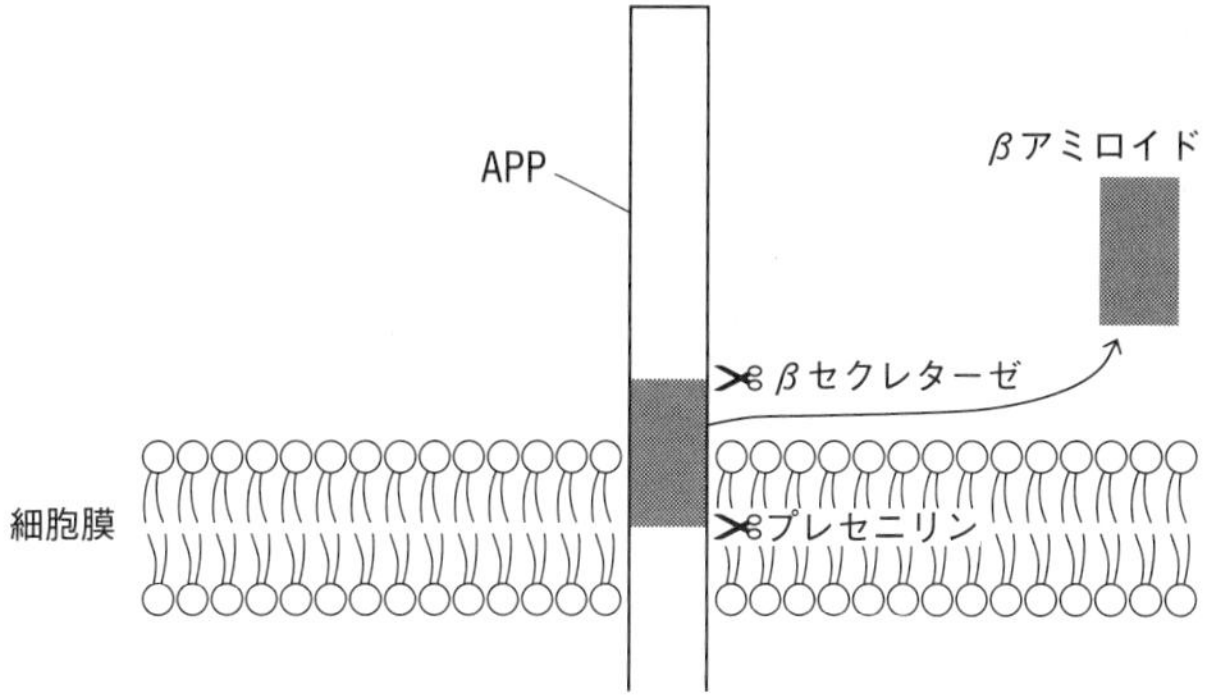

図60　プレセニリンとAPPの模式図
プレセニリンはタンパク質を分解する酵素であり、APPの下の部分を切るハサミの機能を持つ。上の部分を切るハサミはβセクレターゼ。APPは上下2ヵ所で切り取られると猛毒βアミロイドになる。

人間から取られた病気の原因の遺伝子がコードするタンパク質が、なんと、そっくりだったんだよ。

当時は「何だ……!?」とみなが驚いた。あまりにも謎めいた発見。

でも、いろいろ調べていってついにその意味がわかった。プレセニリンはタンパク質を分解する酵素《こうそ》だったんだ。[9]それが正式に証明されたのは去年のこと。まだ1年も経っていない。

んで、プレセニリンは何を分解するのかというと、これが聞いてびっくり、そう、「APP」を切るハサミだったんだ。APPは2ヵ所が切れるとβアミロイドになるんだけど、そのうちの下の方を切るハサミがプレセニリンだったんだ（図60）。遺伝性アルツハイマー病の患者では、このハサミの機能がおかしくなって、多分ハサミの性能が上がっちゃったんだろうね、それでバカバカ切っちゃうから、結局はβアミロイドがたまって、アルツハイマー病になっちゃうというわけだ。まるで鍵と鍵穴がぴたっと揃《そろ》ったような見事な発見だね。

以上がいまわかっていることの最先端の話。逆に言えば、アルツハイマー病に関しては、いまのところはこんなもんしかわかっていないとも言える。

アルツハイマー病の研究は世界中ですごく盛んなんだ。アルツハイマー病に関する論文は1年に3000以上も出ている。ということは、2〜3時間に1回ぐらい、世界のどこかでだれかが論文を書いて発表している。そのぐらい注目された分野なんだ。そういう熱心な研究を20年以上も続けてやってきて、やっといまここまでわかった。

4-11 βアミロイドがシナプスに攻撃をしかけている？

現在のアルツハイマー病研究の流れは大きくふたつのタイプに分かれる。ひとつは、なんでこういうことが起こっているか、そのメカニズムを知りたいというタイプ。もうひとつは、治療したい、予防したいというタイプ。それはもちろんお互いに排他的ではなくて、両方に従事している人もいるんだけれども、まあ実質的には大きくふたつに分かれている。

これらを順番に話していこうかな。まずメカニズムの話から始めよう。ここ最近の話なんだけど、βアミロイドは実際に何をやっているのか、ということが根本から見直されつつあるんだ。

さっき、βアミロイドだけを脳から取り出してきて培養した神経細胞に与えたら、神経細胞が死んだという話をしたけれども、それはもう10年以上も前の古い論文なんだ。それから後も、僕自身を含めいろんな人が「確かに死ぬ」と確かめているんだけれども、でも逆にわかってきたことがあって、細胞を殺すために必要なβアミロイドの量、つまり致死《ちし》濃度がかなり高いということが問題になってきた。

つまり、患者の脳には確かにβアミロイドがある。でも、脳に存在している濃度よりもそうとう多量にかけないと神経細胞が死なない、ということがわかった。ということは、βアミロイドによって神経細胞が死ぬことが、おそらくアルツハイマー病の直接の原因ではないんじゃないか、というのが最近の見解なんだ。

さっき見せたアルツハイマー病患者の脳の写真（図57、282ページ）。あれは亡くなった後のもの、アルツハイマー病が完全に進行しちゃって亡くなった後の脳だ。つまり末期症状。その状態では脳は萎縮《いしゅく》している。でも、末期症状に至る前の、初期のアルツハイマー病の患者の脳はどうかと言うと、じつはあまり細胞は死んでないんだ。でも症状は生じている。そんな事実からも、おそらく神経細胞が死ななくても痴呆は起こることがうかがえる。じゃあ、神経細胞が死なないで、どうやって痴呆が起こり得るんだ？

――→細胞が麻痺《まひ》する。

麻痺する。さっきのフグみたいな話だね。でも、麻痺しちゃったら死んじゃうね、痴呆より前

アルツハイマー 仕組み解明

脳内の物質が情報伝達阻害

記憶障害などの症状が出るアルツハイマー病が発症するメカニズムを東京大学大学院薬学系研究科の松木則夫教授らのチームが突き止めた。アルツハイマー病の患者では、脳内にβアミロイドが蓄積することが知られているが、これが神経細胞間の情報伝達を妨げていることがわかったもので、今回の成果は、本格的な治療法のないアルツハイマー病の薬開発につながると期待される。

研究チームはマウスの脳の細胞を培養。これに微量のβアミロイドを加え、神経細胞同士の情報の伝わり方を調べた。その結果、神経細胞の働きを助ける「グリア細胞」と呼ばれる細胞が、神経細胞が情報の伝達に使う物質（グルタミン酸）を過剰に〝横取り〟していることがわかった。

このため情報伝達で働くグルタミン酸が不足となり、神経細胞が別の細胞に情報を伝える効率が約六割も減少。これが記憶障害などに結びつくと考えられるという。また、こうして働きの落ちた神経細胞は死滅し、症状をさらに悪化させることになる。アルツハイマー病の患者は国内に約六十万人いるとされるが、同研究科の池谷裕二助手は「βアミロイドがグリア細胞に作用する仕組みをさらに詳しく調べ、新薬開発につなげたい」と話している。

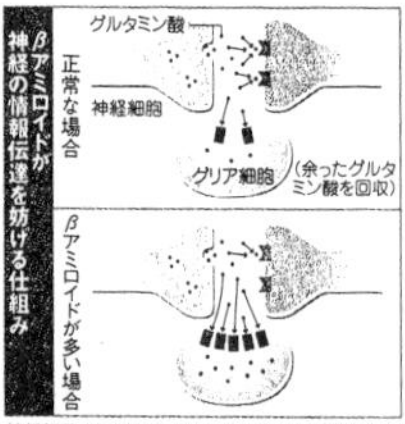

神経細胞は別の細胞にグルタミン酸を渡し情報を伝えている（上）が、βアミロイドがあるとグリア細胞がグルタミン酸を横取りしてしまい情報が伝えられない（下）

この病気の発症の仕組みでは従来、βアミロイドが神経細胞を死滅させると考えられていた。だが、最近の研究で神経細胞が死滅していなくても記憶障害などが出る例が見つかり、原因解明が注目されていた。

理化学研究所脳科学総合研究センター・西道《さいどう》隆臣チームリーダーの話「アルツハイマー病の発症について新しい仕組みを提示した研究で興味深い。今後、患者の脳でもグリア細胞の異常が起きているかどうかを確認していく必要がある」

図61 **「アルツハイマー　仕組み解明——脳内の物質が情報伝達阻害」**
βアミロイドが神経のシナプスに攻撃をしかけて神経伝達の効率を下げ、脳全体として記憶力の低下を引き起こすというメカニズムを東京大学大学院薬学系研究科の研究グループが解明した。著者・池谷裕二もこの研究グループの一員。

『読売新聞』2002年5月2日付朝刊第一面

に。

——↓ネットワークがつながらない。

うん、その通り。神経細胞のネットワークをつなげているものはシナプスだよね。どうもβアミロイドは神経のシナプスに直接か、もしくは間接的に攻撃をしかけて、神経の伝達の効率を下げているようなんだ。それで脳全体として記憶力の低減を引き起こしているんじゃないか、というのがいまの定説になりつつある。[10]

そのメカニズムの解明には僕もひと役買っていて、その研究成果はこんなふうに記事にもなった。2002年5月2日の『読売新聞』の一面（図61）。ほら、ここに載っているでしょ。「アルツハイマー　仕組み解明」って見出しで。これは僕らの研究グループの発表なんだ。

この話をちょっとしようかな。シナプスの原理をちょっと思い出してほしい。

4−12　神経伝達物質を回収して伝達の効率を悪くする

シナプスは一方通行だったね。送り手と受け手が決まっている。送り手のほうには袋がいっぱいあって、その袋のなかにたくさんの神経伝達物質が含まれている。袋から物質が放出されたら、それを受け手側のアンテナで感知する。脳のほとんどのシナプスでは神経伝達物質はグルタミン酸だ。

この前だれか質問してくれたね。これ放出されたらどこ行っちゃうのって。どこに行くと思う？　放出されてセンサーで感じるのはわかったでしょ。じゃあ、その後どこに行くの？

――どこか行っちゃう。

どこか遠くに行っちゃったら、ここにあるのがどんどん減っちゃうね。

――回収しなくちゃいけない。

そう、シナプス付近には回収する機構が備わっている。回収する専門の細胞がいるんだ。シナプスのすぐ脇にね。

それを担当する細胞は神経じゃない。これは神経とは違う別の種類の細胞で「グリア細胞」というんだ。放出されたグルタミン酸を取り込んで、それをまた神経に返してあげる役目をしている。いいやつでしょ、こいつ。

――グルタミン酸が神経細胞に戻るまで、グリア細胞が働いているんですか。

そういうこと。シナプスのすき間はすごく狭いので、そのすき間がグルタミン酸でいっぱいに溢れてしまわないように、グリア細胞が一生懸命取り込むんだ。不要なグルタミン酸の回収係、つまりシナプスの掃除屋さんみたいなものだね。グリア細胞にはグルタミン酸を取り込むポンプがある。そう、そのポンプにβアミロイドが……。

――邪魔をする？

違うの。その逆で、グリア細胞のポンプの働きを盛んにさせる。

──情報が伝わる前に……。

そう。センサーが感知する前に、伝達物質を回収してしまうので、情報伝達が阻害《そがい》されちゃうんだ。全体としてシナプスの伝達の効率が悪くなっちゃうよね。βアミロイドはそんな有害作用を持っているらしいぞというのが、新聞に掲載されている研究内容。

──それで神経が死んじゃうんですか。

死なない。死ななくても痴呆が起こる。もっともっとβアミロイドがたまってしまうと死んでしまうだろうけどね。そんな末期状態では、さっき見せた写真のように脳が萎縮《いしゅく》する。それは間違いない事実でしょ。でもね、とくに初期の段階では脳が萎縮しないまま、つまり神経細胞が死んでないのに、痴呆が起こっているんだ。それが何かというのがこの研究の焦点なんだ。

たぶん、神経を殺すことよりも、シナプスの機能を低下させることのほうが重要なファクターなんだと思う。だって、神経を殺すには大量のβアミロイドが必要だけど、シナプス伝達を邪魔するだけならずっと少量のβアミロイドで十分なの。つまり、βアミロイドが脳にたまりはじめたら、まずシナプスが先にやられてしまうってわけだ。

βアミロイドは、水に溶けにくいという変わった物性を持っているので、グリア細胞だけでなくて、他にもいっぱい作用点があるはずなんだ。作用点というのはβアミロイドが攻撃する場所のことね。だから、僕らの研究はそうしたβアミロイドの多面的な作用点のひとつを発見したという位置づけってわけだ。

――どうやって実験したんですか。

これは培養《ばいよう》細胞を使ってやるんだ。グリア細胞を培養して、さらにその上に神経細胞も培養するのね。シャーレのなかで神経ネットワークをつくらせる。神経がどういう活動をするかというのを調べたり、それから、グリア細胞のポンプの性能を測ることもできる。そういうのを片っ端からもうひたすら調べる。グルタミン酸を与えてはどのぐらいグリア細胞が吸い込んだかって調べていくんだ。

――そのアイディアはどこから来るんですか?

アイディア? ……それは思いつくんだよね、あるときふと、科学者になるとね（笑）。でも、その質問はいいポイントで、セレンディピティーって言うんだけど、うーん、語りはじめると長くなっちゃうから、ちょっと保留。

――思いつきでということですか?

いや、無責任な思いつきじゃないんだよ。まず、アルツハイマー病研究の現状とその問題点をしっかりと把握していることが何よりも大切。そして、もちろん、脳や神経の仕組みをきちんと理解していることも重要だよね。シナプスはこういう仕掛けになっているとかね。

するると、何を研究しようかと考えたときにさ、可能性のある実験パターンなんてそんなに多くない。限られてるわけよ。たとえばシナプスってステップが少ないでしょ。グルタミン酸が放出されて、そのあとグリア細胞に戻っていくだけなんだからさ。そうすると、じゃあどこかなって考えていくと、研究ターゲットにできることなんてそんなに多くないよね。

つまり、正しい知識をいかに持っているかどうかで、アイディアを思いつくかどうかっていうのもまた決まってくるんだよね。発見や発明はなにも神様が与えてくれるもんじゃなくて、やっぱり日頃の勉強や努力のたまものってわけ。

4−13　アルツハイマー病の治療法を見つけたい

いままでの話はアルツハイマー病の仕組みの話だったね。次は治療の話をしよう。そっちのほうが興味あるよね。だって、きみら自身が年をとる前にいい薬ができててほしいでしょ。

さて、アルツハイマー病を治療するには、どうしたらいいと思う？　アイディアはある？

——→βアミロイドを分解する。

そう、ひとつの方法だね。まさに2001年だったかな、『サイエンス』に日本の研究グループが報告したんだけど、βアミロイドを分解させるような酵素が実際に発見されているんだ。(11)

他に思いつく治療法はある？

——→グリア細胞の機能を低下させる。

そうだよね。でもね、グリア細胞ってじつはいろんなことをやっているんだ。さっきはグリア細胞の話を詳しくしなかったけれども、脳の細胞の90％ぐらいはグリア細胞だって言われているんだ。残りの10％が神経。10％だけでも1000億個あるというのだから、グリア細胞がいかに多いかが想像できるよね。

グリア細胞は神経細胞の働きを陰《かげ》から支えている。栄養をあげたりとか、毒から守ってあげたりとか、シナプスがぐらぐら動かないように支えてあげたりとか。そういう大切な役割をしているので、あんまりグリア細胞をいじめちゃうと、きっといいことはない。副作用が出ちゃうかもしれないね。

ほかはどう？

もし、きみらがアイディアを出してくれたら、きっとアルツハイマー病の研究者は喜ぶよ。だって、まだ完璧な治療法がないんだもん。だからこそ、アルツハイマー病はこんなにも社会問題になっている。

いま脳科学者が治療法を開発するためにとっているストラテジー（戦略）にはいくつかあって、ひとつの着眼点は、さっきの「プレセニリン」だ。プレセニリンはAPPを分解してβアミロイドを生み出す悪質なハサミだったよね。これが働かなくなっちゃうような薬をデザインしてあげればいい。

——↓原因が起こっちゃったけど、それでもまだ無理やり動かすかみたいな……。

どういうこと？

——↓つまり、何か問題が発生したわけですから、それを解決するには、その原因を突き止めるか、もしくは、それが起きちゃっても、まだグルタミン酸が流れるようにするという2通りしかないわけだから……。

すばらしい。いい視点だよ。原因から止めるか、もしくは、起こってしまったものに対処するかということだね。じつは世の中の治療法には、まさにそのふたつがあるんだ。「抜本《ばっぽん》療法」と「対症《たいしょう》療法」っていう。つまり、根本的に治す方法と症状を取り除く方法。抜本療法の代表格は抗ガン剤だ。ガン細胞を殺して、体のなかからガンを駆除《くじょ》するという方法。一方、対症療法の代表は「風邪薬」とか「痛み止め」だね。熱を下げたり、頭痛を除いてあげて、その間に体が自然に治癒《ちゆ》するのを待つという方法。

いまここで言っているのは、プレセニリンの働きを抑えてβアミロイドの産生を止めてやろうっていう話だから、対症的でもあるけど、どちらかといえばより抜本療法だね。βアミロイドがこれ以上たまらないように薬を飲むという話。

――→原因だと遺伝子レベルで……。

遺伝子が原因でアルツハイマー病を発症する人は全体の10％で、その場合はたしかにプレセニリンの遺伝子が悪かったかもしれないけれども、アルツハイマー病の90％は遺伝に関係なく起こるんだよ。強い遺伝的な原因はなくてもね。その場合でも、このハサミで切られるわけだ。健常な人の脳でもハサミは働いている。長年かけて少しずつβアミロイドがたまって病気になるのね。ということは、プレセニリンの働きを鈍らせてβアミロイドがたまらないようにすれば予防できると期待できる。プレセニリンを阻害する薬はもうできているんだ。
ただ、つくってみてびっくりだった。問題があったんだ。このプレセニリンというタンパク質はβアミロイドを生み出すために人体に存在しているの？　そんなことないよね。病気の原因をつくるためにわざわざ遺伝子なんか存在しないよ。人間の体はそんなふうに都合悪くはできていないだろう。

　つまり、プレセニリンはＡＰＰ以外のところで本当の役割をしているはずなんだ。ただね、生物は精巧にできてはいるけれども、小さな欠陥はあるもので、きっとプレセニリンも何かの拍子で働きが狂ってしまって、たまたまＡＰＰも切れる鋭いハサミになってしまったのかもしれない。だから、プレセニリンの働きを抑えてしまうと、どうやらほかのより重要な体の機能に副作用が出るらしい、というのが最近ちょっとわかってきたんだ。[12]

　でも、さっきの話を思い出してほしいんだけど、ＡＰＰが２ヵ所で切れるとβアミロイドがつくられるんだったよね。その一方のハサミはプレセニリンだ。図60（291ページ）で言うと下のほうを切るハサミだね。

　上を切るハサミもあるね。それを抑えてもβアミロイドの産生は同じように抑制されるはずだね。こっちのハサミは「βセクレターゼ」というタンパク質なんだけれども、βセクレターゼはいまのところほかに何をしているかわからなくて、どうやら純粋にＡＰＰを切るためだけに存在しているみたいなんだ。

どういうことかと言うと、「ＡＰＰ」自体もきっと何かのために存在している。まだ何のためかはわかってないけど。古くなったＡＰＰを分解するために「βセクレターゼ」は存在しているかもしれないんだ。もしかしたら、分解されたものが何かの役割をしている可能性もあるね。

ともかく、ＡＰＰの上側を切るβセクレターゼを抑えるという治療法も新たな戦略として考えられていて、こっちはもしかしたらうまくいくかもしれない。すでに良い薬が完成したというふうに、とある製薬会社が発表しているんだけれども、まだ詳しいことが報告されてないから、期待しながらも、長い目で様子を見ていかないといけないと思う。

4-14　毒をもって毒を制す

さて、もっと注目を集めている新治療法があって、それはこのふたつのハサミとは関係ないんだ。とんでもない方法。きみらの想像を絶するような荒っぽい治療法なんだけど、それは何かと言うと……。

アルツハイマー病はβアミロイドという毒が脳にたまっちゃうから発症するんだったよね。その新療法は、なんとβアミロイドそのものを注射するという方法なの。〈毒をもって毒を制す〉ってやつだ。βアミロイドがひどくたまっちゃう前に、βアミロイドを投与する。[13] 何でそんなことが可能なんだろうか。

さっきアルツハイマー病になってしまった改造ネズミの話をしたよね。異常APPの遺伝子を組み込んだらボケちゃったネズミ。そのネズミに若いころからβアミロイドを与えておくとね、そうすると……。

――抗体が……。

その通り。免疫細胞が抗体をつくって、その抗体によって……。

――βアミロイドを壊す。

そう。抗体が壊してくれるんだ。そういう免疫を利用した療法のことを何て言う？　そう、ワクチン。これは「βアミロイド・ワクチン法」といって、まさに青天《せいてん》の霹靂《へきれき》。意外な治療法だったんだ。でも、これがとても有効らしいということで、いま人間で試しているところ[14]。βアミロイドを鼻の穴から注入するんだよ。

――それはもうアルツハイマー病になった人には効かないんですか。

そこがまだ結論が分かれているところなんだけれど、いまの臨床実験はもちろんアルツハイマー病になった人で試験していて、すでにできてしまった老人斑のβアミロイドを減らすことができるかどうかを確かめている。

――βアミロイドって脳だけに発生するんですか。

体中にある。でもね、脳はそのゴミをうまく取り除くことができないんだ。それで特にたまりやすいみたい。

──どこから運ばれてくるんですか。

脳細胞が自分で持ってる。APPは神経細胞にあるんだ。神経細胞がβアミロイドを生んで、その毒で自分のシナプス機能が低下したり、場合によっては死んじゃう。

──アルツハイマー病になっちゃった人にβアミロイドを打ってるんですよね。それでは遅すぎるんじゃないですか。抗体ができてなくて……。

だからこそ新たに抗体をつくるように刺激してあげるんだよ。でもね、年をとった人は免疫の能力が落ちているから、抗体ができにくいという可能性もある。そこで、ワクチン療法に代わりうる方法も必要だ。すでに発症してしまった人を何とか治療してあげなきゃいけない。

ここでキーになる戦略は、さっき言った「対症療法」なんだ。病気の〈原因〉を取り除くんじゃなくて、記憶力の低下という〈症状〉を取り除いてやろうという試み。いま実際に病院で広く行われている治療は、まさにそれだ。その話をしよう。

4-15　アセチルコリンを壊すハサミを抑制する

アルツハイマー病も末期に近づくと神経細胞が死にはじめてくるよね。でも、それは神経だったら何でもかんでも死んじゃうってわけじゃなくて、死にやすい神経細胞のタイプがある。それは「アセチルコリン」という神経伝達物質を持った神経。アルツハイマー病では、このアセチルコリンを持っている神経がいち早く死ぬんだ。

アルツハイマー病の患者は、アセチルコリンの神経が死んでいく。なんでかわからないけど、アセチルコリンの神経が選ばれて死んでいく。でも、アルツハイマー病の患者ではアセチルコリンが不足しているのは間違いのない事実。

ところで、アセチルコリンの働きを不足させてしまう毒は大昔から知られていて、チョウセンアサガオの毒がそれ。この毒はアセチルコリンを抑えるんだ。それは毒だからたくさん飲むと死んじゃう。でもね、その毒が少しだけだったら記憶力が落ちるんだよ。見事だね。アセチルコリンが不足すると記憶力が落ちて、ボケたようになるんだよ。

ちなみに、その手の薬は薬局でも簡単に手に入るんだけど、知ってるかな。乗り物酔いの薬とか、風邪薬のいくつかのなかに入っている。風邪薬を飲むと眠くなったりする人いる？　あれはこのアセチルコリンが不足した状態。あの状態だと、勉強してもあんまり頭に入らない。テストでクラス1番になりたかったら、ほかのクラスメート全員に風邪薬を飲ませればいいってわけだ（笑）。

アルツハイマー病の患者は、もちろん薬のせいではなくて、βアミロイドのせいでアセチルコリンが不足している。だから、アセチルコリンを補給してあげるという発想が出てくるよね。

しかし、アセチルコリンはそのままでは薬にならない。なぜかと言うと、すぐ分解しちゃうんだ。アセチルコリンは注射しても10秒ぐらいで消えてなくなっちゃう。そんなの薬になるわけない。アルツハイマー病って何年何十年と症状が持続する病気だからね。

じゃあ、アセチルコリンの代わりにどんな方法をとったかというと、それが分解するメカニズムに目を向けたんだ。アセチルコリンが分解すると言っても、勝手に自分で崩壊していくんじゃない。アセチルコリンを分解する専用のハサミを使って細胞がすみやかに壊してしまうんだ。

アセチルコリンを専門に壊すハサミ、それは「アセチルコリンエステラーゼ」。このハサミを抑制してやろうというのが、アルツハイマー病の治療の目標になった。これを抑制すればアセチルコリンは増えるはずだ、とね。そして研究者たちの熱意は見事に実を結んだ。[15] 薬が完成したんだ。1996年、日本の会社から世界ではじめてアルツハイマー病の薬が売り出された。

——効果はあるんですか。

あるみたい。だから、世界中でこの薬はすごく使われている。特にアメリカは400万人もアルツハイマー病の患者がいるからね。

——そのアセチルコリンエステラーゼを止めちゃって副作用は……。

出る可能性はあるんだよね。その話をしようか。

まず、もしアセチルコリンエステラーゼを抑えすぎちゃうと、とんでもない症状が出る。というか死んじゃう。たぶんみんな一度は聞いたことがあると思うけど、ある毒がこのハサミ酵素を完全に止めちゃう薬なんだ。薬と毒というのは紙一重で、作用が強すぎたら毒と呼ばれる。アルツハイマー病の薬は作用が弱いから薬として販売されているけれども、これを猛烈にしたら毒になる。そういう有名な毒がある。サリンだ。サリンはアセチルコリンエステラーゼを阻害しちゃうので、地下鉄サリン事件のような悲劇的な症状が出てくるんだ。

——↓目が見えなくなる……。

そう。目の瞳孔《どうこう》を開いたり閉じたりするのはアセチルコリンで調節している。アセチルコリンが働きすぎると、虹彩《こうさい》がギューッと狭まって視界が暗くなる。サリン事件の被害者のなかには、光が目にあまり入ってこなくて、周囲が暗く見えるなんて話が実際にあったんだ。

ついでだから、アセチルコリンの話をいくつかしようか。サリンの被害にあった人のなかには気の毒な人が多い。サリン事件でかろうじて助かった被害者は、頭のなかのアセチルコリンの量が上がっている。アセチルコリンって記憶に関係あるでしょ。

だから、その人たちは昔の記憶が次々に走馬灯《そうまとう》のように思い出されて、すっかり忘れていたつもりになっていたことまで、どんどんどんどん記憶がよみがえって、収拾がつかなくて大変だったという報告も残っている。夜も寝つけないぐらい、昔のことが湧き出すように想起されてきた。止められないんだ。これはまさにアセチルコリンと記憶の関係を物語っているよね。

4―16 「裁《さば》きの豆」

目の絞《しぼ》り（瞳孔《どうこう》）の話が出たけれども、さっきも触れたチョウセンアサガオというのは、ヨーロッパでは「ベラドンナ」と呼ばれていた。このベラドンナはサリンとは逆で、アセチルコリンの働きを不足させてしまう。

んで、なぜ「ベラドンナ」と言うかというと、イタリア語を知ってる人はいる？〈ベラ〉というのは「美しい」という意味、〈ドンナ〉というのは「婦人」。だからベラドンナとは〈美人〉という意味だ。

なんでこんな名前がついたかというと、昔、このベラドンナ（チョウセンアサガオ）の成分を目薬にしていたんだ。すると瞳孔がパーッと開くでしょ。サリンと逆だね。黒目の部分が広がるんだ。日本人はもともと目が黒いから意味がないんだけど、西洋の白人には青い目の人がいるでしょ。青い目というのは昔はあんまり美人と言われなかったのね。黒い瞳のほうが美人だった。それでチョウセンアサガオを使って、アセチルコリンを止めてやって瞳孔を開かせると、おめめパッチリの美人さんになった。それで「ベラドンナ」という名前がついているんだ。でもね、僕が想像するに、それじゃあ、まぶしくて外は歩けなかったと思うよ。

眼底《がんてい》検査したことある人いる？　眼底検査をする前に、薬を注《さ》して瞳孔を開かせるでしょ。それもアセチルコリンを抑えているんだけど、あの薬を注しちゃうと、しばらくは外出できない。太陽の光がまぶしすぎる。たぶんああいう状態で、ルネッサンス当時のみなさんはドレスで着飾ってパーティーに出ていたんだと思うな。

脱線ついでにもうひとつ言っておくと、いまのはアセチルコリンを抑えるほうだけれども、逆にサリンと同じ役割をする薬も昔からあったんだよ。「カラバル豆」という植物から取れるんだけど、これにアセチルコリンエステラーゼを抑える物質が入っている。ハサミ酵素を抑えるということは、アセチルコリンの量が増えるってことだね。

カラバル豆ってやつはおもしろくて、古代アフリカでは「裁《さば》きの豆」と呼ばれていたんだ。裁判に使ってたの。どう使っていたかというと、疑わしい容疑者がいて、その人が犯人かどうかわからなかったとき、この薬をたくさん飲ませたんだ。その結果、中毒死したら有罪、生き延びたら無罪という判決を下すんだ。

そんな無茶なって思う？　でも、これにはちゃんと根拠があって、罪を犯していない無罪の人は「どうせ自分は大丈夫だ」と思うから一気にガーッと飲むんだよ。そうすると、アセチルコリンの作用で気持ち悪くなって吐いちゃう。毒が体外に出ちゃうから死なない。ところが、真犯人は「どうしよう、死んだら……」とこわがって少しずつ飲むから、ゆっくりと毒が作用するので吐けない。最終的に毒が体に回って死んでしまう。ほら、ちゃんとした理由でしょ（笑）。

カラバル豆のなかに入っている成分は「フィゾスチグミン」。コリンエステラーゼを抑える作用が強いからこれは毒だ。サリンと一緒。でも、その作用点を詳しく調べて改良に改良を重ねて完成したのが、さっき話したアルツハイマー病の薬なんだな。

古来、使われている薬は、人間の体を知ることができるツールだけじゃなくて、それをうまく改良するといまでも役に立つ薬ができたりする。昔の人の知恵はそういう意味ですごかったね。

いまのような科学が発達してなくて、人体の仕組みなんて知らなかったのに、立派に薬を活用していたんだから。

4-17 人間は「体」ではなく「環境」を進化させている

ところで、科学の進んだ近代社会でアルツハイマー病がこんなに問題になっているのはなぜだろう。こんなに都合の悪い病気が、どうして進化の頂点にいるヒトにこうして残ってるかというのも、考えてみると興味深い。

自然淘汰《とうた》ってあるよね。自然淘汰というのは、生物を取り巻く環境によってより好都合な遺伝子が選ばれて残り、生物が環境に適応して進化するというプロセスだ。生存に不利な生物は淘汰されやすい。そして環境に有利な生物が生き残る。これが進化だ。でもアルツハイマー病というのは自然淘汰されなかった。だから、こうしてヒトに残っちゃったとも言えるんだけど、なんで自然淘汰されないと思う？

――それに利点が……。

え、アルツハイマー病に利点？　もしかしたらあるかもしれない。たとえば死への恐怖が消えるとかね。でも、自然淘汰されなかった理由はもっと単純。

自然淘汰というのは繁殖《はんしょく》をターゲットにしてるのね。つまり、環境に有利な個体が子孫を残すか残さないかで決まる。でも、アルツハイマー病はほとんどが年をとってからの病気でしょ。そのときにはもう子孫を残しちゃっている。だから、自然淘汰ではアルツハイマー病は消えないんだ。それで、いまの世の中でも、アルツハイマー病はこんなに大きな問題として残っているんだろうね。

たぶん、人間って動物は長生きしすぎなんだ。本当の寿命は50歳とか、そんなもんなんじゃないかな。いまは医療の技術が進歩して長生きするようになってきて、本来だったら発症しなくてすんだ病気になってる。βアミロイドが生涯をかけて少しずつたまったとしても、昔の寿命だったら天寿をまっとうできるぐらいの微量だった。だから、アルツハイマー病は古代人の間ではあまり問題視されなかったはずだ。でも、現代の人間は長生きしちゃうので、こんなしわ寄せが出てきた。現代社会とはそういう歪《ゆが》んだバランスの上に立っている状態じゃないかと思う。

過去の生物の進化の過程を眺めてみると、環境に適応できなければ子孫を残さない、というのが自然淘汰の原理として厳然として存在していた。でも、現代社会では、本来なら遺伝子を次世代に引きつぐ機会が与えられなかったような人でも子孫を残すことができる。アルツハイマー病だけじゃない。重度の障害を持つ人にも言えるだろう。かつてなら病気や障害のせいで子どもを持つことなどかなわなかった人たちが、最高の医療技術で子孫を残すことができる。

あ、僕はそういうのを批判しようとしているわけではないよ。カン違いしないでね。保護や介護は倫理的な観点から真っ先に取り組むべき最重要課題だ。障害者たちの人権はいま以上にもっともっと保護されるべきだと僕は思うし。でもそれとは別に、我々はきちんと自分たちのやっていることの意味を認識しておかなければならない。いま人間のしていることは自然淘汰の原理に反している。いわば〈逆進化〉だよ。現代の医療技術がなければ排除されてしまっていた遺伝子を人間は保存している。この意味で人間はもはや進化を止めたと言っていい。

その代わり人類は何をやっているかというと、自分自身の「体」ではなくて「環境」を進化させているんだ。従来は、環境が変化したら、環境に合わせて動物自体が変わってきた。でも、いまの人間は遺伝子的な進化を止めて、逆に環境を支配して、それを自分に合わせて変えている。メガネや車椅子をつくるなどというのはわかりやすい例だよね。でも、それだけじゃない。健康な人でも明らかに環境を支配しているよね。都市やインターネットをつくるなんて、まさに環境を変えることでしょ。そういうことができればもう自分の体は進化しなくてもいい。そんなことを人間はやり始めている。新しい進化の方法だ。

4-18 改造人間

でもね、現代の人間が始めた新しい進化の方法がもうひとつあるんだ。

「着床《ちゃくしょう》前診断」って知ってる？　いま体外受精で生まれる子どもの数が増えてきている。精子と卵子を体外に取り出して試験管の中で受精させて、それをまたお母さんの子宮に戻す。

ちょっと考えてほしいんだけど、この手法を使うと妊娠する子どもの「質」を選べるんだ。男か女かはもちろん、ある種の障害をもった受精卵（胚《はい》）を排除できる。

ダウン症という病気があるよね。ダウン症は1000人に1人ぐらいの割合で自然に生まれる遺伝子の病気（染色体異常）。原因は21番目の染色体が3つになること。染色体は本来は対になっているでしょ。それが一つ増えて3つになってしまうとダウン症になっちゃう。1000人に1人って結構な高確率。

「着床前診断」とは、生まれる前に障害があるかどうかを調べること。病気を持っていないことを確認してから子どもを生むことができる。ダウン症だけじゃない。18番目の染色体が3つになっちゃったケースはエドワード症候群になるしね。ともかく、いまの世の中では原理的にはそういったことを、子どもを生む前にあらかじめ調べられるようになった。すでに実行している夫婦もいる。

それがもっと進むと、この遺伝子を持っているとアルツハイマー病になりやすいとか、あの遺伝子を持っているとうつ病になりやすいとかね、そんなことも生まれる前に診断できて、それを排除できる。さらに言っちゃえば、この遺伝子を持っていると頭がいいとかね。優秀な精子と卵子だけを選んで、次の世代の子どもが生まれる可能性が出てきた。そうやって生まれてくる赤ちゃんのことを「デザイナー・ベイビー」と言う。

これはいままで生物が直面してこなかった問題だと思うんだ。いままでは外部の環境に合わせて生物は進化してきたでしょ。でもこれは違うよね。デザイナー・ベイビーは環境とは関係ない進化。人間の欲望が進化の法則になろうとしている。

自然淘汰《とうた》というのはいわばプロセスだよね。進化というプロセス。でも現代では、進化のプロセス自体が進化しはじめた。新しい進化法が生まれようとしている。

おそらくそういったものに実際に向き合って、どうやって人類という生物種を見つめていくかというのは、きみらの世代——僕も自分ではまだ若いと思っているから、本心では僕の世代と言いたいところだけど——きみらの世代のやることだと思う。そういう人類の将来のこともときどき考えてみてほしい。

あらら。何だか雰囲気が重たくなっちゃったね。一発ギャグでも飛ばしたほうがいいかな（笑）。

4-19 いままでの講義をまとめてみよう

さて、これで講義はおしまいにしよう。最後に、また最初の時と同じようにみんなからひと言ずつもらいたいな。

最初の授業でみんなが持っている脳に対するイメージを話してもらったよね。そのイメージは、講義を聞いた後のいまのイメージとはかなり違うんじゃないかな。違っていてほしいなと少なくとも僕は思うんだけれども。

今回の4回の講義の過程で、脳の印象がどう変わったとか、こんなことを考えたよとか、こんなことをもっと知りたいとか、逆に科学者にこういうことをもっとやってほしいとか、自分も脳科学者になってこういうことをやってみたいとか、思ったこと感じたことを何でもいいから、みんなから聞きたいなと思っているんだけど。

ただ、4回の講義は長かったから、はじめの頃に聞いたことなんか忘れてしまったかもしれない。盛りだくさんだったもんね。ちょっとまとめてみようか。

初日。脳というのは機能が局在化しているという話をしたね。肺とか肝臓みたいに、すべての場所がすべて同じ役割をしているんじゃなくて、脳はある部位はこれ、ある部位はそれと専門化しているという話をした。専門化しているからこそ、ラジコン・ネズミみたいなのが可能になったりもするわけ。

そして動物の脳をいろいろと比較してみて、人間の脳というのはどうやら必要以上に進化しちゃっている、過剰進化しているという話も出てきた。動物の種によっては、脳をうまく使いこなせていないんじゃないかというような話になった。

なぜ使いこなせていないのかと考えをめぐらせて、体が大切だという結論にたどり着いたね。体が脳を決めている。脳の機能は、体があって生まれるという話だった。

従来は、脳は体を支配する、体をコントロールするための総司令部だと考えられていたけれども、そうではなくて、むしろ体が脳を主体的にコントロールしている。逆の発想――パラダイム・シフトが生まれた。もちろん脳は体をコントロールしてるよ。それと同時に、体も脳をコントロールしている。だから脳と体を分けてはいけないっていうわけだ。脳と体は別だと言う人もいるけど、そんなことはない、分けることができない、という話だね。

人間の体を少しずつ機械に変えていったら（たとえば義手とかね）、どこまで体を機械に変えたら自分が自分じゃなくなるか、という話もしたね。心を保ったまま脳までも変えたらどうか？　もちろん変えた瞬間は自分かもしれないけれども、その後、脳が自在に再編成できなくなっちゃうでしょ。体から脳への還元がないからね。そういう意味で「アンドロイド＝人間」という概念は体の重要性を忘れている。

「心」というのは脳が生み出している。つまり、脳がなければ「心」はない。でも、体がなければ脳はないわけだから、結局は、体と心は密接に関係していることがわかる。

そのひとつのポイントとして、２日目の講義で、僕は「言葉」を挙げた。人間は声を自由に操るようになった。「咽頭《いんとう》」……人間はほかの動物と違った咽頭を持ってるでしょ。咽頭を持ったがゆえに、言葉をしゃべれるように脳が再編成されて、いま僕たちは言葉を自由に操っている。

これはとても大きな影響を脳に与えた。なぜかというと、言葉というのはコミュニケーションの手段としてあるだけじゃなくて、つまり、信号としてあるだけじゃなくて、人間が抽象的な物事を考えるのに必要なツールになったんだ、そういう話をしたね。つまり、意識とか……。「クオリア」という言葉を覚えてるかな、覚醒《かくせい》感覚ね。ああいった抽象性、いわゆる「心」を生み出すのは「言葉」である、という話になった。極言すれば心は咽頭がつくったとも言えるんだ。

そこから、さまざまな人間の行動に考えをめぐらせた。そして「見る」という、普段何気なくやっている日常的な行動に目を向けた。たぶんこれまできみらは、自分から積極的に見たいものを見ているだろうと思ってたかもしれない。見るというのは能動的な行為だと思っていたかもしれない。でも、盲点や錯覚などの実験を通じて、「見る」というのはいかに不自由な行為であって、本当はありのままを見ていないんじゃないか、ということもわかってきたね。

つまり、「見る」とはものを歪《ゆが》める行為——一種の偏見であると。そしてなんでそういう〈歪める〉ことが起こるかと考えた。その理由を、世の中は三次元なのに網膜が二次元だからという点に求めたね。二次元の網膜に映ったものを、脳は強引に三次元に再解釈しなきゃいけない。これは脳が背負った宿命だ。

それゆえに「見る」という行為は、おそらく人間の意識ではコントロールできなくなってしまった。無意識の現象だ。僕たちは脳の解釈から逃げることができない。「見える」というクオリアは脳の不自由な活動の結果なんだ。

その意味では、ちょっと話は飛躍するけれども、ジェームズ－ランゲが言った「悲しいから涙が出るんじゃない。涙が出るから悲しいんだ」という発言は半分は正しいと思う。〈悲しい〉というのはクオリア、つまり、ありありと感覚されるものだね。しかし〈悲しい〉というクオリアは、おそらくは単に脳の副産物、脳の活動の結果にすぎない。クオリアは僕たちの生活や心にいろどりを与えてくれているものであることは間違いないけれども、神経活動から生まれたクオリアがまた神経に作用するということはない。クオリアそのものは脳が生んだ最終産物である、という結論に行き着いた。ここら辺は抽象的な話でちょっとむずかしかったかもしれない。

3日目の講義では、人間が抽象的な思考をするということは間違いないわけで、じゃあ何の目的で抽象的な思考をするのかという理由を考えた。おそらく生きるための知恵として、目の前にある多くの事象のなかから隠れたルールを抽出するために重要だろうという話をしたね。見えるものの表層的な移ろいに流されないで、そこに潜んでいる基礎ベースを確実に抽出して、それを学習して別の機会に応用できるようにするために、抽象的な思考はひと役買っているんだろう、という話をした。

その過程の中で、記憶というのは何ともあいまいで、よく間違えたりする。しかも、なかなか覚えられないなんて、そんな話も出てきた。でもよく考えてみると、そのあいまいさと学習の遅さがいかに重要かということにも気づいたね。正確無比な記憶というのは役に立たない。応用できないからね。応用できなかったら、覚えてててもしょうがない。

つまり、覚えなければいけない情報を有用化して保存するために、脳は事象を一般化する「汎《はん》化《か》」ということをしている。その汎化をするために、脳はゆっくりと、そしてあいまいに情報を蓄えていくということがわかった。それが、我々の記憶ってわけだ。

次に、その〈あいまいさ〉は脳のどこから生まれるのかという疑問を持った。神経の構造や仕組みを習って、そのあいまいさの起源はシナプスにあることを知ったね。さらに、シナプスの結合力が重要だという話もした。シナプスの結合力は記憶力と関係がある。シナプスの結合力が変化すると、記憶力も変化するという実験の話も出てきた。

そうやって脳の仕組みの細部に踏み込んだところで、今度は逆の視点から、細部だけを見ていてはダメだよという話もした。神経やシナプスといった脳のパーツだけを知っても脳を知ったことにはならない。部分を単純に足し合わせた総和が「全体」だという考え方は危険だぞ、と。そういう意味では、なんでもかんでも単純化するのはまずいんじゃないかというわけだ。

アインシュタインが「法則はシンプルなほど美しい」ということを言っているんだけど、残念ながらアインシュタインは「複雑系」を知らなかった。

つまり、部分と全体というのは互いに不可分で、相互に影響を与えている。そして、部分と全体のバランスが崩れてしまったのが〈病気〉。その流れで今日はアルツハイマー病の話をしたんだ。さて、これで大きな講義の流れが思い出せたかな。

そしたら、ちょっと訊いてみようか。今回の4回の講義を通して、自分の描いていた脳に対するイメージがどういうふうに変わったか、そういうことをベースにどんな内容でもいいよ。

4−20　ヒトの脳は〈柔軟性〉を生むために発達した

→僕は生物の授業を取ってるんですけど、脳って体のすべてを瞬間的に働かせて、そのなかでもなんでこんなに早く正確に、いろいろとできるのかってすごい不思議なんですけど、脳の場合はすべてをコントロールしているので、すごい細かいのに、すごい正確で……。

そうね、不思議だよね。実際にシナプス1個で見ると、ものすごくあいまいだったよね。

→それが何個もつながって……。

そう、つながって、結果的に最終的なのがものすごく正確だよね。だって、赤いものを見たらいつでも〈赤いもの〉と思うわけだ。でも、脳のなかで働いているシナプスは、赤いものを見ても20％の確率で反応したりしなかったりするんだよ。そういう気まぐれな部品（シナプス）の集団なのに、脳全体としては毎回必ず〈赤いもの〉だと認識できる。不思議だよね。

→脳が体全体をコントロールしているというイメージがあったんですけど、逆に体が脳をつくってたりして、脳と体が密接に関係しているっていうのが印象に残った。脳も部分化されてて、行動一つひとつは単純なのに、それがすべてうまくつながって、連繫《れんけい》してこんな複雑なことができる。

不思議だよね。体が脳を支配しているというのは、えっと、きみはたしかテニス部だったよね。だったら、よくわかると思うけど、練習すると上達するというのは、まさに体が脳を支配している、ってことそのものだよね。練習するに従って、脳のなかでそれ専用の回路がつくられて、一度つくられると、今度はそこをスムーズに情報が通るようになる。だから、最初は考えながら訓練してるかもしれないけど、そのうちに無意識にスムーズに体が動くようになる。そんなふうに体と脳がいかに密接に関係しているかって、日常生活でも体験してるね。

——→脳は知れば知るほど不思議で、つながりとか、活動してるとか、あいまいさとか、そういったものの重要性がわかって、いまのところまだ全体は全然わかんないですけど、これをどんどん進めていったら、いつかそれが全部つながって理解できるのかなって。

そうだね。つまり、いまの脳科学はまだ知識が断片的なんだ。広く見るとこうなっている、一方、ミクロの目で見るとああなってる……ということは少しずつわかってるんだけど、そういう知見の一つひとつが大きなストーリーとしてまだうまくつながってこない。そのためのブレークスルー(突破口)、つまり統一理論のようなものを待っている段階。待っているというか、達成すべく努力している段階だ。

——→前までは僕は脳は細かくて複雑で、何でもできるというイメージだったんですけど、人間の脳も鈍感で、完璧ではないなみたいな……。

そう、完璧じゃないところが逆にかわいいんだよな(笑)。だって、完璧だったらコンピュータみたいになっちゃうじゃん。〈人間味〉という言葉があるけれども、それはやっぱりあいまいである、ときに不正確である……。そういうところからきっと生まれてくるよね。コンピュータのようになりたいという人もいるかもしれないけども、でも、そういうのはコンピュータに任せればいいんだよね。正確な記憶ができない、長期的にちゃんと覚えておくことができないから、人間はコンピュータを開発して、それを利用しているだけだから、何も記憶力コンテストみたいに、コンピュータみたいな記憶力を競ったり目指したりする必要は全然ない。別に趣味として暗記が好きな人はやってもいいんだけどね。仮に自分が思ったように記憶できなかったとしても、それは脳の愛嬌《あいきょう》だと受け取ってもらったほうがいいんじゃないかな。

——→僕は最初、脳はもっときっちりした、すごいしっかりしたものだと思っていて、こんなにもあいまいだとは思ってなかった。でも、そのあいまいさのおかげで、いろんな柔軟性、その場に応じた対応とか自分らしさが出るというところが興味深かった。

そう。いまきみは〈柔軟性〉という言葉を使ったけれども、ヒトの脳は何のためにここまで発達したかというと、〈柔軟性〉を生むためなんだ。もう、そのひと言に尽きる。

4-21　ドリアンや納豆を最初に食べた人間はすばらしい

もちろん下等な動物にも脳はあるけれども、やつらの脳は柔軟性が低い。だから、いつも入力と出力がほぼ一対一に対応してしまって、イヤなものは逃げる、いいものは寄っていくという、そういう単純な反応しかできない。

でも、人間はイヤな勉強でもしなきゃいけないときもあるし、好きなことでも我慢しなければいけないこともある。そうやって臨機応変な対応をすることができる。そういう柔軟な対応をするために、脳はこんなにも複雑に発達したんだね。

僕は思うんだけど、ドリアンという果物食べたことある？

――臭いやつ。

そう、臭い。納豆を食べたことある？　臭いよね。自分が昆虫みたいな脳しか持っていなかったら、ウエッとするような悪臭だったら絶対に食べないよ。でも、人間はそれ食べてみようと思ったわけだよね。そんなところが僕は脳のすばらしいところだと思うんだよね、柔軟性（笑）。

――気づいたというか、思ったんですけど、脳がスペックを持て余しているというのは、比較してみて、ああ、なるほどと。もうひとつは、意識・無意識は、いままで自分が思っていたのは、ただ境界線があるだけで、片方が意識で、片方が無意識でというイメージだった。それで、何がそのふたつを分けてるのかということで、意識というものを定義して、それに当てはまらないものは全部無意識だってことにしたら、すごく意識というものが小さい、行動というものがすごく小さくなって、むしろ全部無意識だってことが……。

うん、それはびっくりだよね。自分の生きている世界のほとんどが意識で行われていると人間は傲慢《ごうまん》にも思っているけれども、おそらく人間の行動の大半は無意識、脳の奴隷にすぎない。

でも、それは決して悪いことではなくて、ほとんどの行動を無意識に行えるということは、考えることが少なくてすむじゃない？　だから、情報をいちいち吟味したり選択しなくても、ある程度無意識に、たとえば〈服のボタンをはめる〉という行動も無意識にできる。いちいち考えてたら、それはすごい労力が必要だよね。無意識にできるというのは、必要なことでもある。

もちろんそのせいで置き忘れとか、カン違いとか、そういう問題も起こって困ることもあるんだけれども、それは一種の裏返しだよ。必要があった上で、たまにはそういうボケもあるというふうに考えて。

——→いままで人工知能というのはできないんじゃないかなって思ってたんです。でもお話を聞いてくると、機械っていまあるのは精密なだけだけれども、もっと機械に柔軟性を持たせたら人間並みになるのかなって。人間の脳の原理ってイオンを通したものだし、機械の原理も電気を通しているわけだから、アバウトに見れば、どっちも似たりよったり。人間も脳がなければ体も動かないし、機械もソフトがないとハードが動かないという感じだから、人工知能ってがんばればつくれるのかな、みたいなことを思いました。

それはすごくいいポイントだよね。前回の講義の後に見せた行列の計算［巻末の「付論」参照］。たった3つの神経細胞がシナプスでつながっているだけの簡単な数理モデルでも、ちょっと人間に近いような行動を再現できる。だから、もっと複雑なものをつくれば、動物の脳に相当近いものがつくれる可能性はあると思うよ。

ただ、僕は思うことがあって、脳そのものは万能かもしれないけども、人間の体のなかに入って、こういう形で、こういう場所にいて、こういう情報の入力を受けているから……というふうに、脳の性能はピシピシッと人間の体によって決められちゃっているわけだよ。だから、僕たちが考えている思考パターンというのは自由なようでいて自由ではない。言語に縛《しば》られていたりもするわけだよね。さらに思考は体にも縛られている。

もし医学や数学や物理学や機械工学など、科学の進歩があって、今後、新しいAI（人工知能）ができて、その機械が「心」を持ったとするでしょ。でもね、仮にできたとしても、その「心」を僕たち人間の脳は理解できないと思う。まったく違った心の構造を持った生き物になるんじゃないかな。そんな感じがするんだ。だって体がヒトとは違うからね。それは僕の予感ね。

4―22 人間の脳がそんな簡単にわかってたまるか

これで全員か。最後、僕なんだけど……。

僕は普段は研究室のなかにいて、実験の話ばかりしている。こうやって外部の人と「脳」の話をする機会はほとんどない。だから、今回の講義をするときに、とりわけ最初の講義はどういったレベルで、どういう話をしようかなと悩んだ。

専門でやっていることをそのまま伝えてもたぶん伝わらない。それはあまりにも最先端すぎるという意味ではなくて、単にあまりにも細部の研究をしているからなんだ。これを理解するためには、こんな4回の授業じゃ足りない。それぐらい細部の研究。

それでふと気づいた。そういう細部ばかりをきみらに教えても、たぶんつまんない。ということは、みんなが知りたい内容と、専門家が知りたい内容にはかなりギャップがある。言葉を換えて言えば、一般の人たちが脳に関して知りたいことというのは、ほとんど何もわかってないとも言えるわけ。専門家が知りたいことと違うんだから。実際に実験してるのは専門家で、一般の人じゃない。だから、一般の人が興味あることは、そこにギャップがある限り、いつまでたっても解明されない。まあ、科学は加速度的に進歩するので、今後どうなるかはわからないけど。

僕が今回きみらに話した内容の中で、嚙み砕いて説明するために結構思い切ってしゃべったことがいっぱいある。厳密な話をわかりやすくするために、細かい部分をはしょってしゃべったところもある。その意味では今回しゃべった内容はすべてが正しいというわけではない。そもそも、わかっていないことが多すぎるしね。

あと、もうひとつ言えるのが……「盲点」の実験を覚えてるかな。見えないところは脳が勝手に埋め込んでいくという話。盲点は本当は見えないところなんだけれども、勝手な想像で見えちゃう。それと同じように、思考についても、人間はたぶんわからないことを勝手に想像して埋め込むんだ。何かわかんないと思ったら、きっとこうなってるだろうと勝手に思い込む。それで、「あっ、こうすれば、うまくつじつまが合うじゃん」というのをみんな無意識のうちに日常の生活でやってる。

科学者だって人間だから、それと同じことをやっている。ほんとは科学的にわかってないのに、きっとこうなってるだろうと思い込んじゃって、しかも、その思い込みに科学者自身が気づいていない。だから、そういった意味で、いまの概念が根底から崩れることもあり得るわけ。

今回、僕が授業を準備するなかで、まさにそういったことを改めて認識したんだ。これは僕にとって結構大きな収穫じゃないかなと思う。

それともうひとつ、脳ってやっぱりむずかしいなというのも改めて思った。これでもかってくらいよくできてる装置なんだよね。まあ、単純に考えてもさ、ほら、自分の周囲を見回してごらんよ。僕らが生活しているこの世界がこんなにも不思議に彩《いろど》り豊かで光り輝いて見えるんだから、そういう感覚を生み出す脳が、そんな単純なものであるはずがない。その複雑な脳をこの4回の講義で簡潔に話そうなんて不可能だし、無謀《むぼう》な試みにほかならないよ。

それにね、脳を理解しようなんて、そもそも傲慢《ごうまん》でおこがましいチャレンジだと僕は感じはじめている。だって、脳を理解するのも、自分たちの脳を通じて理解するわけでしょ。もし簡単な実験で解明されちゃうぐらい脳が単純なものだったら、その程度の脳を使って僕らはこんな複雑な思考なんてできないよ。人間ってこんなにも素敵な存在なんだから、人間の脳がそんな簡単にわかってたまるかってね。脳科学者ってやつは、そういう矛盾に気づきながらも、でもやっぱり夢見ちゃうロマンティストなんだろうね。

第五章

僕たちはなぜ脳科学を研究するのか

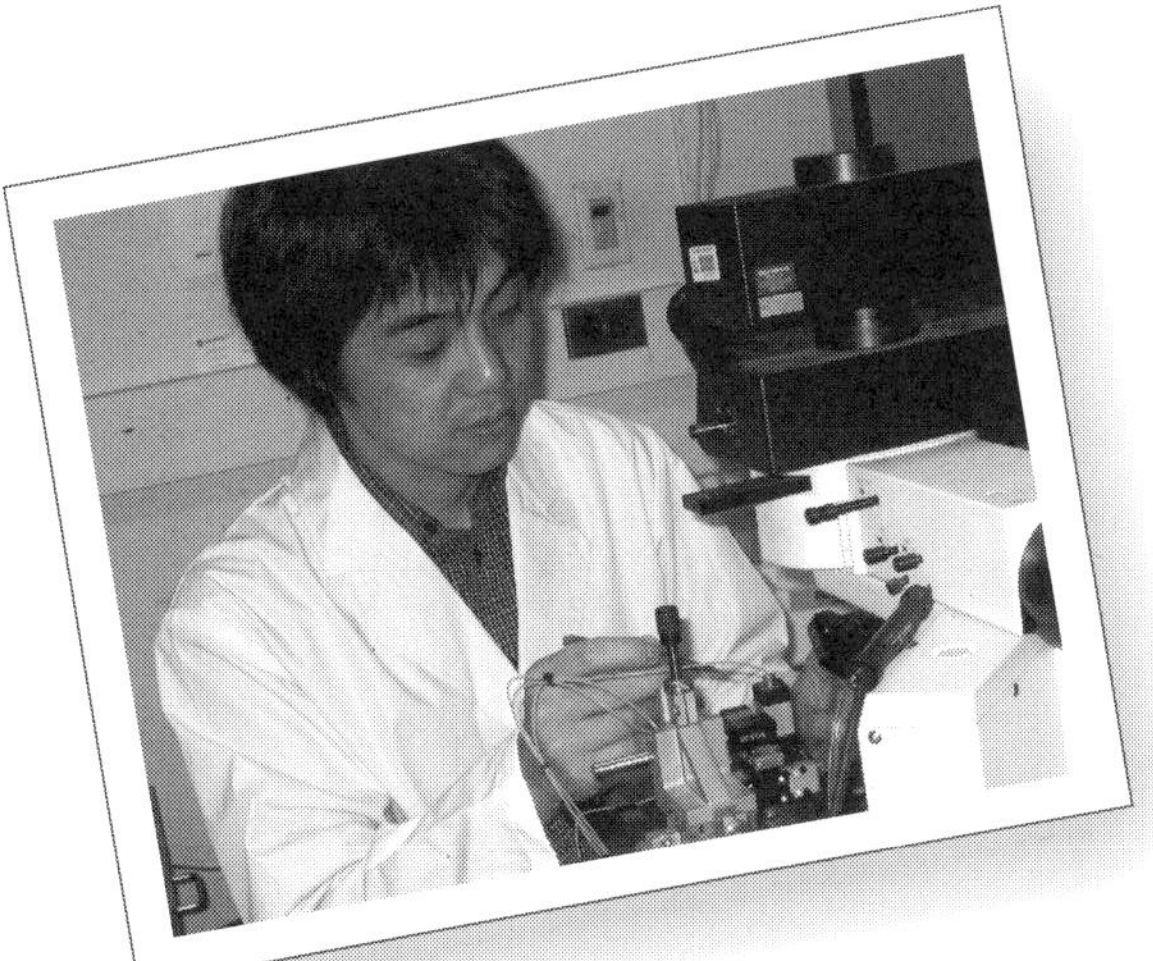

5−1　なぜ脳科学を研究しようと思ったのか？

池谷　『進化しすぎた脳』で、中高生を相手に講義してから2年半が経った。その内容を今回ブルーバックスとして出版するにあたって、せっかくの機会なので追加講義をしたいと思ったんだ。ただし、今回の講義を行うのは、2年前に参加した高校生ではなくて、私が所属している東京大学大学院薬学系研究科・薬品作用学教室のメンバー。みんな、実際に僕と一緒に研究している仲間たちだから、最先端の大脳生理学の研究についても専門的な知識を持っている。だから、この追加講義は、もう少し踏み込んだ内容にしていきたいと思っている。

専門的な話に入る前に、自己紹介をかねて、僕ら若手研究者たちが、どんなきっかけで脳科学を志すようになったのかについて、まず、みんなの生の声を聞いてみたいな。ちなみに僕の場合は、確固たる理由がないんだ。強いて理由を挙げるとすれば、まず担当教授の松木先生の授業がおもしろかったのと、このラボが研究室対抗ボート大会で強かったこと（笑）。それで、研究室に入ってみたら、たまたま研究テーマが海馬だった。自然の成り行きとして海馬を研究するようになってみたら、「海馬っておもしろい」と。おそらく他の研究室へ行っても、楽しい研究生活を送ったとは思うけど、でも、海馬の研究にこうして携わることができてラッキーだったという感じかな。もちろん、実際には脳以外の研究をしたことがないから、他分野とくらべて脳科学が飛び抜けておもしろいのか、それとも案外たいしたことないのかは、正直言ってよくわからない。

みんなも理由はそれぞれだよね。じゃあ、K君から順にきいていこう。

学生K　自分も確固たる理由はないですね。昔からヒトを対象にした研究をやりたいと漠然と思っていて、なんとなく、この研究室を選びました。研究を始めてみると、脳科学はすごくおもしろい。いつの間にか、のめり込んじゃってますね。

学生S　僕は、身近にいる人が、突然記憶がなくなったり、戻ったりする脳の病気にかかったことがあって、この人の頭の中で何が起こっているんだろうと関心を持ったのがきっかけです。あと、塾講師をやっていたときに、どの教室でも、生徒の中にえらく物覚えがいいのと悪いのが必ずいるんですよ（笑）。その能力の違いは何に起因しているんだろうと不思議に思って……。

学生U　僕の場合、最初は医師になりたかったんです。小さいときは身体がすごく弱くて、小学校低学年まで入退院を繰り返していました。そんな苦しい自分を救っていただいたお医者さんがいて、自分も医師になって、これまでに受けた恩を他の人に返せる仕事をしたいと思ったのがきっかけです。でも、途中から直接患者さんを診察するのではなくて、何か間接的な形で社会に貢献できるような形もあるんじゃないかと思い、また同時に、治療の難しい精神疾患に対する普遍的な治療法と、精神の物質的な基盤を解明したいとも思って、最終的に薬学部を選びました。

池谷　実は、僕も子どもの頃、医者になりたいと思っていた時期があるらしいんだ。というのは、小学校のときの「タイムカプセル――未来の私へ」の文章を読むと、「医者になりたい」とたしかに書いてあるのね。最近ではすっかり忘れてたんだけど（笑）。医学部に進学するか、それとも薬学を専門とするかっていうのは、おなじ医薬系とはいえ、ずいぶんと異なるよね。医者は自分の看た患者を救うことができる。一方、薬を作る製薬では、作った薬を服用した多くの患者を救うことができる。だから人間個人個人に興味がある人は医学部へ、人類全体に興味があるのなら薬学部へ、ってことになるのかな。

学生T　僕は、大学3年生のときに、『脳の中の幽霊』（角川書店）を書いたラマチャンドランを取り上げたテレビ番組を見たのがきっかけで、脳に関する本を読み始めたんです。その中にこの『進化しすぎた脳』もあった（笑）。読み終えて、どんな人が書いているのかと思って、本の奥付をみたら、薬学博士、池谷裕二と書いてある。そのころどんな進路に進むか悩みに悩んでいて、こんな面白いことをやってる先生がいるならと思って、この研究室を選びました。

池谷　『進化しすぎた脳』との出会いが、T君の人生にとってよかったか悪かったかは、……はて、どうだろうね（笑）。これから判明するわけだね。では、Y君が脳をやりたいと思ったきっかけは。

学生Y　学生時代、水泳を熱心にやっていて、水泳で飯を食っていこうと思っていたんです。でも水泳のプロなんて存在しないし、当時はテレビ放映なんかもほとんどなくて、まるで夢物語だった。仕方ないから、勉強で食っていこうと決意したわけです。ロボットを作りたいとか、イルカと話したいとか、いろいろあったんですけど（笑）。最終的に選んだのが薬。薬には、化学物質をおもちゃのブロックみたいに組み立てていくというイメージがあったんです。そんな単純なブロック細工が、内なる小宇宙といわれる人体に作用してしまうのは、すさまじいなと思ったんですね。それで薬学部に進学しました。脳を選んだのは、アイデンティティの源といったら言い過ぎかもしれないけど、自分を自分たらしめている臓器である脳に関心があったからです。

池谷　M君は、学部生時代は物理学を学んでいたよね。なんでまた脳科学をやろうと思ったわけ。

学生M　最初は、大学院でも物理をやろうと思っていたんですが、途中からライフサイエンスも熱いんじゃないかとか思って方針転換したんです。脳なら、物理で学んだことも生かせると思って、いろいろと脳に関する本を読みあさってみた。その中に、池谷さんと糸井重里さんが対談した『海馬』もあった。

池谷　確かに、M君の研究に対する姿勢を見ていると、他の人と微妙に違うよね。複雑な計算システムを使って脳をシミュレーションしたくなっちゃうタイプでしょ。僕も物理が好きだったから、M君の感覚はすごくよくわかる。

5-2 手作り感覚こそが科学の醍醐味

池谷 いま、各人の理由を聞いてみて、はじめから強い意志をもって研究世界に飛び込んできた人もいるし、そうじゃない人もいる。でも、何かの縁で、今、同じ研究室でこうして一緒に脳を研究している。そこで実際、研究の現場に入ってみて、初めてわかったことってある？ きっと、自分が当初思い描いていたものと違うと思うんだよね。

学生K 最初に思ったのは、研究は結構地味だなあと。地味というよりは、むしろマニュアルといったほうがいいかな。高校生のときに抱いていた科学者のイメージは、もっとオートメーション化されたイメージで、パソコンでぱらぱらっとキーボードを打って、ポンと実行させれば、ぱっと結果が出てくるようなスマートでモダンな雰囲気（笑）。でも実際は全然違った。

池谷 なるほど。案外と研究はドロ臭いというか、人の手間が掛かっていたというわけだね。

学生K もちろん、研究室では、最先端の実験装置を使っているけど、こうした装置と装置の間をつなぐのは基本的には手作業。ときには、いろいろと頭を使って自分でオリジナルの実験装置を作ったりする。自分で作り上げていく感覚がすごくあると思う。

池谷 たしかに科学には手作り感が強いよね。市販されている実験装置がそのまま使えるなんてことは全然なくて、仮にすでにある装置を使い回すときでも、それらを組み合わせて新しい実験装置を作ったりしなければならない。そうしないと新しい発見も起こりえないわけで、そして、それもまた実験系科学の楽しいところだよね。

学生K　あと、やっていておもしろいなと思うのは、雑誌や新聞、テレビなどでも報じられていない新しい情報を仕入れることができること。「脳科学の最先端に自分が立っている」という実感がある。

池谷　世界中の誰よりも早くキャッチできる情報は、まさに自分自身が出した実験データでしょう。自分の仮説を裏付ける美しいデータや、新しい現象の片鱗が目の前に出現したときって最高の気分だよね。まだ、誰も知らない真実を自分だけが知っている興奮。妙な優越感というか、もちろんそれは一種の自己満足にすぎないんだけど、そういう冒険的な快感はあるよね。

普段の研究生活は、どちらかといえば地味で単調な作業の繰り返し。こうした生活に耐えられるのも、発見のときの喜びがすごく大きいからだ。でも、そんな発見はもちろん滅多に起こらない。1年に一度でも起こればたいしたもんだよね。数年にかかることも珍しくない。でも、その興奮がときどきあるから、残りの日々を頑張ることができる。

5-3 脳は常に活動している

学生M 僕が研究を始めて思ったのは、脳は思った以上に複雑で、まだ何もわかってないということ。研究室に入る前は、神経細胞への入力と発火活動だけを調べれば、脳の機能は解明できると思っていたけど、実際はそんなものじゃなかった。たとえば、厳密にいえば「記憶」の実体だって、測定すらできないじゃないですか。だから、まだ全然わかっていないんだなあと思って。

池谷 M君のように物理が好きな人は、まず入出力相関モデルで事象を分析しようとするよね。たとえば脳に対して、こういう刺激を与えたらこんな反応が返ってくるというデータを積み重ねて、入力と出力の関係を細かく見ていく。何もこれは、物理好きに限った話ではなくて、科学の基本的な考え方は、ブラックボックスを想定して、その「入出力相関」を解明するという戦略をベースにしているといっていい。でも、脳については、そのアプローチでは通用しないんじゃないかというのが、いま僕の考えていること。

M君にはいい問題提起をしてもらったね。コンピュータは入出力相関モデルで説明できるけど、人間の脳は説明できないわけだ。では、なにが違うんだろう。この本の中では中高生たちにも尋ねてみたけど、同じ質問をみんなにもぶつけてみたい。コンピュータと脳の本質的な違いってなんだろうか。

学生M　コンピュータは、要は足し算とか掛け算などの計算を順番に実行するだけじゃないですか。だから、直列的な処理しかできない。ところが、脳は、膨大な数の並列処理を同時にしている。

池谷　確かに、一般的な市販のコンピュータは、シリアル処理といわれる直列的な処理しかできない。でも最近は並列処理できるコンピュータも開発されているね。並列処理できるコンピュータをつなげば、ヒトの脳と同じような人工知能は生まれるだろうか。これについては研究者の間でも意見が分かれている。

第四章「脳の100ステップ問題」で説明したことだけど、ヒトの脳では、たかだか100個程度のシナプスを通っただけで言語の理解などの高度な知能活動が行われる。市販のコンピュータが1秒間に10億回以上も計算していることを考えると、脳ってすごく効率がいいよね。こういう視点で見ると、脳とコンピュータの情報処理のしくみは根本的に違うような気がしてこないかな。

学生Y　やはり脳には「身体」が与えられているということがポイントではないでしょうか。

学生S　体の有無以前に、脳はコンピュータと違って、そのままの状態であり続けることってないですよね。定常性がない。

学生U　外部からの刺激を受けて絶えず変化している。しかも、その変化が自発的に起こる。さらにこうした自発的変化を受容して、また変化していく。

5-4 脳で見えているものは、目で見ているものではない

池谷　そうそう。そういう自発的な活動のこと、そして脳の機能構造が自発的に変化していくこと、そうした特徴を我々の研究室では「脳の非エルゴード性」と呼んでいるんだよね。コンピュータと脳の典型的な違いを考えるうえで、自発活動があるかないかというのがすごく重要だと思っている。脳は、外から刺激を受けなくても常に活動している。

みんなにぜひ紹介したい論文があるんだ。2004年の『ネイチャー』に出た研究論文。(1) この実験では、大脳皮質の視覚野（第一次視覚野）の神経活動を、フェレットという動物から記録している。ごく普通の自然な風景の映画を見ているときの脳の活動。それからランダムドットといって、テレビ放送の終了後に流れる「深夜の砂嵐」のような無意味な映像を見ているときの脳の活動。さらに真っ暗な部屋に閉じこもって光の刺激が目に届いていないときの神経活動。この3種類の脳の状態を比べているわけ。で、脳の活動状態がどのくらい違うかと調べてみたら、あんまり違いがなかった。厳密にいうと、暗闇の時と光刺激がある時を比較すると、暗闇の時のほうが全体として10%ぐらい活動が低下するらしいけど、とはいっても、せいぜい10%にすぎない。つまり、外からの情報があろうがなかろうが、ニューロンは常にほぼフル活動している。

学生M　ムービーを見ていないときでも？

池谷　そう、ランダムドットでも暗闇でも普段と同じくらい活発に動いている。エンジンをいつもフルスロットルにして、でも、クラッチはつないでいない状態だよね。これって非効率だよね。車が動かないのに、ずっとガソリンを消費しているようなものだからさ。自発発火のことを「神経ノイズ」と呼ぶ研究者もいるんだけど、でも、こんなに無駄に思えるほどの大量のエネルギーを使って脳が積極的に自発活動をしているんだから、きっとそれなりの意味があるんじゃないかと、僕は想像しているんだ。

学生U　生物は、常に食うか食われるかのサバイバル状態にさらされて進化してきたわけですよね。もし、脳が常に自発活動をしていれば、外敵に襲われたときにもすぐに対応できる。襲われてから、脳のスイッチを入れているようでは、敵に食われてしまう。

池谷　エンジンが温まるまで待っていたのでは遅すぎる。だったら常時温めておけばいいと。それはいい視点だよね。ただ、この説に従うと、ほぼありとあらゆる生物が睡眠をとるのが不思議なんだよ。だって、ハエのような昆虫でさえ寝るわけでしょ。外敵から身を守りたいなら、寝ちゃまずいよね。

学生U　起きていると、脳の自発活動によっていろんな情報が入ってくる。その入力された情報で脳が飽和しきってしまう時があると思うんです。それで、睡眠をとることで、外部からの情報を断ち切って、脳の活動レベルを下げるんじゃないかな。

池谷　でもね、大脳皮質に限って見ると、たとえば深い睡眠（ノンレム睡眠）のときにこそ、最も活発にニューロンを使っているんだ。ノンレム睡眠のときのいわゆる「遅い揺らぎ」が生じているときって、ほぼ全部のニューロンが一斉に活動しているんだよ。逆に起きているときは、6%～37%のニューロンしか活動していない(2、3)。

学生U　入力された情報を積極的に消す作業が必要なのかな。蓄積されるままだと、どんどん非効率になっていく。そこで、入ってきた情報を整理してつなぎ合わせて、新しい事態に備える上で、現時点で最適な状況を作っている。そうした作業が睡眠時に行われているのかもしれない。

学生M　でも、睡眠中に全部のニューロンが一斉に発火活動しているのなら、なんで眠る必要があるんだろう。一斉に同期して活動しているということは、情報理論の観点から言えば、実質的には情報量ゼロということになるので、ニューロンが活動していないことと質的には同じになっちゃう。

池谷　そうなんだよね。だったら睡眠なんてやめちゃえばいいのにとなるわけだ(笑)。でも、なぜか僕らは眠るんだよね。そこが睡眠の不思議な点でもあるわけだ。

5－5　脳は省エネか？

ところで、さっき、エネルギー的に非効率という話をしたけど、脳がどのくらいのエネルギーを使っているか知ってる？　計算してみようか。

脳は、重さでいえば、体重のわずか２％程度しか占めていない。でも、全身で消費するエネルギーのなんと20％も使っている。(4) それだけ脳はエネルギーを浪費している。

仮に成人男性が一日に２０００キロカロリーを摂取しているとすると、うち４００キロカロリーを脳が使っている。言うまでもなく、この４００キロカロリーのほとんどは自発発火、すなわち脳のノイズ活動に使われている。もっと詳しく調べてみると、グルタミン酸をシナプス小胞にロードする過程に、脳のエネルギーの80％が消費されているらしい。(5) つまり、鉄砲の弾を打つ作業（神経伝達物質の放出）じゃなくて、準備段階の弾を込める作業（神経伝達物質の用意）にエネルギーを消費している。

ところで、４００キロカロリーってどのくらいの熱量なんだろう、計算してみよう。毎時１キロカロリーが１・１６３ワットだよね。換算すると４００キロカロリーはほぼ20ワットだ。20ワットというと、どうだろうな、20ワットっていうと常夜灯ってわかる？　夜、寝室に点ける黄色い小さな豆電球があるよね。あれが５ワットでしょ。だから常夜灯が４つ。ちょっと想像してみて、自分の脳の活動が、あの黄色いランプ４つと同じ消費電力量なんだ。

ちなみに、常夜灯４つをずっと点けっぱなしにしておくと、電気代が月額３００円かかる（笑）。体のエネルギーはもちろん食事から摂るんだけど、君ら１ヵ月分の食費よりずっと安いね。いや、１回分の食事代よりも安い。なんだか切ないなあ（笑）。

こうして考えると、ヒトの身体は熱効率がいいよね。たったの３００円の電気代で、僕らはこんなに豊かな脳生活を行うことができる。その一方で、せっかくそうやって節電した、なけなしの脳エネルギーのほとんどは自発活動に費やされているんだよね。

学生M　そのぐらいだったら無駄使いしてもいいかと思いますけどね（笑）。

学生T　ぜひ考えたいのは、自発活動をやめちゃうとどうなるんだろう。自発活動があるからこそ、記憶を時間軸につなぎとめることができるんじゃないでしょうか。いったん自発活動を停止してから、再開したとしても、事後の出来事が本当にその人にとって「事後」になり得るのかなって？

池谷　それは面白い視点だね。たとえば睡眠。眠っている間に脳が自発活動をやめたとしたら、朝起きたときに、寝る前の自分と今の自分が同一人格だとわかるんだろうか。睡眠の途中で1回でも完全なリセットが起こってしまったらどうなるんだろう。

学生Y　なんだか、自分だと認識できないような気がします。

池谷　そんな気もするね。では、脳の構造が一緒だったらどうか。シナプスの結合度やネットワークなどのミクロ構造が同じだったら、もう1回起動したら、自己を以前の自己と同一として認識できるだろうか？

学生M　脳は自発活動をしているからこそ、入力があって反応が起こる。自発活動をしていない状態から定常な活動が再開できるとは思えないんだけど。

5−6 ジャンケンでチョキを出したのはなぜか？

池谷　それはいい線を突いているね。その内容に関係してだけど、そうだなあ、突然だけど、ちょっとジャンケンしようか。いくよ、せえの、ジャンケン、ポイ。あ、もう決まっちゃったね。チョキとパーしかいない（笑）。じゃあ勝った人で、はい、U君、いまチョキをだしたよね。何でチョキ出した？

学生U　それは偶然ですね。根拠はないです。

池谷　根拠がない？　そう？　他の人は何でチョキを出した？

学生Y　俺も根拠ないですね。なんとなく指がチョキに。

学生M　人には内緒なんですけど。俺はジャンケンで最初はチョキをだすんです（笑）。

学生Y　おお、俺はジャンケンでは最初にグー出すって決めていたのに、いま、チョキ出したよ（笑）。

池谷　ジャンケンでは、最初にパーを出したほうが勝つ確率が高いよね。いまは、たまたま負けちゃったけど。考える時間を与えないように、突然、ジャンケンをすると、多くの人はグーかパーを出すんだ。とっさにチョキを作るのは難しいからね。

学生K　自分たち研究者はいわば変人ですから、みんなチョキにしたんですかね（笑）。

池谷　さて、なんでジャンケンをしたかというと、意志決定の問題をみんなに考えてもらおうと思ったわけ。これって突き詰めていくとすごい不思議なこと。Y君は、最近、彼女ができたよね。それで、彼女のどこがいいわけ、とかってずっと突き詰めていったことある？

学生Y　そうですね。突き詰めていくと……うーん。

学生M　身体が欲している（笑）。

池谷　あはは。真剣に掘り下げていくとわかると思うけど、結局、ヒトの選択なんてあんまり明確な根拠がないんだよね。

　ヒルを使って意志決定のメカニズムを調べた実験[6]を紹介しよう。ヒルって、血を吸うあのナメクジみたいなヒルのことね。2005年の『サイエンス』誌に載った論文だ。この論文の著者によれば、シャーレの底にいるヒルの体を棒でポンとつつくと、つつき方がまったく同じにもかかわらず、逃げ方が2通りあるというんだ。ひとつは泳いで逃げる。もうひとつはシャーレの底を這《は》って逃げる。公園のハトを脅かすと、歩いて逃げるものもいれば、飛び去るのもいるよね。それと同じように、ヒルも泳いで逃げるか、這って逃げるかを自分で決めている。逃避方法の選択、つまり、意志決定が行われている。

　では、ヒルはどう意志決定をしているんだろうか。著者たちは意志決定に関係しているニューロン活動をくまなく探したわけ。ヒルのニューロン数は、ヒトに比べれば、はるかに少ないから、こんな力業ができるんだね。研究者たちは、神経節8番にあるニューロン群の活動を、光学イメージング法を使って一斉に可視化した。そして、最終的に２０８番という番号がつけられたニューロンが、這って逃げるか、泳いで逃げるかを決めていたことを突き止めた。で、ここで質問だ。この２０８番のニューロンはどうやって意志決定をしていたと思う？

学生K　膜電位で変える？

池谷　そう、膜電位。つまり、細胞膜のイオンの溜まり具合。いま、脳の自発活動の話をしているわけだけど、自発活動を一般的な言葉でひらたく言っちゃうと「ゆらぎ」だよね。細胞膜のイオンの量はいつもゆらいでいて、たくさん溜まっているときと、そうでもないときを自然に繰り返している。ヒルの場合、たまたまニューロン２０８番の細胞膜にイオンがたくさんたまって、強い電荷を帯びているときに刺激がくると、泳いで逃げようとするし、電気があまりたまってない状態で刺激が来たら、這って逃げるということだったんだ。僕はこの論文を読んだときに、結構衝撃を受けたんだよね。

なぜチョキを出したのか質問したら、「特に理由はない」ってU君やY君は言ったよね。意志決定というと、なんだか「自分」という強い意志をもった存在が別にいて、その自己的な何かが自分の行動を決定しているような気分になるけど、結局、意志なんて直感みたいなものでしょ。んで、直感って何なんだと突き詰めていくと、ゆらぎに行き着く。たまたま、ジャンケンをしなければならない時の、その瞬間の脳のゆらぎで、なにを出すかが決まってしまう。ある時ならチョキだし、別のある時ならばグーかもしれない。根拠なんてない。

ネコに視覚刺激を与えて、視覚野のニューロンの発火する様子を測定したところ、発火するかどうかは、膜電位が浅いか深いかによって毎回違うという。(7) つまり脳の内部の「ゆらぎ」によって、神経の反応が相当に違ってくることは、ミクロなレベルでも証明されている。

5-7 質問に答える2秒前から、正解か不正解かがわかる

学生U 膜電位のゆらぎで意志決定が行われることはわかりましたが、その膜電位を決めているのは何ですか。

学生M そう。ゆらぎが他の細胞の活動によるものなのか、それとも細胞内で発生しているものなんでしょうか？

池谷 結局そういうことになるよね。シナプスの活動で膜電位はゆらぐだろうし、そうでなくても、ただ単に細胞それ自身がもっている物理状態の「ゆらぎ」もあるだろうね。仮に、膜電位が浅くなったり、深くなったりする「ゆらぎ」が、どこからかシナプス入力を受けたからだというのが理由だったとしても、次なる疑問は、そのシナプス活動を送っている送信ニューロン、つまり上流の「ゆらぎ」は何かってことも気になるよね。じゃあ、その上流がわかったとすると、今度は、さらにその上流はどこかという話になってくる。こうして上流、上流というようにたどっていくと、脳は何が何だかわからなくなっちゃう。

それから、もうひとつの問題は、ゆらぎがそもそもランダムかどうかということも考えなくてはいけないよね。つまり、私たちの意志決定はランダムか、ということだね。

実は、この「ゆらぎ」の研究にはまだ続報がある。２００６年の『ネイチャー神経科学』に掲載された論文[8]を紹介しよう。この実験では、被験者にいろいろな単語を覚えてもらう、暗記テストを実施した。単語の暗記といっても、高校で暗記するような漢文や古文の難解な単語じゃなくて、机とか椅子とか服など、日常にごくありふれたシンプルな単語だ。まず、被験者に単語が掲載されたシートを一枚一枚見せる。そして、数十分後に、もう1回そのシートを見せてどれだけ覚えているかを確認する。覚えなくてはいけない単語の数が多いため、一度にはとても記憶できない。

だから実験では、被験者に記憶した単語を諳んじてもらうのではなくて、単語が書いてあるシートを見せて、はじめに覚えた単語シートに掲載されていたかどうかを確認する。「机」は先程ありましたか、それともありませんでしたか、ってね。次に、「鉛筆は？」「時計は？」とどんどん尋ねていく。二択なので正解か不正解しかない。

この実験の研究者たちは、正解と不正解を決定する因子を探そうとした。彼らは、被験者が単語を覚えているときの脳波を計測して、驚くべき事実が見つかったんだ。なんと、正解するか不正解するかは、その問題の難易度でなくて、被験者の脳のゆらぎが決めていたんだ。その単語を暗記する直前の「脳のゆらぎ」で決まっている。

測定された被験者の脳波を見るとわかるんだけど、単語を提示するよりも、なんと約2秒も前の時点ですでに、テストで正解になる場合と、不正解になる場合とでは、脳の活動が違う。つまり、問題の内容にかかわらず、2秒前の時点で正解か不正解かが、実験者にはわかる。僕が試験の出題者だとしたら、君らの脳波を見ているだけで、問題を出す前から、この単語が覚えられるか、覚えられないかが分かるってこと。いま出せば君は正解するぞとか、いま出せば外すぞと予言できるわけだよね。

学生K　それはどういう単語を出題するかによらないんですか。

池谷　そうなんだ。単語が何かは関係ない。予測的中率は100%というわけではないらしいんだけど、有意な確率で予測できるらしい。論文によれば、この脳の状態の差は、集中力とかそういう問題じゃなく、もっと純粋な脳のゆらぎに起因するようなんだ。

考えてみると、私たちのど忘れというのも「脳のゆらぎ」で起きるんじゃないかな。だって、ある瞬間に思いだそうとしたら答えられないけど。別の時にはふと思い出したりするじゃない。ど忘れってそういうもんだよね。

学生Y　自分の脳波を自分でモニターできたら、この瞬間に実験をやれば、よいデータが出るとかわかるんですかね（笑）。

池谷　そうしたら、今日は実験やってもしようがない脳の状態だなあって、一日中、研究室にやってこないなんていう学生が現れそうだなあ（笑）。

学生Y　生理学研究所のある先生は、体調が悪いときは、実験は全部やめるらしい。心身ともに完璧な状態でのみ実験のサンプルを作るという話を聞きました。

5-8　ゆらぎを変えることができるか

学生U　こうしたゆらぎを、本人が把握できるんでしょうか?

池谷　自分で脳波を感知できればできるよね。

学生K　それじゃ、脳波の状態を自分で変えることはできるんでしょうか。自由意志があるかどうかにもよるでしょうけど。

池谷　意識的に脳のゆらぎ状態を変えたいときに、いちばんのキーポイントは、自分の脳波の状態を把握できるかどうかだよね。血圧を例に考えてみればわかりやすい。意識的に血圧を下げたいと思ったとき、自分の血圧値を知らなければ、血圧を下げることはできない。血圧を調整しているのは自律神経系だよね。自律という名前がついているように、意識ではコントロールできない独立した神経系だ。本来であれば、「血圧よ、10下がれ」と念じたって血圧は下がりっこない。でも、血圧を測定して現在の血圧を常に目の間に表示させてやると、血圧を下げたり、上げたりすることができるようになる。これをバイオフィードバックという。つまり、自律というのは「フィードバックがない」という意味なんだよね。フィードバック、つまり、血圧値を本人に知らせるというシステムを作れば、血圧でさえも意識でコントロールできる。もはや、自律神経系ではなくなる。

脳波も同じで、「いまアルファ波が出ています」「いまは出ていません」って逐一教えてやると、きちんとアルファ波を出せるようになる。最近では、こうした知見をもとにして、全身麻痺の人が脳波を使って車椅子をコントロールしたり、コンピュータ画面のカーソルを動かして文章を入力できる技術も開発されている。(9) 脳波は訓練すればコントロールできるってわけ。

海馬から出るシータ波が記憶にいいとかってよくいわれるよね。もしそれが本当だったら、海馬に電極をさして、自分の海馬からシータ波を出す訓練をすれば、効率よく勉学に励むことができるかもしれない。もしくは、仮にシータ波をコントロールできなかったとしても、自分の脳からシータ波が出ているか出ていないかの状態が分かれば、効率的な勉強時間を知ることができる。シータ波がたくさん出ている時間帯は勉強して、反対に、シータ波が出てなかったら、心おきなく遊ぶとかね。

5-9 脳が見る風景は、本当に見ている風景なのか？

池谷 話は変わるけれど、脳の内部と外部の関係というのは、結構、奥深い話なんだ。網膜に入ってくる光は、網膜で電気信号に変換されて視神経を伝わり、視床を経て、大脳皮質の第一次視覚野に入ってくる。つまり、光刺激は網膜から、視床を介して、大脳皮質に伝達される。実際、網膜から第一視覚野に届くまでに経るシナプスは2つしかない。たったの2段階だ。この事実だけを考えると、網膜に入ってきた情報だけで、私たちの視覚体験が生まれるように思えるかもしれない。でも実際は、網膜に入ってくる光刺激は、視覚を生み出す情報のごく一部にすぎないんだ。

　これは視覚経路の構造を考えるとよく分かる。第一次視覚野は視覚系から情報を受けるだけでなく、さまざまな脳部位からも入力を受けている。つまり、視覚野のすべてのシナプスが、外の世界の光情報を運んでいるわけではない。では、全体の何%ぐらいかが視床から上がってくる情報だと思う。

学生K　少ないんですか。

池谷　そう。せいぜい15%しかない。逆にいうと、残りの85%の情報は、外の視覚世界とは直接関係はないということになる。さらに重要なのは、中継地点の視床だって、同じ原理が当てはまるんだ。視床も網膜からきた情報だけを受け取っているわけではない。目からの情報を中継する専門の場所は、視床の中でも外側膝状体《がいそくしつじょうたい》という小さな脳部位なんだけど、そこが網膜から受け取る情報は、全シナプスのわずか20%しか占めていない。

　ちょっとまとめてみようか。網膜から上がってくる情報が視床にとって20%だけ、そして、視床から上がってくる情報は大脳皮質にとって15%だけ。だとしたら最終的に、大脳皮質の第一次視覚野が網膜から受け取っている情報は、掛け算をすればよいわけだから、20%×15%で、なんと全体の3%しか、外部の世界の情報が入ってこないことになる。残りの97%は脳の内部情報なんだよね。こうしたことを考えると、感覚系の情報処理に自発活動のゆらぎが強烈な影響を与えてもおかしくないよね。

学生S　でも、実際にわれわれが見るものは、そんなに揺らがないじゃないですか。白いものを見れば、白く見えるし、黒いものを見れば、みな黒く見える。自発活動の影響はさほどないように思えますが……。

池谷　それは一見もっともな考えに思えるよね。でもはたして、そうだろうか。僕は、むしろ自発活動があるからこそ、白は白に見え得ると思うんだよ。デジタルカメラのCCD（電荷結合素子）のように、外部から入ってきた光をデジタル的に網膜に捉えて、何の加工を加えることなく、その情報だけを大脳に送るだけだとしたら、いろいろと厄介なことが起きると思う。たとえば、いま僕の前に小机があるよね。これを30センチメートルほど手前に引いて動かしてみよう。僕らは、これが先ほどと同じ机だということが認識できるけど、網膜に映った情報だけで視覚が生み出されたとしたら、少し位置がずれただけでも、同じ机だとわからなくなってしまう。おそらく、脳の中では、デジカメの映像とはまったく違う処理が行われているような気がしてならないんだ。

その1つは何かというと、トップダウン処理なんだよね。

視覚の例でいえば、ボトムアップというのは目の網膜から伝わってくる「外の世界に関する情報」の処理で、トップダウンというのは脳の中で発生している「内なる情報」の処理。強い証拠があるわけではないんだけど、僕は、トップダウン処理を担当しているのは自発活動だという仮説を立てている。位置や光の当たり方が変わっても机を机と認識できるためには、トップダウン処理が働いて「これは机なんだ」と信じ込ませるような強力な機構がないと、机を机とする安定した認識は生まれない気がする。机の存在を認識するためには、あまりにも外界からの情報は量が少ないし、そもそも外界は変化しやすいからね。

学生U　記憶と、記憶の中にあるカテゴリー化ですね。

池谷　そうそう。机とはかくあるものという情報が記憶の中に保管されていて、網膜からあがってきたわずかな情報を手がかりにして、「机」だと思い込むための機構が作動する。だって、視神経は１００万本しかないわけだ。僕たちの目は、本来ならば、１００万画素のデジタルカメラ程度の解像度しかない。この程度の画素数では、直線だってギザギザの線にしか見えないはずなんだ。でも僕らには机の輪郭がギザギザに見えたりしないよね。これは、脳の中で、不足した情報が充填されて、直線であるかのように思い込ませられているだけだと思う。こんなことは、コンピュータのようなボトムアップ処理だけでは決してできない。

おそらく、脳の大部分の情報は、トップダウン方式によって埋め込まれたものだろうね。視覚の話に限れば、３％しかボトムアップがないから、残り、97％が埋め込み処理だ。こうしたことを考えていくと、自発活動は、単なる無秩序な脳のノイズじゃない。ジャンケンだってそうだし、単語の記憶もそうだけど、まちがってもランダムなゆらぎではないと思う。実際に、それを証明したのが、私が留学中に書いた論文[10]なんだよね。

5-10 不確実性を生み出す脳のしくみ

学生U とすると、ゆらぎは何のために存在するでしょうか?

池谷 いくつか理由はあると思う。たとえば、これも僕の仮説なんだけど、ゆらぎがもたらす不確実性が生物には必要だと思うわけ。たとえば、2つの選択肢A、Bがあったときに、普通に考えると選択肢Aのほうがよいと思えても、たまにはBを選ばなきゃいけない状況というのはいっぱいあるよね。

環境は絶えず変わるから、当初はAという選択がベストだったとしても、将来は損する可能性がある。ということは、たまにはBを選んで、Aと比較しないといけない。だから、一度Aを選んだら「俺は一生ずっとAだ」と決め付けるんじゃなくて、ときどきゆらいでBを選択することも必要だ。このように選択行動にファジー性を含有させることに、脳の自発活動が関係しているのかもしれない。

実は、こういう問題意識を持っている研究者は僕だけじゃないらしい。2006年の『ネイチャー』に掲載されたユニークな論文(11)があるんだ。実験者は、当たり確率が違うスロットマシンを4台用意して、それを人間がどう選ぶかを調べた。スロットマシンの当たり確率は一定ではなく、ゆっくりと変わっていく。しかもバラバラのタイミングで。つまり、被験者は最初に選んだベストのスロットマシンを選び続けるといずれは損するから、ときどきスロットマシンを変えなくてはいけない。こうした実験をやらせて、ｆＭＲＩ（機能的核磁気共鳴画像法）で脳の活動を測定していく。すると、当たっているスロットマシンを選び続けているときに活動する特定の部位と、ふと違うスロットマシンを選びたくなるときに働く部位が異なることがわかってきた。もしかすると、脳にはこうした不確実性を内発的に生み出すしくみがあるようなんだ。

学生Ｕ　話は変わりますが、３００年くらい前に数学者ライプニッツが、意識に上る前の段階では、ふだんはレベルが低くて外には現れない微小な表象が頭の中に蓄えられ、それがふとしたきっかけで突出してくると言っていますね。取り出しやすいように意識下で微小な形で表出を繰り返しているのではないでしょうか。

学生Ｔ　何かが起こってから、特定のカテゴリーにある情報が取り出されるのでは遅すぎるのかもしれないね。むしろ、自発活動で、そういう情報に常時アクセスしているから、さまざまな状況にとっさに対応できる。

池谷　そうそう。ついでに、プラスしたいんだけど、脳の自発活動には、予期というか、推測のようなものがなくてはいけないと思う。みんなは、僕が次に何をしゃべるだろうと予想を立てながら聞いているから、すんなりその場で、僕の話を理解できるわけだよね。

だから、たとえばコンピュータに知能をもたせようと思ったら、経験を習得させることが重要になってくる。経験に基づいてその瞬間その瞬間に予測を行って、その予測が外れたら、その外れたという経験を通じて、将来より精緻な予測を行っていく。知能というものは、そういう試行錯誤を積み重ねて予想の精度を高めていく能力が根底になくてはいけない。統計学でよく使われるベイズ推定も、こうした観点から、有効に利用されてきたわけだよね。ベイズ統計学のスタイルを眺めてみると、いかにその世界に関する「予備知識（事前分布のこと）」が重要かがわかる。予備知識があるから予測できるわけだね。

話が飛んでしまうけど、ふだん実験をやっていると、S／N比、つまり、シグナルとノイズの比率が重要になってくるよね。S／N比は、ノイズに比べてシグナル（信号）がどのぐらい強いかを示す指標で、シグナルの信頼性を判断する材料になる。たとえば森の中の自然音（ノイズ）の中で、ウグイスの声（シグナル）を聞き分けるという装置を作ることを考えてみよう。ウグイスの声がどのくらい大きく聞こえていれば、つまり、S／N比がいくつ以上あれば、声を検出できるだろうか。

学生K　10ぐらいかな。シグナルが、ノイズの10倍ぐらい大きければ十分では？

池谷　そうだね。もちろん実験系や実験装置によって必要とされるS／N比は異なるだろうけど、いずれにしても、シグナルのほうがノイズよりも大きいこと、つまりS／N比が1以上であることは必須だよね。

でもね、ヒトの脳は、S／N比が1以下の状況でも大丈夫なことがある。つまり、ノイズのほうが大きくても、信号を検知できる。たとえば、地下鉄に乗りながら会話している場面を考えてごらん。地下鉄の騒音（ノイズ）って人間の声よりはるかに大きいよね。でも、ちゃんと会話できるでしょ。そんな芸当ができる脳のすごさって考えたことない？　驚くべき能力だよ。これもやっぱりトップダウン処理なんだよね。相手がきっとこんなことしゃべっているんだろうと予測して、情報をどんどん埋め込むわけ。だから、声が十分に聞こえなくても、周りの状況とか、前後の文脈とか、聞こえた音の断片とか、口の形とかで、会話が成立するんだ。

そんな感じで、脳の中にある程度の予備知識的な情報がないと知能は生まれない。経験がないと予測なんてできやしない。記憶や予測は知性の必要条件だね。

学生U　おそらく、地球上にいる動物も進化の過程で、自発的な脳活動を絶えず行うことで、さまざまな事態を予期して、迅速に対応できる学習能力を獲得したのでしょう。あるいは、こうした能力を獲得した動物だけが結果的に生き残ることができた……。

池谷　まさに、そうだね。そして、これと同時に、ヒトの特殊性についても考えなくていけない。ヒトとネズミの脳は、構成的にいうと、あんまり大差はない。ネズミにも海馬はあるし、扁桃体も、それから大脳皮質もしっかりある。けれども、ネズミとヒトが決定的に違うのは、ヒトの脳では、大脳皮質が極端に大きい。たぶんマウスの脳レベルだと、大脳皮質の下の部分にある、いわゆる本能を司る「皮質下」の部分がかなり強力に働いていて、皮質下が大脳皮質をコントロールしているんだと思う。これに対して、ヒトの場合は大脳皮質のニューロン数が圧倒的に多いから、皮質下のニューロンだけでは大脳皮質をコントロールしきれない。

おそらく哺乳類が進化してく過程で、大脳皮質が拡張していって、ある臨界点を超えたとき、大脳皮質が皮質下の制御から解放され、自由になり、逆に、皮質下をコントロールし返すくらいのところまで発達した。その瞬間に大きな大脳生理学的な相転移が起こったんだろうね。大脳皮質の活動、つまり高度な知的活動によって、本能的な行動欲求を制御できるようなった。そして内省や理性や社会性といった、人間らしい性質が生まれる。まさに大革命だ。

5―11 意識とはなにか？

池谷 意識の話って、僕としては、本当は避けたい話題なんだ。出口が見えないからね。でも、やっぱり興味があるわけさ。皆もそうでしょう？ じゃあ、意識って何なんだろう。どうやって生まれるんでしょう。

いまこうやって皆で話をしながら、話題の内容を考えたり、理解しようとしている自分がいるよね。だから、僕は自分の中に意識があることは、僕自身ではわかっている。じゃあ、君たちが、僕に意識があるかどうかというのは、どうやってわかるの？

学生K　難問ですね。とりあえず脳の中を見ないとわからないかな。でも、脳の何を見れば意識とわかるんだろう。それには、意識をどういうふうに定義するかを決めなくては……。

池谷　うん。そうそう。意識の定義をしたいと思っているんだ。

学生Y　わからないよね。

学生M　本人にしか意識はわからないと思います。

池谷　そうだよね。そもそも科学というのは「客観性」と「再現性」を重視する学問だ。となると、科学の俎上に、主観的な存在である「意識」を載せちゃいけないということになる。

科学は万能で、あらゆる宇宙の現象を解明できるように錯覚している人もいるけど、実際には、科学研究の対象にできる現象は限られている。リンゴを放したら地面に向かって加速して落ちるような、誰にでも再現できるような現象なら研究対象になるけど、再現性や客観性に欠ける「心」とか「意識」といった問題を、はたして科学が扱えるんだろうか。

学生U　僕が思うのは、客観性や再現性を持っていると信じられている科学の定義自体が、破綻しているんじゃないかなと考えていて。

池谷　おお、そこまでいくか。

学生U　科学者のいうような客観なんてものは存在しないんじゃないでしょうか？　時代のパラダイムやそれと共に形成される主観や客観にどうしても依存してしまう。

学生K　客観だと思っているのも、自分の脳みそだから困ってしまいますね。

池谷　そうなんだよ。そこがむずかしい。僕も高校生の頃とか大学へ入学したばかりの若かりし頃は、科学が大好きで、どちらかといえば科学至上主義みたいなところがあった。「科学的に説明ができないものは信じない」くらいの過激さだったのね。

でも、最近は少し変わってきた。それにはいくつか理由があって、第1は「再現性」を重視する以上、科学が対象にできる現象はそんなに広くないという事実。第2は、もっと本質的な問題。僕がいま「科学的じゃないと信じない」と言ったよね。となると、「信じる信じないって何ぞや」という話になるわけ。「科学的なら信じる」という、その「信じる心」って一体なんですか、と。

学生U　やっぱりアレですよ……信仰（笑）。

池谷　そう、もはや宗教だね、信じる信じないという話なんだからさ。思い切った言い方をすると、科学ってかなり宗教的なものなんじゃないかな。「科学的」というのは、自分が「科学的」だと信じて、よって立つ基盤の中での「科学的」なんだよね。そう考えると、科学ってかなり相対的で、危うい基盤の上に成立しているんだよ。

で、話を戻したいんだけど、えっと、何の話をしてたんだっけ（笑）。そうだ、意識の話をしてたんだ。意識を科学のメスで切ることができるかという話をしていたんだよね。だからさ、「できない」と割り切っちゃったほうが、思考停止できるから楽ちんだし、そして、たぶん正しいんだ。でも、なんとか意識を解剖したいという欲求もあるわけさ。

そこで、意識を科学の対象にしたいと考えたときに、より客観的に測定できる指標とか定義が必要になる。この本でも出てきたけど、僕が意識の条件のひとつだと考えているのが「表現が選択できる」こと。たとえば、膝をポンと叩いて足がピンと跳ね上がる膝蓋腱《しつがいけん》反射なんて、自分で反応を選択できないよね。表現が選択できなければ意識じゃないと言い切っちゃうのは、問題があるかもしれないけど、科学的な拠り所を持つためには、僕は、意識は表現が選択できなきゃダメだと思っている。でないと、外部の観察者には知り得ないからね。

5-12　植物状態の患者に意識があるか

池谷　ところで、先週の『サイエンス』のこの記事を読んだ人いる？　この論文[12]では、植物状態にある患者の意識を検出しようとしている。交通事故が原因で植物状態になってしまった23歳の女性に、言葉を聞かせたときに生じる脳の変化をｆＭＲＩで測定したんだ。まず、意味をなす文章と、無意味な音の羅列文を聞かせて、そのときの脳の反応を調べてみた。すると、植物状態にあるにもかかわらず、意味のある文章を聞いたときにだけ、健常な人が反応するのと同じ脳部位が反応したんだ。で、この事実をもって「彼女には意識がある」と言ってよいだろうか。

学生M　ただのニューロンの活動ですよね。

池谷　そう。意味のある文章を聞いたときには、それに対応する脳部位のニューロンが活動して、意味のない文章では活動しなかった。

さて、これはどうなの？　少なくとも彼女は有意味と無意味を区別しているよね。これは意識？

学生U　この実験だけでは判断できないような気がします。

池谷　この論文の実験者も「これの実験結果だけでは意識があるかどうかはわからない」といっている。つまり、僕がいうところの「表現の選択」ができていないからだね。ある文章を聞いたら脳がこう反応する、別のある文章を聞いたら反応しない。彼女の脳の活動はただそれだけのことで、無意識の反射の可能性だってあるわけだ。表現が選択できるってことは、たとえば、同じものを聞いても、今回は反応するのをやめておこうとか、別の反応を返してみようとか、そういう内発的な選択ができるってことだよね。この実験だけでは、その点が不明確だ。

そこで著者たちは別の実験を行った。とりあえず、この患者は言葉が聞こえていることは明らかだよね。脳が言葉に反応しているわけだからね。だから彼らは、この植物状態にある女性に「テニスをしているところを想像してください」という依頼と、「自宅の部屋を歩き回っているところを想像してください」という依頼をしてみた。

すると、最初の依頼では、健常な人がテニスをしているときに働く運動野が働き、2番目の依頼をしたときは、部屋の空間認識に重要な役割を果たしている脳部位が活動した。彼女は実験者たちの聞いたことを理解して、研究者に協力して、そして実際に場面を想像して、脳の活動を変えたわけだよね。これってどうなんだろう？　これで意識があると言えるの？

学生U　意識とは言えないと思いますね。ただ単に入力としての言葉がきて、出力がそうだっただけで。そこに意識が働いていたかどうかまでは断定できない。

池谷　この論文の執筆者たちは、この発見をもってして「意識だ」って言っているんだよね。

学生U　自分が意図してそういうふうになったのではなくて、強制的にその活動が起こったかもしれないじゃないですか。選択性がない。条件反射と何ら変わらないですよね。入力が加わって反応が起こったとしても、反応を自分でコントロールできないんだから。

池谷　さっきも話したとおり僕の定義では、意識があることを科学的に証明するためには、彼女は表現が選択できないといけない。残念ながら、この実験はそれについては触れられていない。だって、表現を選ぶことができるのなら、テニスのことを想像してくださいと言っているのに、自分の意志でわざと部屋の中を歩き回っているところを想像してもいいわけだよね。その自由度が証明できなければ意識とは言い切れないいんじゃないのかな。

だから、少なくとも「意識があるらしい」と証明するには、脳波でカーソルを動かせるようなコンピュータを使って自由に文章を書いてもらうとか、いくつかの選択肢がある質問をして、それに対して回答してもらうとか、そこまでやって、情報を外に表象する自由な能力があることを証明しないかぎり、厳密な意味で意識があるかどうかは言えないと思っている。

学生S　外に表象すれば意識になるんですか。

池谷　いや、十分条件だといっているんでなくて、表象して、そこに自由度があることは必要なのだと。

学生K　じゃあ、パソコンがサイコロをふっても意識があるんでしょうか？

池谷　極論すれば、そういうことになるかもしれない。ただ、この本でもでてきたけど、脳では「可塑性」が重要な意味を持っている。経験と予測だね。僕にとっては「可塑性」もまた、意識の必須条件なんだ。可塑性とは変化することができて、その変化が保持されるってことだよね。パソコンに自由度や可塑性があり、次に何が起こるのかを予測して、それに沿った合理的な行動を選択できるのであれば、僕の定義の中では、それはパソコンが意識を持っていると言ってもよいとなる。その解釈がいかに一般的に奇異に映っても、科学の俎上にのせる以上、簡素化や還元は避けられないプロセスで、これはもうしょうがないと思っているんだ。これが科学という学問の限界。

このように意識の話は本当にむずかしい。そもそも「意識」の定義すら、科学者のあいだでも一定していないからね。それを承知で、もう少し、この議論を続けてみたいと思うんだ。

5—13　脳科学でどこまでヒトの心がわかるか？

池谷　大脳生理学の究極の目標は、大脳にあるすべてのニューロンの動きを記述することにある。どんな時にどんなニューロンがどんな活動をして、それがどんな脳の状態に対応して、どのようなメカニズムで生じるのかを探り当てる。いま仮に、ニューロンの動きが、すべて完璧に、リアルタイムに記録できたと仮定しよう。まさに未来の完成された脳科学だ。大脳生理学の究極目標がついに達成された。さて、そこが問題だ。そのとき私たち脳科学者は、「意識」の謎を解き明かすことができるのだろうか。

現状を考えると確かに夢物語だ。手前味噌になるけど、我々が開発を進めている多ニューロンカルシウム画像法（ＭＣＩ）という手法を使えば、同時に１０００個近いニューロンが発火する様子をリアルタイムで観察できる。これは世界一のテクニックだ。他の方法だと十数個の同時計測が限界だから、完全に他を圧倒している。（http://hippocampus.jp/dg/に、この手法を用いて撮影した神経活動のムービーが公開されています）。

ただ世界最高といっても、同時に記録できるのは１０００個。そう、たったの１０００個だ。だって、脳には１０００億個のニューロンがあるといわれているからね。１０００億個といったら、銀河系の恒星の数にほぼ匹敵するわけだよ。

１０００億っていう数字、想像がつく？　たとえば新書サイズの本1冊に含まれる文字数はだいたい10万文字だ。これを集めて１０００億文字にするとなると１００万冊分だよね。つまり毎日欠かさずに1冊ずつ読み続けたとしても、なんと２７００年以上かかる計算になる。まいったね、１０００億という数字は。直感的に認識できる限界を超えている数値だ。そんな膨大数のニューロンが、たった1人の脳の中にあるわけだ。脳は小宇宙だね。その宇宙の中の、わずか1000個を観測したところで、宇宙という偉大なるシステムの何がわかるのさ、という話になっちゃうんだけども……。まあよいか。ともかく、そういう問題はあるけれども、僕らは世界トップの技術を開発したことは間違いない。

さて話を戻そう。将来ニューロンの動きすべてを完璧に記録できるようになったとして、意識のメカニズムがわかるだろうか？　意識というとちょっと定義が難しいから、もっと具体例として、つねられた、痛い、この感覚を理解できるかどうか。

学生M　理解できるかっていうのは？

池谷　「痛い」と感じている状態の脳の内部活動を詳細に観察したとするよね。大脳生理学にできることは、それが限界だ。完璧に記述できたとしたら、もう大脳生理学として完成されている。それ以上でも以下でもないわけ。んで、それが仮にできたとして、いま君らの目の前に、全神経活動のデータがあるとしよう。それで「痛い」という神経活動の様子がモニターに表示されている。さて、そのデータをもって、我々人類は「痛い」という感覚について「知った」と言えるのかってこと。

うーん、わかりにくいかな？　質問の仕方を少し変えてみよう。僕にとって痛いという感覚が、君らにとって同じ痛いかどうかわからないよね。不快だっていうことは間違いないだろうけど。じゃあ、僕の脳の中にあるニューロンを、電子装置を通じて君らの脳にある似たニューロンに接続して、同期刺激できたとする。そしたら、「これだよ！　いま君の感じているこの感覚、これが、僕にとっての痛いという意味なんだよ」って伝えれば、理解してもらえるだろうか。

一同　それはわかるんじゃないかなあ。

池谷　なんとなくわかるような気がする。クオリアが脳の活動で生まれるのであれば、理解できるような期待が持てる。でもね、よく考えてみて。それは僕らが同じ人類だからわかるのかもしれない。

学生K　コウモリは超音波を出して、自分の位置や相手との距離を把握するといいますが、ヒトとコウモリのニューロンを相互に接続できたら、ヒトは超音波を把握できるでしょうか。

池谷　それだよ。いい質問だね。ある種のコウモリにとって「見る」という行為は、ヒトでいうところの「音波」を聞くに対応しているわけだけど、僕らがコウモリの「見る」という感覚を理解できるかどうかという話だよね。

学生M　ヒトとコウモリはハードウェアが変わっちゃうから、コウモリの感覚は理解できないいんじゃないかな。

池谷　そう。ヒトとコウモリでは感覚器官や脳のニューロン配置も違うので、それぞれの感覚を対応させることは難しい。そう考えると、実は人間どうしだって一個一個のニューロンが完全に対応しているわけじゃないから、他人の脳のニューロンと接続しても、完全に同じ気持ちを共有することはできないということにもなる。

5－14 対応関係と因果関係

池谷 そこで、素敵な恋人がいるY君に質問しよう。大脳生理学の技術が飛躍的に進歩して、恋人が自分のことを「好きだわ」と言ってくれているときの脳の反応がミクロのレベルでわかったとしよう。んで、Y君はその脳内活動を観察してみる。それを見て、さて、どうだろう？「所詮、君の愛情はケミカルなものにすぎなかったのね」となるかな。

学生Y 俺は素直に喜びますね（笑）。

池谷 あはは。でもね、厳密に言えば、「愛情を感じている」と彼女が口頭で報告しているときの活動が見えているだけだよね。それが真実の愛かどうかをどう判断するの？　嘘をついていたらわからないよね。その一方で、もし本当に愛しているときの脳活動がうまく記録できたとしても、その活動のどこに愛の本質が潜んでいるのかをどうやって知ることができるんだろう。

なんで、こんな妙なたとえ話を持ち出したかというと、科学では、しばしば対応関係と因果関係を混同しがちだということを知ってもらいたかったからだ。

僕が博士号を取得して、この研究室でスタッフになったばかりの頃、つまりプロの研究者として駆け出したばかりの1999年の『ネイチャー』に発表された衝撃的な論文[13]を紹介しよう。この論文の結論をまず言うと、「夜、常夜灯を点けながら乳幼児を寝かせると、その子は近視になりますよ」というものだ。

これは欧米人を対象にした実験だ。2歳になるまで、夜間、寝室のライトを点灯せずに育てた子どもが、将来近視になる割合は10％に満たない。ところが、夜、5ワット常夜灯をつけながら寝かせた子のうち、近視になった子は、なんと34％。明るいルームライトを照らした部屋で寝かされて育った子は55％もが近視になっている。

インパクトのあるデータだ。君らもこの報告を読んだら、将来、子どもは真っ暗な部屋で寝かせて育てようと思うでしょ。僕もこれを読んだときに、そう思ったんだ。

ところが翌年、反論の記事[14]が出た。それによると、「常夜灯の点いた部屋で寝かせたから子どもが近視になったわけではない」っていうんだ。むしろ近視の原因は遺伝ではないかと。どういうことかわかる？　近視の親は、自分の子どもがよく見えるように常夜灯を点ける傾向がある。そういう親の子どもは、遺伝で近視が多かったにすぎないのではないかと。

これは理にかなっているよね。近視の親は、暗い寝室で誤って子どもを踏んだりしないように、ライトを点けておく可能性が高い。同じような趣旨の反論記事が、その後も相次いだ。

僕は一連のレポートを読んで「これはおもしろい」と思った。これこそ科学の本質をついた問題じゃないかと。一見、科学という学問は揺るぎのない確固たる営みに思えるけど、現実にはデータの解釈によって結論が左右される。そう、科学は解釈学だ。

データ上は、常夜灯をつけて寝た子どもに近視が多いことは確かだ。これは間違いない。でも、それは相関関係があるだけであって、因果関係があるというのとは違う。相関と因果の違いは一見微妙なものだけど、これは実に深い溝だ。

科学で証明できることは相関だけだ。研究者たる者、実験科学の本質と限界を忘れてはいけない。因果関係を証明することは基本的に不可能だ。さっきの話だって、じゃあ、近視は遺伝が原因かというと、やはり見かけ上の相関だけかもしれないわけよ。つまり、「親が近視だと子どもも近視」の原因は、遺伝以外のもっと別のところにある可能性もある。

僕らがやっている大脳生理学なんかは典型的で、基本的に相関関係しかわからない。Y君の彼女の愛してるときの脳の状態がわかったとしても、そのデータは愛との「相関」を記述しているだけで、因果関係までは言えない。「これこそが愛の源だ」なんて、科学では永遠に解けない謎だってわけ。だから「愛」は、むしろ哲学の対象になる。

植物状態の女性の例もそうだよね。テニスをすることを想像してくださいとリクエストして、実際に、脳の運動野に反応があったとしても、やっぱり相関でしかない。だから、この事実をもって「彼女には意識がある」と結論づけるには本当は弱いんだ。

5-15 脳科学の限界

学生Y　あと、生きている標本を使うかぎり、データをとっても、周りの環境から絶えずノイズいなくなってしまうと思うんです。しかも、同じ環境に生きている人間なんてこの世に一人もいないから、ある個人で相関関係あるいは因果関係があったからといって、それを一般化できるとは限らない。正確に調べようと思ったら被験者がこれまで体験してきたことをすべて体験させなくてはならないことになる。

池谷　そうなんだよ。ヒトの脳の研究をしようと思ったら、単純にいま表面に現れている相関関係を追うだけではダメで、汎化とか予測とか記憶などの要素を考えなくてはいけない。そして、もちろん考慮しなければいけないのが自発活動。脳の活動の大半は自発活動が占めている。自発活動の大海から埋もれた意味のある情報をちゃんと抽出できるのかって話。いまの脳科学者たちはいろいろ工夫して抽出しようとしている。

でも、脳ってどんどん変わっていくよね。自発活動が起こって、その活動に基づいて、脳回路はそれ自身を書き換えていっちゃって、つまり自己書き換えが起こるので、もう二度と同じ状態をとりえない。僕らの思考だってそうだよね。過去の自分といまの自分は違う。具体的に言えば、シナプスの機能や繋がり具合が変わっているわけだ。ヒトの脳には1000億のニューロンがあって、1個のニューロン当たり平均1万のシナプスがある。つまり、ヒトの脳には、概算で1000億×1万個のシナプスだ。

学生K　1000兆ですか……。

池谷　想像するのも不可能な数だ。んで、重要なポイントは、シナプスの状態は一様ではない。シナプスの結合度は変わりうる。シナプス可塑性ってやつだね。

仮に単純化して、仮にシナプスが「強い」と「弱い」という2つの状態しか持ちえなかったとしても、回路のシナプス状態の組み合わせ数は、2の1000兆乗だよね。宇宙全体の星の数をはるかに超えている。それだけ膨大数の要素が、絶えず時間と共に変化していくんだから、脳が再び同じ状態に戻るということは確率的に言ってもありえなさそうだ。脳は常に変わっていく。これこそが我々が主張する「非エルゴード性」だ。で、何が言いたいかというと、科学というのは「再現性」を重要視するでしょ。もうわかるね。

学生U 再現性がない。

池谷 そう。脳には再現性がないんだよ。二度と同じ状態にはならないんだ。

でも、こういうことを学会とかで話すと、いろいろと猛反発を食らうんだ（笑）。そんなもんは科学じゃないと。だって、科学とは「誰がやっても再現できる」という再現可能なデータを基礎として成り立つ学問なわけで、「脳には再現性はありません」なんてこと言い出したら、これは結構、画期的というか、屈辱的というか、科学界では元来あってはならない主張なんだよね。だから、次善の策として、我々が言えることは、「『脳には再現性がない』という事実には再現性がある」という入れ子論なわけ。とりあえずは、それを主張し、他の研究者に納得してもらわないといけないなと思って、いま、僕は結構がんばっている。

学生K たとえば赤いものを見たときに、赤いと感じる感覚は再現性があるんですよね。

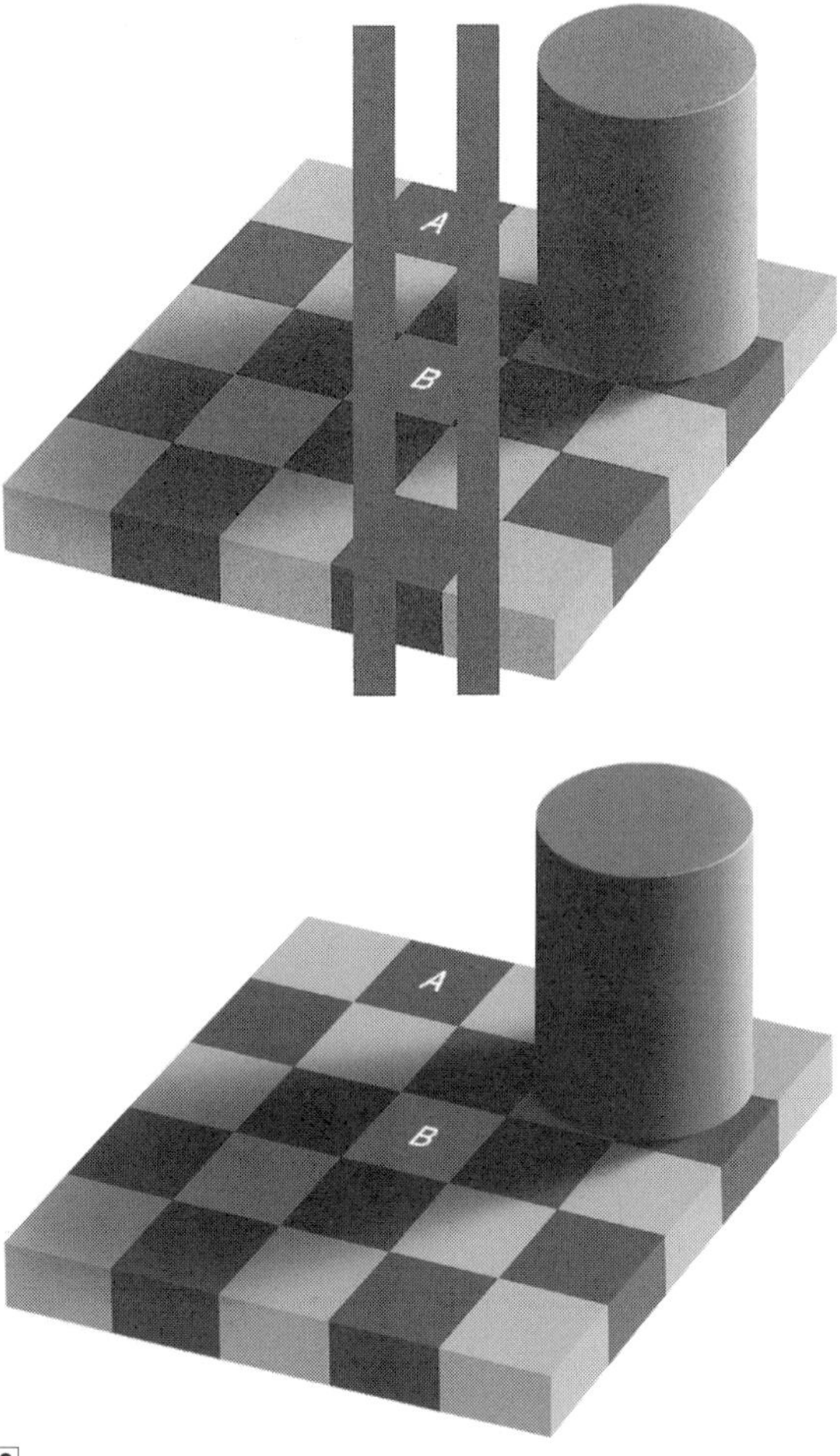

図62
下の絵では、Aのマスと Bのマスは違った色に見えるが、実はまったく同じ灰色である。
『Mind Hacks——実験で知る脳と心のシステム』（オライリー・ジャパン）

池谷　うん、そうだね。ただ、そこがまたむずかしくてさ。僕も赤を見たときに、確かに毎回「赤」を感じるけど。でも、高校生のときに感じていた赤と、いま感じている赤が同じかと言われると、やっぱり自信がない。

もう1つ言っちゃうと、同じような赤に見えているつもりでも、実際、光の波長が全然違うということはよくあるよね（図62）。実際にはまったく波長が違うのに、大脳のトップダウン処理によって情報が埋め込まれて、これは赤だと思い込んでいる。赤の知覚の恒常性がどのくらい現実に即しているかは、実際にはわからない。究極的には「自己の恒常性」というか、僕たちを存続させている自己というのはどのくらい安定なものなんだろう。案外、危ういものじゃないだろうか。でも、自分ではそれに気付くことはできない。

学生M　結構、人間って簡単にだまされますもんね。

5－16　科学は役に立たなければいけないのか？

池谷　さて、そろそろ時間が迫ってきたので最後の質問をしたい。少し堅苦しい質問かもしれないけど、科学の本来あるべき姿ってどんなものだろうか。一般的には、科学は社会に貢献すべきものだと考えられているけど。科学は人類に役に立たなくてはいけないのか。

学生Y　役立つべきだと思います。といっても、「これがわかったら、なんらかの発明が生まれる」といった短絡的なものじゃない。たとえば、僕のいまやっている研究なんかは、成果としてまとまったとしても、すぐに薬が開発できるわけじゃない。それでも意義があると思うのは、自分の研究がきっかけで脳のことが次々にわかってくると思うんですよ。脳の外科手術ひとつとっても、ヒトの脳の機能にはわからないことだらけで、どこまで手術が許されるのかだって、まだ手探りの状態にある。かつてのロボトミーの手術みたいに、実はとんでもない障害を与えているかもしれない。ただ、胃や腸であれば、ある程度機能もわかっているし、どの程度切除してもいいかが、医師も実感として分かっている。

だから、僕らの研究がどんどん進むことによって、脳が特別な臓器ではなく、身近な臓器になれば、いろいろな治療に役立つかもしれない。

池谷　いますぐ直接的に役立つことはなくても、将来、なんらかの形で社会に貢献できればいいということだね。つまり、役立つかもしれないというスタンスだ。

学生K　サイエンスは文化だって言う人もいますよね。画家が「自分が描きたいと思うから描くんだ」みたいな。自己満足かもしれないけど、科学も真理を知りたいからやっているのであって、何かに役立とうとしているわけではない。そんな考え方をしている人もいると思う。

学生M　知りたいからやるとしても、実験データを世間に報告するから科学ではないのかな。

池谷　ニュートリノでノーベル物理学賞を受賞した小柴昌俊先生は、「この発見は何の役に立つんですか?」と聞く報道陣に、「何の役にも立ちません」ときっぱり答えていたね。きょとんとした記者たちの顔を僕はいまでも覚えている。
　ただね、僕たちの研究は単なる趣味ではない。もちろん人類や国家の威信を背負うとかという過剰な覚悟は不要だと思うけど。でも、自分で稼いだ金で機材や資料を購入して研究をするのであったら、単なる自己満足とか芸術作品としての扱いでもいいわけだけど、僕たちは税金を使って研究をやらせていただいている身だ。「税金を使っているから、必ず人の役に立たなきゃいかんのだ」というのは、それはそれで短絡的だけど、現代科学には膨大な研究資金が必要であるという事実は、常に認識しておかなければならない。

学生Y　個人個人がどう考えるかは別として、最終的に結果として出るものが、社会に貢献すべきだと思う。

学生M　知の解明そのものが役に立たないことはないと思う。

学生Y　そうそう、そういうこと。

学生K　ただ、個々の研究者は自分の研究が役に立つかどうかを考えようが考えまいが、将来的に役に立てばよいというだけでは、この議論はあんまり意味がなくなりますね。

池谷　自分の研究が社会に役に立って、そして、人々に喜んでもらえれば、僕らはうれしいよね。それは本当に間違いない。自分が何かに役立ったとき、嬉しくも何ともないという人はいないだろう。でも、近視的な意味で「役に立つ」ということのみを絶対的な評価基準として、即戦力的な科学こそが優れた科学だという考え方をもってしまうと、それは大問題だと思う。これを逆説的に究極的に突き詰めた言い方が、小柴先生の「役に立たなくてもいい」というスタイルなんだよね。一方で、人間の知的満足や知的欲求を満たすということまで含めて考えれば、科学は間違いなく役に立っている。だって、知ることはおもしろいもん。なぜか理由はわからないけど、人間って知ると嬉しいんだ。新事実が発見されれば、知的興奮というか、ワクワクしてくるわけだ。それは基本的に「よいこと」だよね。

学生S　でも、税金を使っている以上、その前提として社会に貢献することを目標にしなければ、世間をだましていることになってしまうのでは。

学生U　僕はあえて「役に立とう」と考えなくてもいいと思いますよ。社会のためだけを目標にすると、研究生活の上ではモチベーションが続かないですし。どんなものでも知らず知らずのうちに社会的になんらかの形で役に立ってしまっている。いつか社会的に役立つことを信じながら、研究していけばいいと思うんです。だから、社会的に役立つ役立たないというのは、そもそも言わなきゃいけないことなんですかね。

学生K　言わなきゃいけないと思うし、そういう最終的なアウトプットの形を考えておくことが大事だと思う。考えるだけだったら金はかからないから。もちろん実行することはもっと大事だと思うけど。

池谷　そう、僕が言いたかったのは、そういうことだ。いい発言だね。この本の結びとしては抜群だ。

付論

行列をつかった記憶のシミュレーション

この課外時間では、数学を使っただけで簡単に「記憶」のモデルができるという話をしよう。

いままでの講義で習った知識を使っただけで簡単な脳のモデルができるんだ。神経細胞がたった3個からなる模型。ほんとの脳ははるかに複雑だけど、ここでは単純化したネットワークを考えてみよう。

まず、モデルの話をする前に、ちょっと基礎練習をしてみよう。いま、この図のように、2つの神経が結合している。

$$①\xrightarrow{a}②$$

こんな感じで神経1は神経2とシナプスをつくっている。丸が神経で、矢印がシナプスの記号。この場合は神経1が送信側で、神経2が受信側だ。つまり信号は神経1から2へ行く。

この図で重要なのは何かというと、2つの神経が結びつく強さだ。この強さを「a」と書こうか。つまり、aという記号はシナプスの強さを表す変数だ。この数値が大きければ大きいほど、シナプスで強く結ばれていることになる。つまり信号が通りやすい。

変数aは状況に応じて変化するんだけど、その変化の仕方には法則がある。それを「ヘブの法則」っていうんだっ

たね。簡単にいえば「神経１と神経２が同時に活動したときに結合が強くなる」という話だ。つまり、aの値がいま「0」だったとしたら、もし２つの神経が同時に活動したら0+1で「1」に増えるわけだ。さらにもう１回、同時に活動したら1+1で「2」になる。

でも、ヘブの法則にはその裏のパターンもあって、神経が同時に活動しなかったら、こんどは逆にaを減らすんだ。一種の罰みたいなものかな。つまり、aはいまの「2」から「1」に減ってしまう。

さて、神経は２つの状態しか取りえないね。つまり活動してるか活動してないかの２つ。これも数値化しちゃおう。たとえば、活動してるときを「1」、活動してないときを「-1」で表してみよう。

──→え？　「-1」……？

ゼロでもいいよ。でも、今回はゼロは活動すべきかどうか迷っているという風に考えて、あえて「-1」としてみよう。

すると、たとえば、両方とも神経が活動したときは「1」を縦に２つ並べて、

$$\begin{pmatrix} 1 \cdots \\ 1 \cdots \end{pmatrix} \begin{matrix} \cdots\cdots \text{神経1} \\ \cdots\cdots \text{神経2} \end{matrix}$$

のようにベクトルで表すことができるよね。わかるかな。つまり、このベクトルが起こったら、aが１だけ増えるってわけだ。

同じようにして考えると、逆に、

$$\begin{pmatrix} 1 \\ -1 \end{pmatrix}, \begin{pmatrix} -1 \\ 1 \end{pmatrix}$$

の２つの場合には、aは減るし、

$$\begin{pmatrix} -1 \\ -1 \end{pmatrix}$$

のときにはaは変化しないわけだね。

さてと。ここまでが準備だ。これから本題に入ろうか。

今日、試してみる脳のモデルは３個の神経からできている。これを図で表すとこうなる。

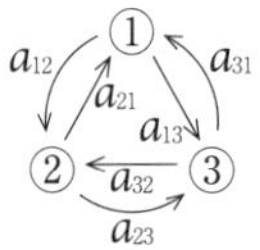

ちょっと複雑に見えるけど、別に難しいことはなくて、ここには神経１、２、３と全部で３つあって、それぞれが相互に手を持っているから、全部で６個のシナプスができるよね。それで、それぞれのシナプスの強さをa_{12}とかa_{23}とかって表しているわけ。a_{12}は神経１から神経２に向かうシナプスの強さという意味ね。

これぐらいだったらまだ数学アレルギーは起こらないよな。というわけで、この図はちょっと見にくいので、簡単にする目的で、こうやって「行列」を使って書こう。

$$\begin{pmatrix} a_{11} & a_{12} & a_{13} \\ a_{21} & a_{22} & a_{23} \\ a_{31} & a_{32} & a_{33} \end{pmatrix}$$

──→あれ？　a_{11}とは……。

さっきの図にはなかったね。だから、a_{11}、a_{22}、a_{33}の対角線の3つはいつでもゼロだと思ってもらえばいい。

さて、初めの脳の状態は全部ゼロだとしようか。つまりこうだ。

$$\begin{pmatrix} 0 & 0 & 0 \\ 0 & 0 & 0 \\ 0 & 0 & 0 \end{pmatrix}$$

初期状態、何も知らない赤ちゃんの脳だと思ってね。

一方、神経の活動はベクトルで表された。たとえば、

$$\begin{pmatrix} 1 \\ 1 \\ -1 \end{pmatrix}$$

と書いたら、神経1と神経2は活動していて、神経3は活動していないってわけだ。そうだなあ、この（1, 1, −1）の活動の組み合わせをパターンAと呼ぼうか。

さて、3つの神経からなるネットワークに、パターンAの活動が起こりました。そしたら、さっきの「ヘブの法則」を使うと、この行列の中の数値が変化するよね。わかるかな。

もう１回説明しようか。たとえば、パターンＡでは神経１と２が同時に活動してるから、a_{12} と a_{21} が強まるよね。一方で、神経２と３は一方しか活動してないから、a_{23} と a_{32} は弱まるよね。そんな感じで、パターンＡが現れると、結果として、行列は、

$$\begin{pmatrix} 0 & 1 & -1 \\ 1 & 0 & -1 \\ -1 & -1 & 0 \end{pmatrix}$$

と変化するんだ。だから、たとえばパターンＡが３回連続で現れたら、

$$\begin{pmatrix} 0 & 3 & -3 \\ 3 & 0 & -3 \\ -3 & -3 & 0 \end{pmatrix}$$

となるよね。行列がパターンＡに曝露されて変化した。つまり可塑性ってやつだ。

さて、つぎなる問題が、じゃあこの行列に何ができるのかってことだ。わかるかな？　そう。この行列はパターンＡを思い出すことができるんだ。

思い出すというのは行列の「かけ算」でする。たとえばパターンＡ（1, 1, -1）を思い出したかったら、

$$\begin{pmatrix} 0 & 3 & -3 \\ 3 & 0 & -3 \\ -3 & -3 & 0 \end{pmatrix} \times \begin{pmatrix} 1 \\ 1 \\ -1 \end{pmatrix}$$

と、やればいい。どう？　数学の授業で習った行列の計算は覚えてるかな？　答えはこうなるね。

$$\begin{pmatrix} 0 & 3 & -3 \\ 3 & 0 & -3 \\ -3 & -3 & 0 \end{pmatrix}\begin{pmatrix} 1 \\ 1 \\ -1 \end{pmatrix} = \begin{pmatrix} 6 \\ 6 \\ -6 \end{pmatrix}$$

できたかな？

ここで「6」とか「－6」とかという数字がでてきたね。でも、神経ってやつは「1」と「-1」しか取りえないから、正の数だったら「1」と同じだと思って、逆に、負の数だったら「-1」と同じだと考えるんだな。そうするとどう？

$$\begin{pmatrix} 6 \\ 6 \\ -6 \end{pmatrix} \approx \begin{pmatrix} 1 \\ 1 \\ -1 \end{pmatrix}$$

ほら、思い出してるでしょ。最初に覚えたパターンA（1, 1, -1）と同じじゃん。わかった？　すごいよね。行列が覚えたことを思い出すことができるんだからさ。

でも、これで驚いちゃいけない。この脳モデルはまだいろいろなことができるんだ。

じゃあ、次に新しいパターンを教えてみようか。たとえば、パターンBとして、

$$\begin{pmatrix} 1 \\ -1 \\ 1 \end{pmatrix}$$

この新しいパターンのベクトルを使ってみよう。すでにパターンＡを３回学習した行列に、このパターンＢを２回連続で教えると、

$$\begin{pmatrix} 0 & 3 & -3 \\ 3 & 0 & -3 \\ -3 & -3 & 0 \end{pmatrix} \text{は、} \begin{pmatrix} 0 & 1 & -1 \\ 1 & 0 & -5 \\ -1 & -5 & 0 \end{pmatrix}$$

となるよね。もう慣れて楽に計算できるようになったかな。

さてここで、この新しい行列が最初のパターンＡ（1, 1, -1）をいまでも覚えているかを確認してみよう。

$$\begin{pmatrix} 0 & 1 & -1 \\ 1 & 0 & -5 \\ -1 & -5 & 0 \end{pmatrix}\begin{pmatrix} 1 \\ 1 \\ -1 \end{pmatrix} = \begin{pmatrix} 2 \\ 6 \\ -6 \end{pmatrix} \approx \begin{pmatrix} 1 \\ 1 \\ -1 \end{pmatrix}$$

——→ああ……。

ほら、（1, 1, -1）だ。まだ、ちゃんとパターンＡを思い出せるね。行列の中身がすっかり変わってしまったのに、まだ記憶しているなんてほんとうに見事だ。

じゃあ、２つ目に覚えたやつ、パターンＢ（1, -1, 1）はどうかな。これ覚えてると思う？

$$\begin{pmatrix} 0 & 1 & -1 \\ 1 & 0 & -5 \\ -1 & -5 & 0 \end{pmatrix}\begin{pmatrix} 1 \\ -1 \\ 1 \end{pmatrix} = \begin{pmatrix} -2 \\ -4 \\ 6 \end{pmatrix} \approx \begin{pmatrix} -1 \\ -1 \\ 1 \end{pmatrix}$$

これどう、覚えてる？

——→ (−1, −1, 1) だから……。

そう、(−1, −1, 1) だから、パターンB (1, −1, 1) とはちがう物が出てきちゃったね。でも最後の2つの部分つまり、神経2と神経3の成分だけに着目してみて。この部分は覚えてるでしょ。これはどういうことかというと、記憶が完璧じゃなかったんだ。何でかというと、パターンBは2回しか教えてないんだな。パターンAは3回やったでしょ。学習の回数が多ければ多いほど、しっかり思い出せるんだね。2回しか覚えてないほうは、混在しているほかの記憶に邪魔されて中途半端にしか思い出せない。なんだか人間にそっくりだ。これがこの脳モデルのひとつ目のポイントね。

でも、もうひとつポイントがあるんだ。それは「推理」という思考過程だ。

たとえば、思い出したいのに情報が完璧じゃないときもあるわけ。後ろ姿だけをみて、その人が誰かを当てるように、一部の情報から全体を推測することって普段の生活でもよくあるよね。

たとえばこの脳モデルで、パターンA (1, 1, −1) を思い出したい。でも、(1, 1, ？)、うーん最後の部分は何だっけ、よくわかんないって場合。そういうときには、よくわからない部分をどっちつかずの数字「0」を使うんだ。(1, 1, 0)。そしたらどうなる？

$$\begin{pmatrix} 0 & 1 & -1 \\ 1 & 0 & -5 \\ -1 & -5 & 0 \end{pmatrix}\begin{pmatrix} 1 \\ 1 \\ 0 \end{pmatrix} = \begin{pmatrix} 1 \\ 1 \\ -6 \end{pmatrix} \approx \begin{pmatrix} 1 \\ 1 \\ -1 \end{pmatrix}$$

ほら思い出したね。つまり、不完全な情報から全体を補完できるんだ。

こんな単純な、たった3つの神経細胞と、「ヘブの法則」を使っただけで、神経回路は、ちゃんと記憶できるし、思い出せる。勉強不足だと誤って思い出したりもする。さらには推測することさえもできる。行列という数式から、おどろくほどの曖昧《あいまい》性と柔軟性が生まれて、いかにも脳らしいプロセスが現れてくるんだ。「数理ネットワーク」に潜在した可能性を実感できるよね。

もちろん、この脳モデルは単純すぎる。脳の神経は3つだけじゃないし、シナプスもたった6個じゃない。実際にはものすごくいっぱいある。1000億個の神経と1000兆個のシナプスだ。だからまあ、脳がいろいろと複雑な芸当ができても、そりゃ当たり前だとさえ言えるわけだ。

ブルーバックス版刊行に寄せて

本書は慶應義塾ニューヨーク学院高等部で行われた脳科学講義の記録です。講義は全4回にわたって行われました。参加した生徒は先着の8名のみ。私の希望で少人数制をとりました。学校の授業のように講師からの一方通行ではなく、むしろ人数を限ることでより親密な対話式にし、講義の枠を越えて話題を活き活きとダイナミックにしたいと考えてのことです。

その講義が本として初めて出版されてからほぼ2年が経ちました。この間に私に起こった最も大きなイベントは、なんといっても「帰国」です。留学という貴重な経験は、おそらく私の人生ではもうないでしょうから、留学していた期間は、これから歩んでゆくいかなる瞬間とも違った重さを持っているのだと思います。

あの日の連続講義がブルーバックスとして再び世に出ます。わずか2年ばかりの歳月とはいえ、「やはり自分は変わった」と感じる部分はすでにあります。いまの私とは考え方が違う部分があるのです。ただし、よほど気になる部分でない限り、手を加えないように留意しました。本の内容は今でも最新と言えるものばかりですし、逆に、「考え方が変化した」という事実こそが、自分の成長の証だと思えたからです。

そして、もう一つ。『進化しすぎた脳』が思いのほかよくできているのです。再読して、なにかこう、よい講義を受けたような、そんな得した気分になりました。これは自画自賛ではありません。講義を行った講師は〝あの頃の私〟であって、〝現在の私〟ではないわけですから。当時の私には、自分で気付いていなかった輝きがあります。テンポのよさ、潔さ、自信と勢い――もちろん今の私にも脳科学講義を行うことはできますが、『進化しすぎた脳』は〝現在の私〟には不可能な講義スタイルで貫かれています。目の眩むようなグルーヴ感に、こちらがウキウキとしてきます。なんともまばゆい雰囲気に、嫉妬さえ感じるほどです。

出版当時、数多くの感想メールや手紙をくださった読者の皆さま。「この本を読んで研究の世界に飛び込みました！」と言ってくださる若い科学者の皆さま。そして、ごく最近、「あの日の講義に参加したことがきっかけで、医学部に進学を決めました」と知らせてくれた当時中学生だった生徒さん。こうした周囲の方々のほうが『進化しすぎた脳』の価値に早くから気付いていたのだと、今にしてわかるような気がします。

今回、本書の出版に際し、新たに講義を行いました。その様子は第五章として追加されています。〝現在の私〟の姿勢をぜひ見ていただきたいと考えたからです。当時の私にしかできなかった何かがあるのならば、逆に今の私にしかできない何かもまたあるのだろうと思うのです。そして、将来の自分をまた妬かせてやろうというイタズラ心もあります。

そんなわけで、異なる二人の自分によって行われた講義録が、この新刊『進化しすぎた脳』となります。新たに参考文献と索引も付け加えましたので、脳科学の資料としても使っていただけるかと思います。いわば「進化した『進化しすぎた脳』」といったところでしょうか。私はこの本を、いつでも手に取れるように、デスク脇にずっと置いておこうと思います。

最後になりましたが、ニューヨークで講義の機会を与えてくださった朝日出版社の赤井茂樹さま、講義実現に向けてご尽力くださいました慶應義塾ニューヨーク学院と先生方と日本クラブの皆さま、キラキラと目を輝かせて講義を真剣に聴いてくれました若き中高生、アドバイザーとして講義に参加してくれた妻に、心から感謝したいと思います。

また、ブルーバックス版刊行にあたっては講談社の高月順一さんに大変お世話になりました。編集だけでなく、追加講義の企画からセッティングまで、すべてを行っていただきました。追加講義に加わってもらった学生たちにも感謝します。研究時間を割いて参加してもらえただけでなく、活発に議論してもらえたため、講義に新鮮な臨場感が生まれました。

本書の旧版へ感想や叱咤をいただきました読者の皆さまには、改めてお礼を申し上げます。全員の方にお返事できたわけではなく心苦しいばかりですが、心温かい反応をいただけたことで、『進化しすぎた脳』は私にとって殊のほか思い入れ深い宝物になりました。本当にありがとうございました。

2007年1月　　池谷裕二

〈参考文献〉

第一章

(1) Talwar SK, Xu S, Hawley ES, Weiss SA, Moxon KA, Chapin JK. Rat navigation guided by remote control. Nature 417:37-38, 2002.

(2) Graziano MS, Taylor CS, Moore T. Complex movements evoked by microstimulation of precentral cortex. Neuron 34:841-851, 2002.

(3) Chapin JK, Moxon KA, Markowitz RS, Nicolelis MA. Real-time control of a robot arm using simultaneously recorded neurons in the motor cortex. Nat Neurosci 2:664-670, 1999.

(4) Carmena JM, Lebedev MA, Crist RE, O'Doherty JE, Santucci DM, Dimitrov DF, Patil PG, Henriquez CS, Nicolelis MA. Learning to control a brain-machine interface for reaching and grasping by primates. PLoS Biol 1:E42, 2003.

(5) von Melchner L, Pallas SL, Sur M. Visual behaviour mediated by retinal projections directed to the auditory pathway. Nature 404:871-876, 2000. Sharma J, Angelucci A, Sur M. Induction of visual orientation modules in auditory cortex. Nature 404:841-847, 2000.

(6) Iriki A, Tanaka M, Iwamura Y. Coding of modified body schema during tool use by macaque postcentral neurones. Neuroreport 7:2325-2330, 1996.

第二章

(1) Jancke D, Chavane F, Naaman S, Grinvald A. Imaging cortical correlates of illusion in early visual cortex. Nature 428:423-426, 2004.

(2) Rizzolatti G, Fadiga L, Gallese V, Fogassi L. Premotor cortex and the recognition of motor actions. Cogn Brain Res 3:131-141, 1996. Gallese V, Fadiga L, FogassiL, Rizzolatti G. Action recognition in the premotor cortex. Brain 119:593-609, 1996.

(3) Sawamura H, Shima K, Tanji J. Numerical representation for action in the parietal cortex of the monkey. Nature 415:918-922, 2002. Nieder A, Freedman DJ, Miller EK. Representation of the quantity of visual items in the primate prefrontal cortex. Science 297:1708-1711, 2002. この他、古い文献としては Thompson RF, Mayers KS, Robertson RT, Patterson CJ. Number coding in association cortex of the cat. Science 168:271-273, 1970.

(4) Libet B. Unconscious cerebral initiative and the role of conscious will in voluntary action. Behav Brain Sci 8:529-566, 1985. Libet B. Do we have free will? J Conscious Stud 6:47-57, 1999.

第三章
(1) Eggan K, Baldwin K, Tackett M, Osborne J, Gogos J, Chess A, Axel R, Jaenisch R. Mice cloned from olfactory sensory neurons. Nature 428:44-49, 2004.
(2) Oda Y, Kawasaki K, Morita M, Korn H, Matsui H. Inhibitory long-term potentiation underlies auditory conditioning of goldfish escape behaviour. Nature 394:182-185, 1998.
(3) Liu G. Local structural balance and functional interaction of excitatory and inhibitory synapses in hippocampal dendrites. Nat Neurosci 7:373-379, 2004.
(4) Stuart GJ, Sakmann B. Active propagation of somatic action potentials into neocortical pyramidal cell dendrites. Nature 367:69-72. 1994.
(5) Shi SH, Hayashi Y, Petralia RS, Zaman SH, Wenthold RJ, Svoboda K, Malinow R. Rapid spine delivery and redistribution of AMPA receptors after synaptic NMDA receptor activation. Science 284:1811-1816, 1999.
(6) Tsien JZ, Huerta PT, Tonegawa S. The essential role of hippocampal CA1 NMDA receptor-dependent synaptic plasticity in spatial memory. Cell 87:1327-1338, 1996.
(7) Tang YP, Shimizu E, Dube GR, Rampon C, Kerchner GA, Zhuo M, Liu G, Tsien JZ. Genetic enhancement of learning and memory in mice. Nature 401:63-69, 1999.
(8) Markram H, Lubke J, Frotscher M, Sakmann B. Regulation of synaptic efficacy by coincidence of postsynaptic APs and EPSPs. Science 275:213-215, 1997.
(9) Ikegaya Y, Aaron G, Cossart R, Aronov D, Lampl I, Ferster D, Yuste R. Synfire chains and cortical songs: temporal modules of cortical activity. Science 304:559-564, 2004.

第四章
(1) Kullander K, Butt SJ, Lebret JM, Lundfald L, Restrepo CE, Rydstrom A, Klein R, Kiehn O. Role of EphA4 and EphrinB3 in local neuronal circuits that control walking. Science 299:1889-1892, 2003.
(2) Glenner GG, Wong CW. Alzheimer's disease: initial report of the purification and characterization of a novel cerebrovascular amyloid protein. Biochem Biophys Res Commun 120:885-890, 1984. Masters CL, Simms G, Weinman NA, Multhaup G, McDonald BL, Beyreuther K. Amyloid plaque core protein in Alzheimer disease and Down syndrome. Proc Natl Acad Sci U S A 82:4245-4249, 1985.
(3) Mattson MP, Cheng B, Davis D, Bryant K, Lieberburg I, Rydel RE. beta-

Amyloid peptides destabilize calcium homeostasis and render human cortical neurons vulnerable to excitotoxicity. J Neurosci 12:376-389, 1992. Pike CJ, Burdick D, Walencewicz AJ, Glabe CG, Cotman CW. Neurodegeneration induced by beta-amyloid peptides in vitro: the role of peptide assembly state. J Neurosci 13:1676-1687, 1993.
(4) Goate A, Chartier-Harlin MC, Mullan M, Brown J, Crawford F, Fidani L, Giuffra L, Haynes A, Irving N, James L, et al. Segregation of a missense mutation in the amyloid precursor protein gene with familial Alzheimer's disease. Nature 349:704-706, 1991.
(5) Citron M, Oltersdorf T, Haass C, McConlogue L, Hung AY, Seubert P, Vigo-Pelfrey C, Lieberburg I, Selkoe DJ. Mutation of the beta-amyloid precursor protein in familial Alzheimer's disease increases beta-protein production. Nature 360:672-674, 1992.
(6) Cai XD, Golde TE, Younkin SG. Release of excess amyloid beta protein from a mutant amyloid beta protein precursor. Science 259:514-516, 1993.
(7) Hsiao K, Chapman P, Nilsen S, Eckman C, Harigaya Y, Younkin S, Yang F, Cole G. Correlative memory deficits, A beta elevation, and amyloid plaques in transgenic mice. Science 274:99-102, 1996.
(8) Schellenberg GD, Bird TD, Wijsman EM, Orr HT, Anderson L, Nemens E, White JA, Bonnycastle L, Weber JL, Alonso ME, Potter H, Heston LL, Martin GM. Genetic linkage evidence for a familial Alzheimer's disease locus on chromosome 14. Science 258:668-671, 1992. Sherrington R, Rogaev EI, Liang Y, Rogaeva EA, Levesque G, Ikeda M, Chi H, Lin C, Li G, Holman K, Tsuda T, Mar L, Foncin J-F, Bruni AC, Montesi MP, Sorbi S, Rainero I, Pinessi L, Nee L, Chumakov I, Pollen D, Brookes A, Sanseau P, Polinsky RJ, Wasco W, Da Silva HAR, Haines JL, Pericak-Vance MA, Tanzi RE, Roses AD, Fraser PE, Rommens JM, St George-Hyslop PH. Cloning of a gene bearing missense mutations in early onset familial Alzheimer's disease. Nature 375:754-760, 1995.
(9) Takasugi N, Tomita T, Hayashi I, Tsuruoka M, Niimura M, Takahashi Y, Thinakaran G, Iwatsubo T. The role of presenilin cofactors in the gamma-secretase complex. Nature 422:438-441, 2003.
(10) Selkoe DJ. Alzheimer's disease is a synaptic failure. Science 298:789-791, 2002.
(11) Iwata N, Tsubuki S, Takaki Y, Shirotani K, Lu B, Gerard NP, Gerard C, Hama E, Lee HJ, Saido TC. Metabolic regulation of brain Abeta by neprilysin. Science 292:1550-1552, 2001.
(12) De Strooper B, Annaert W, Cupers P, Saftig P, Craessaerts K, Mumm JS, Schroeter EH, Schrijvers V, Wolfe MS, Ray WJ, Goate A, Kopan R. A

presenilin-1-dependent gamma-secretase-like protease mediates release of Notch intracellular domain. Nature 398:518-522, 1999. Struhl G, Greenwald I. Presenilin is required for activity and nuclear access of Notch in Drosophila. Nature 398:522-525, 1999. Ye Y, Lukinova N, Fortini ME. Neurogenic phenotypes and altered Notch processing in Drosophila Presenilin mutants. Nature 398:525-529, 1999.

(13) Schenk D, Barbour R, Dunn W, Gordon G, Grajeda H, Guido T, Hu K, Huang J, Johnson-Wood K, Khan K, Kholodenko D, Lee M, Liao Z, Lieberburg I, Motter R, Mutter L, Soriano F, Shopp G, Vasquez N, Vandevert C, Walker S, Wogulis M, Yednock T, Games D, Seubert P. Immunization with amyloid-beta attenuates Alzheimer-disease-like pathology in the PDAPP mouse. Nature 400:173-177, 1999.

(14) Hock C, Konietzko U, Papassotiropoulos A, Wollmer A, Streffer J, von Rotz RC, Davey G, Moritz E, Nitsch RM. Generation of antibodies specific for beta-amyloid by vaccination of patients with Alzheimer disease. Nat Med 8:1270-1275, 2002. Hock C, Konietzko U, Streffer JR, Tracy J, Signorell A, Muller-Tillmanns B, Lemke U, Henke K, Moritz E, Garcia E, Wollmer MA, Umbricht D, de Quervain DJ, Hofmann M, Maddalena A, Papassotiropoulos A, Nitsch RM. Antibodies against beta-amyloid slow cognitive decline in Alzheimer's disease. Neuron 38:547-554, 2003.

(15) Rogers SL, Yamanishi Y, Yamatsu K. E2020: the pharmacology of a piperidine cholinesterase inhibitor. In: Becker R and Giacobini E, eds. Cholinergic basis for Alzheimer therapy (Boston: Birkhauser) 315-20, 1991. Shintani EY, Uchida KM. Donepezil: an anticholinesterase inhibitor for Alzheimer's disease. Am J Health Syst Pharm 54:2805-2810, 1997.

第五章

(1) Fiser J, Chiu C, Weliky M. Small modulation of ongoing cortical dynamics by sensory input during natural vision. Nature 431:573-578, 2004.

(2) Thompson LT, Best PJ. Place cells and silent cells in the hippocampus of freely-behaving rats. J Neurosci 9: 2382-2390, 1989.

(3) Henze DA, Borhegyi Z, Csicsvari J, Mamiya A, Harris KD, Buzsaki G. Intracellular features predicted by extracellular recordings in the hippocampus in vivo. J Neurophysiol 84:390-400, 2000.

(4) Raichle ME, Mintun MA. Brain work and brain imaging. Annu Rev Neurosci 29:449-476, 2006.

(5) Shulman RG, Rothman DL, Behar KL, Hyder F. Energetic basis of brain activity: implications for neuroimaging. Trends Neurosci 27:489-495, 2004.

(6) Briggman KL, Abarbanel HD, Kristan WB Jr. Optical imaging of neuronal populations during decision-making. Science 307:896-901, 2005.

(7) Azouz R, Gray CM. Cellular mechanisms contributing to response variability of cortical neurons in vivo. J Neurosci 19:2209-2223, 1999.

(8) Otten LJ, Quayle AH, Akram S, Ditewig TA, Rugg MD. Brain activity before an event predicts later recollection. Nat Neurosci 9:489-491, 2006.

(9) Birbaumer N, Ghanayim N, Hinterberger T, Iversen I, Kotchoubey B, Kubler A, Perelmouter J, Taub E, Flor H. A spelling device for the paralysed. Nature 398:297-298, 1999.

(10) Ikegaya Y, Aaron G, Cossart R, Aronov D, Lampl I, Ferster D, Yuste R. Synfire chains and cortical songs: temporal modules of cortical activity. Science 304:559-564, 2004.

(11) Daw ND, O'Doherty JP, Dayan P, Seymour B, Dolan RJ. Cortical substrates for exploratory decisions in humans. Nature 441:876-879, 2006.

(12) Owen AM, Coleman MR, Boly M, Davis MH, Laureys S, Pickard JD. Detecting awareness in the vegetative state. Science 313:1402, 2006.

(13) Quinn GE, Shin CH, Maguire MG, Stone RA. Myopia and ambient lighting at night. Nature 399:113-114, 1999.

(14) Gwiazda J, Ong E, Held R, Thorn F. Myopia and ambient night-time lighting. Nature 404:144, 2000.

さくいん

N.D.C.491.371　397p　18cm

ブルーバックス　B-1538

進化《しんか》しすぎた脳《のう》
中高生と語る［大脳生理学］の最前線

2007年1月20日　第1刷発行
2009年5月7日　第14刷発行

著者　池谷裕二《いけがやゆうじ》
発行者　鈴木　哲
発行所　株式会社講談社
〒112-8001 東京都文京区音羽2-12-21
電話　出版部　03-5395-3524
販売部　03-5395-5817
業務部　03-5395-3615
印刷所　（本文印刷）豊国印刷株式会社
（カバー表紙印刷）信毎書籍印刷株式会社
本文データ制作　講談社プリプレス管理部
製本所　株式会社国宝社

ISBN978-4-06-257538-6

発刊のことば

科学をあなたのポケットに

二十世紀最大の特色は、それが科学時代であるということです。科学は日に日に進歩を続け、止まるところを知りません。ひと昔前の夢物語もどんどん現実化しており、今やわれわれの生活のすべてが、科学によってゆり動かされているといっても過言ではないでしょう。

そのような背景を考えれば、学者や学生はもちろん、産業人も、セールスマンも、ジャーナリストも、家庭の主婦も、みんなが科学を知らなければ、時代の流れに逆らうことになるでしょう。

ブルーバックス発刊の意義と必然性はそこにあります。このシリーズは、読む人に科学的に物を考える習慣と、科学的に物を見る目を養っていただくことを最大の目標にしています。そのためには、単に原理や法則の解説に終始するのではなくて、政治や経済など、社会科学や人文科学にも関連させて、広い視野から問題を追究していきます。科学はむずかしいという先入観を改める表現と構成、それも類書にないブルーバックスの特色であると信じます。

一九六三年九月

野間省一